生物等效性试验

主　编　李见明　阳国平
副主编　董江萍　钱　雪　王佳楠
编　委（按姓氏笔画排序）

王　凌	四川大学华西药学院
王佳楠	国家药品监督管理局食品药品审核查验中心
王洪允	北京协和医院
向　瑾	四川大学华西医院
刘　健	浙江大学医学院附属第一医院
刘泽源	解放军总医院第五医学中心（南院区）
江　波	浙江大学医学院附属第二医院
阳国平	中南大学湘雅三医院
李　昕	长沙市第三医院
李见明	国家药品监督管理局食品药品审核查验中心
李可欣	北京医院
李雪宁	复旦大学附属中山医院
余　勤	四川大学华西第二医院
张　红	南昌大学临床药理研究所
张　菁	复旦大学附属华山医院
张　蓉	国家药品监督管理局食品药品审核查验中心
张正付	国家药品监督管理局食品药品审核查验中心
郑青山	上海中医药大学
赵　侠	北京大学第一医院
赵秀丽	首都医科大学附属北京同仁医院
胡　伟	安徽医科大学第二附属医院
贾晶莹	上海市徐汇区中心医院
顾景凯	吉林大学
钱　雪	国家药品监督管理局食品药品审核查验中心
高　荣	国家药品监督管理局食品药品审核查验中心
崔一民	北京大学第一医院
董江萍	国家药品监督管理局食品药品审核查验中心
谢海棠	皖南医学院弋矶山医院
熊玉卿	南昌大学临床药理研究所

秘　书　高　荣　国家药品监督管理局食品药品审核查验中心
　　　　黄　洁　中南大学湘雅三医院

人民卫生出版社

图书在版编目（CIP）数据

生物等效性试验／李见明，阳国平主编. — 北京：
人民卫生出版社，2020

ISBN 978-7-117-30139-8

Ⅰ. ①生… Ⅱ. ①李… ②阳… Ⅲ. ①药物–生物效
应–试验 Ⅳ. ①R917

中国版本图书馆 CIP 数据核字（2020）第 114098 号

人卫智网	www.ipmph.com	医学教育、学术、考试、健康，购书智慧智能综合服务平台
人卫官网	www.pmph.com	人卫官方资讯发布平台

生物等效性试验

主　　编：李见明　阳国平
出版发行：人民卫生出版社（中继线 010-59780011）
地　　址：北京市朝阳区潘家园南里 19 号
邮　　编：100021
E - mail：pmph @ pmph.com
购书热线：010-59787592　010-59787584　010-65264830
印　　刷：三河市君旺印务有限公司
经　　销：新华书店
开　　本：787×1092　1/16　印张：12
字　　数：300 千字
版　　次：2020 年 12 月第 1 版　2020 年 12 月第 1 版第 1 次印刷
标准书号：ISBN 978-7-117-30139-8
定　　价：49.00 元

打击盗版举报电话：010-59787491　**E-mail**：WQ @ pmph.com
质量问题联系电话：010-59787234　**E-mail**：zhiliang @ pmph.com

序 一

在药物开发领域，创新和仿制从本质上是一对科学共同体，没有创新原研药就没有仿制药，没有仿制药也很难保持持续创新研发的长久动力。当前，全球新一轮科技革命兴起，科学研究正从物质科学向生命科学聚焦，新技术、新靶点、新机制等一系列生命科学与技术的不断进步，为全球药物研发、创新发展提供了新的科学基础，带动药物研发模式的转变，为药物评价提供新手段、新标准，也引发我们对现有药品科学监管理念和规律的新认识、新思考。

众所周知，创新药要"新"，仿制药要"同"，且仿制药作为与创新原研药具有相同活性成分、剂型、给药途径和疗效的药品，在降低医疗支出、保护和促进公众健康方面肩负着重要历史使命。生物等效性试验是通过生物利用度研究的方法，以各种药代动力学参数为指标，比较同一种药物的相同或者不同剂型的制剂，在相同的试验条件下，其活性成分吸收程度和速度有无统计学差异的人体试验，是全球各国药监部门评价仿制药疗效的重要方法，也是我国现阶段开展仿制药一致性评价工作，评估已有仿制药与原研药是否质量和疗效相同的重要科学依据。

40 多年来，随着对创新药和科学认知的不断加深，对生物等效性试验研究方法和标准的研究也开始向更深更实更细的方向发展。其中，既包括对已有评价方法的完善，也涵盖针对高变异、窄治疗窗、局部作用胃肠道、脂质体、缓控释、鼻用和吸入性等特殊药物生物等效性具体评价方法和标准的逐步建立。与此同时，中外从事生物等效性科学研究、法规制定、注册审评的专家学者们也开始系统编制和翻译国外有关生物等效性标准的书籍，从不同维度全面深入地介绍生物等效性试验研究的科学理念和方法。

为进一步做好生物等效性试验深度和广度层面的研究，帮助我国从事药物研发和临床试验的研究者更好地熟悉和理解生物等效性的技术、方法和要求，提高行业的整体认识和水平，我欣喜地见到国家药品监督管理局食品药品审核查验中心组织国内有关专家编撰了本专著。本书从浩瀚的文献之中以发展历史、试验设计、评价标准、体系建设、项目实施、政府监管等方面，分八个章节，对生物等效性试验进行了较为系统地介绍，希望能对读者们学识以增长，思想以启迪。是为序。

桑国卫 院士

2020 年 7 月

序 二

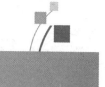

习近平总书记曾指出"药品安全责任重于泰山。保障药品安全是技术问题、管理工作，也是道德问题、民心工程。"保障药品安全是严肃的政治问题、重大的经济问题、基本的民生问题和严谨的技术问题，事关人民群众身体健康和社会和谐稳定。随着我国经济社会持续发展，人民群众对药品安全、有效、可及的要求不断提高，药品研发技术领域不断创新，国际间研发合作不断加强，都对保障药品安全提出了新的挑战。近年来，我国医药产业快速发展，药品质量和标准不断提高，较好地满足了公众用药需要，但部分仿制药质量与国际先进水平存在较大差距，成为药品质量安全全面提升的瓶颈之一。全面提高仿制药质量，对提升我国制药行业整体水平，保障药品安全性和有效性，促进医药产业升级和结构调整，增强国际竞争能力，都具有十分重要的意义。

生物等效性试验是确保仿制药安全、有效并等同于原研药的有效验证方法。我国开展生物等效方面的研究起步较晚，生物等效性试验的相关理论和实践经验尚不足够，制约着药品质量安全水平的整体提高。论先后，知为先；论轻重，行为重。国家药品监督管理局食品药品审核查验中心一直致力于保护和促进公众健康，在核查工作中不断积累总结，在技术理论研究的基础上进行检查实践，并通过实践工作促进技术理论的不断发展，十多年来积累了较多的关于生物等效性试验现场核查方面的经验，并参考欧美等国际监管部门的最新规范和成熟方法，编制成本书，以期为促进我国仿制药质量水平提升提供理论和实践的双重借鉴。

本书是系统了解人体生物等效性试验的发展、相关法规、技术指南要求，全面了解生物等效性试验设计、实施、评价、管理以及核查等内容不可缺少的案头书。药品研发日益复杂，监管路径日趋多元。本书不仅为开展试验提供理论指引和方法指导，更能启发读者思考，预见未来前行道路上的科学障碍，从而促进仿制药研发，提升质量疗效，进而推动医药产业供给侧结构性改革，提高药品供应保障能力，降低全社会药品费用负担，保障广大人民群众用药需求，加快我国由制药大国向制药强国跨越，推进健康中国建设。

孙咸泽
中国药学会理事长
2020 年 7 月

前　言

生物等效性试验是指在相似的试验条件下单次或多次给予相同剂量的试验药物后,受试制剂中药物的吸收速度和吸收程度与参比制剂的差异在可接受范围内。生物等效性试验广泛应用于仿制药物和一些改良型药物的评价,也用于药物开发早期不同制剂间的对比研究。对于仿制药物,生物等效性试验结果往往是政府药品监督管理部门决定其是否能上市的确证性证据,生物等效性试验的研究水平和研究质量对保证和保障人民群众用药安全和用药可及十分重要,对促进我国医药产业高质量发展也具有重要的意义。

生物等效性试验研究方法和接受标准一直是世界各国药品监督管理部门和制药业十分关注的主题。随着制药技术的不断进步,经口吸入制剂、鼻喷雾剂、脂质体注射液、作用于胃肠道制剂、透皮吸收制剂进入临床,发挥着重要作用。这些特殊制剂,还有高变异药物或制剂、窄治疗窗药物,它们的生物等效性试验方法和标准具有一定特殊性,并且经常需要个体化的设计方案,加速推进这些药品的仿制和市场可及已是各国政府药品监督管理部门的重要命题。它们中有些药物的生物等效评价方法和标准还未达成共识,需要开展相关研究。

生物等效性试验质量十分重要,是其结果可靠的基石。由于生物等效性试验的标准具有相对刚性的特点和确证性证据作用,有时会使申办方、研究机构产生不良动机,因此政府对生物等效性试验质量进行严格监管十分必要。研究各方的技术水平和质量系统是保证生物等效性试验质量的基础。近年来,特别是"7·22"以来,我国临床试验质量有了长足的进步,但整体来说,还存在发展不充分、不平衡等问题。

为帮助我国从事药物研发和临床试验的研究者更好地熟悉和理解生物等效性试验的技术、方法和要求,提高行业的整体水平,我们组织国内有关专家编撰了本专著。本书分为八章,系统地介绍了生物等效性试验的发展历史、试验设计、评价标准、体系建设、项目实施、政府监管等方面的内容。

由于本书编撰工作相对较为匆忙,编写人员较多,虽然数易其稿,不足之处仍难避免,请大家谅解,同时,也恳请各位专家和读者指正,多提宝贵意见。

李见明

2020 年 7 月

目 录

第一章　绪论 ……………………………………………………………………… 1

　第一节　生物等效性试验发展概述 ………………………………………… 1

　　一、国际生物等效性试验发展历程 ……………………………………… 1

　　二、国内生物等效性试验发展历程 ……………………………………… 3

　第二节　生物等效性试验的注册申请和研究质量要求 ………………… 5

　　一、管理要求 …………………………………………………………………… 5

　　二、开展前提 …………………………………………………………………… 6

　　三、常用方法 …………………………………………………………………… 6

　第三节　国内外相关指导原则 ………………………………………………… 7

　　一、管理要求 …………………………………………………………………… 7

　　二、临床试验设计及实施要求 ……………………………………………… 8

　　三、生物样品分析方法要求 ………………………………………………… 8

　　四、数据管理与统计分析的要求 ………………………………………… 8

　　五、报告格式要求 ………………………………………………………………… 9

　　六、特定药物的指导原则 …………………………………………………… 9

第二章　生物等效性试验设计 ……………………………………………… 11

　第一节　生物等效性试验研究的基本原理 ……………………………… 11

　　一、生物等效性评价的相关概念 ………………………………………… 11

　　二、生物等效性评价的研究方法 ………………………………………… 13

　　三、生物等效性评价的影响因素 ………………………………………… 14

　第二节　生物等效性试验设计的一般原则 ……………………………… 16

　　一、生物等效性研究总体设计及设计要点 …………………………… 16

　　二、预试验 …………………………………………………………………………… 20

　第三节　特殊药物或制剂的生物等效性试验设计 …………………… 20

　　一、高变异药物 ………………………………………………………………… 20

　　二、窄治疗窗药物 ……………………………………………………………… 29

　　三、内源性药物 ………………………………………………………………… 33

　　四、经口吸入制剂 ……………………………………………………………… 41

　　五、胃肠道局部作用药物 …………………………………………………… 44

　　六、皮肤制剂 …………………………………………………………………… 46

　　七、特殊静脉制剂 ………………………………………………………… 48
　　八、生物类似药 …………………………………………………………… 50

第三章　生物等效性试验的伦理要求 …………………………………… 54
　第一节　概述 ………………………………………………………………… 54
　　一、伦理学的一般考虑 …………………………………………………… 54
　　二、受试人群选择的伦理关注 …………………………………………… 55
　　三、参加生物等效性试验受试者的获益与风险 ………………………… 57
　　四、伦理初始审查 ………………………………………………………… 57
　　五、伦理跟踪审查 ………………………………………………………… 59
　第二节　生物等效性试验的受试者知情同意和风险管控 ………………… 60
　　一、知情同意书的要求 …………………………………………………… 60
　　二、知情同意的实施 ……………………………………………………… 62
　　三、受试者安全保障 ……………………………………………………… 63

第四章　生物等效性试验的临床实施 …………………………………… 66
　第一节　生物等效性试验的质量体系要素 ………………………………… 66
　　一、研究人员资质及培训 ………………………………………………… 66
　　二、研究室环境及设施 …………………………………………………… 68
　　三、仪器设备与材料 ……………………………………………………… 69
　　四、管理制度和标准操作规程 …………………………………………… 70
　　五、质量管理体系 ………………………………………………………… 71
　第二节　生物等效性试验的临床实施过程 ………………………………… 73
　　一、试验启动前的准备 …………………………………………………… 73
　　二、受试者的招募及管理 ………………………………………………… 76
　　三、试验用药品的管理 …………………………………………………… 78
　　四、试验生物样本的管理 ………………………………………………… 80
　　五、文件管理 ……………………………………………………………… 83

第五章　生物等效性试验生物样本检测 ………………………………… 86
　第一节　生物样本分析质量体系要素 ……………………………………… 86
　　一、建立质量体系的重要性 ……………………………………………… 86
　　二、质量体系的实施和保证 ……………………………………………… 91
　第二节　生物样本检测方法的选择 ………………………………………… 92
　　一、生物样品前处理 ……………………………………………………… 92
　　二、分析方法 ……………………………………………………………… 93
　第三节　生物样本检测方法学验证 ………………………………………… 95
　　一、指导原则 ……………………………………………………………… 95
　　二、基本考察项目 ………………………………………………………… 96
　　三、评价方法和接受标准 ………………………………………………… 96
　　四、方法学验证计划及报告的撰写 ……………………………………… 99
　第四节　待测生物样本检测 ………………………………………………… 100

一、指导原则 ……………………………………………………… 100

二、分析批的设置 ………………………………………………… 100

三、分析批的接受标准 …………………………………………… 100

四、样本的复测 …………………………………………………… 101

五、用于评价方法重现性的试验样品再分析 …………………… 101

六、样本检测计划及报告的撰写 ………………………………… 102

第五节　生物样本和物料管理 …………………………………… 103

一、生物样本管理 ………………………………………………… 103

二、物料管理 ……………………………………………………… 105

三、生物样本管理的信息化趋势 ………………………………… 107

第六章　生物等效性试验的数据管理与统计分析 ……………… 109

第一节　国内外相关指导原则 …………………………………… 109

一、国内相关指导原则 …………………………………………… 109

二、国际相关指导原则 …………………………………………… 110

第二节　常用统计分析方法与统计分析软件 …………………… 111

一、统计分析方法 ………………………………………………… 111

二、统计分析软件 ………………………………………………… 116

第三节　统计分析计划制订与报告的撰写 ……………………… 118

一、统计分析计划 ………………………………………………… 118

二、统计分析报告 ………………………………………………… 120

第四节　统计分析的若干重要环节 ……………………………… 124

一、统计分析在生物等效性研究各阶段的主要工作 …………… 124

二、质量保证 ……………………………………………………… 130

三、案例分析 ……………………………………………………… 130

第五节　临床数据管理系统 ……………………………………… 134

一、系统的基本要求 ……………………………………………… 135

二、系统的用户功能 ……………………………………………… 136

三、系统用户培训 ………………………………………………… 137

第六节　数据管理计划和报告的撰写 …………………………… 137

一、数据管理计划和报告的一般考虑 …………………………… 137

二、数据管理计划的基本内容 …………………………………… 137

三、数据管理报告的基本内容 …………………………………… 139

第七节　数据管理的若干重要环节 ……………………………… 140

一、数据采集 ……………………………………………………… 140

二、数据传输 ……………………………………………………… 142

三、数据安全与保密 ……………………………………………… 142

四、数据溯源 ……………………………………………………… 142

第八节　总结报告的撰写 ………………………………………… 143

一、标题页 ………………………………………………………… 143

二、伦理审批与知情同意 ………………………………………… 143

三、研究相关人员及单位 ……………………………………………………… 143

四、背景介绍 …………………………………………………………………… 143

五、研究目的 …………………………………………………………………… 144

六、临床试验过程 ……………………………………………………………… 144

七、受试者 ……………………………………………………………………… 144

八、药动学研究数据及统计分析 ……………………………………………… 144

九、安全性评价 ………………………………………………………………… 145

十、讨论及结论 ………………………………………………………………… 145

十一、图表 ……………………………………………………………………… 145

十二、备案情况列表 …………………………………………………………… 145

十三、附件 ……………………………………………………………………… 145

第七章　生物不等效的原因及对策探讨 ………………………………………… 148

第一节　原料药和制剂原因 …………………………………………………… 148

一、原料药的晶型 ……………………………………………………………… 148

二、原料药的粒径 ……………………………………………………………… 149

三、制剂辅料 …………………………………………………………………… 149

四、制剂工艺 …………………………………………………………………… 150

第二节　试验设计原因 ………………………………………………………… 150

一、样本量大小 ………………………………………………………………… 151

二、样本采集时间点设计 ……………………………………………………… 151

三、清洗期设计 ………………………………………………………………… 152

四、生物等效标准及数据的管理与统计 ……………………………………… 152

第三节　试验实施质量原因 …………………………………………………… 153

一、试验药物管理 ……………………………………………………………… 153

二、受试者管理 ………………………………………………………………… 153

三、血样的采集与管理 ………………………………………………………… 154

四、生物样本检测方法 ………………………………………………………… 154

第八章　临床试验核查 …………………………………………………………… 156

第一节　法规依据 ……………………………………………………………… 156

一、管理规范类 ………………………………………………………………… 156

二、技术规范类 ………………………………………………………………… 157

第二节　临床试验数据核查 …………………………………………………… 158

一、数据核查承担主体 ………………………………………………………… 158

二、核查流程 …………………………………………………………………… 158

三、核查基本要求及核查要点 ………………………………………………… 159

四、核查结论的判定 …………………………………………………………… 159

第三节　核查要点 ……………………………………………………………… 159

一、临床部分 …………………………………………………………………… 160

二、生物样本分析部分 ………………………………………………………… 163

三、核查结果判定原则 ……………………………………………………… 166
第四节　被检查机构的检查前准备和提交说明 …………………………… 166
　　一、被检查机构的检查前准备 ………………………………………… 166
　　二、被检查机构检查后提交说明 ……………………………………… 167
第五节　常见问题解析 ……………………………………………………… 167
　　一、临床常见问题解析 ………………………………………………… 167
　　二、分析检测常见问题解析 …………………………………………… 170

第一章 绪 论

　　生物等效性试验是为了证明受试制剂中药物的吸收速度和吸收程度与参比制剂的差异在可接受范围内而进行的临床研究工作,用于桥接参比制剂相关的临床前研究和临床研究,以确认受试制剂和参比制剂之间的临床等效性。实现按参比制剂药品说明书所列条件给药时,两者具有相同的安全性和有效性。因此,生物等效性试验是判断仿制药是否与原研药疗效相同的科学标准,也是一致性评价的科学依据,既是仿制药批准上市的可靠基石,也是已上市药物变更规格及新增剂型和给药途径的重要佐证。

　　生物等效性试验的研究方法包括体内方法和体外方法,按方法的优先选择程度从高到低排列,分别为:药物代谢动力学研究(药动学研究)、药物效应动力学研究(药效学研究)、临床研究和体外研究。

　　通常生物等效性试验采用药动学研究方法进行评价,这也是本书阐述的重点内容。此方法是以药动学参数为评价指标,比较同一种药物的相同或者不同剂型的制剂,在相同的试验条件下,其活性成分吸收程度和速度有无统计学差异的临床试验。适用于体内药物浓度能够准确测定,以及体循环中的药物浓度与作用部位的药物浓度有关联的口服制剂及部分非口服给药制剂,如透皮吸收制剂、部分直肠给药和鼻腔给药的制剂等。

　　为此本书将逐一阐述人体生物等效性试验的发展、国内外法规和技术指南的要求,并系统和全面地介绍其临床试验设计、实施、评价以及管理和数据核查等内容,供从事生物等效性研究的从业人员参考,通过建立符合国家标准的生物等效性评价的通用体系和规范生物等效性研究过程,更好地促进我国仿制药与原研药一致性评价的工作,提高一致性评价质量,使安全、有效、可控的仿制药尽快上市,满足临床用药可及,降低患者的用药费用,提高我国制药企业的竞争力。

　　本书共八章,为保证每一章的连贯性和可读性,一些内容在不同的章节会反复阐述。

第一节 生物等效性试验发展概述

一、国际生物等效性试验发展历程

(一) 生物等效性试验标准制定的发展

　　美国的仿制药出现在二十世纪四五十年代,当时的联邦法案并没有关于仿制药的定义,而仿制药由于其活性成分与原研药品一致又不符合新药的定义,这给当时的美国食品药品监督管理局(FDA)带来困惑。

1938 年,因磺胺糖浆中含有乙二醇,造成患者死亡事件,美国政府由总统亲自签发《食品、药品和化妆品法》(The Federal Food,Drugs and Cosmetic Act),要求所有上市药品必须具备安全性。60 年代初,沙利度胺(反应停)在欧洲上市的同时也在 FDA 申报批准,但在申报期间,沙利度胺出现了极其严重的药物不良反应事件,这一事件迫使 FDA 于 1962 年修订了 1938 年的《食品、药品和化妆品法》,要求所有上市药品不仅要具有有效性,还要证明其安全性。同时,美国国会于 1962 年 10 月 10 日通过了《基福弗-哈里斯修正案》(Kefauver-Harris Amendment),自此翻开了 FDA 审评的新篇章。

在《基福弗-哈里斯修正案》的推动下,FDA 要求 1962 年以前获批的药品需重新进行再评价,而 1962 年以后上市的新药则必须递交完整的新药申请(New Drug Application,NDA),仿制 1962 年以前获批的新药可以采取仿制药申请(Abbreviated New Drug Application,ANDA)。但由于当时 ANDA 法规并不完备,仿制药实际还需像新药一样开展一系列的安全性和有效性研究,导致仿制药成本居高不下,仿制药厂家研发积极性急剧下降。为此,FDA 一方面采取"基于文献的新药申请政策(Paper NDA policy)",即允许用发表的文献以及桥接数据来支持仿制药申请;另一方面开始重新研究并完善已运用于 1962 年前上市新药的仿制药 ANDA 政策。

20 世纪 70 年代,观察到不同生产商生产的地高辛在不同的患者服用后药物反应差异较大,甚至是同一个生产商所生产的药品,也存在显著的批间变异,FDA 技术评价办公室(the Office of Technology Assessment,OTA)组建了药物生物等效性研究小组,并根据研究小组的建议发布了 FDA 生物等效性法规,阐述了建立生物等效性要求的规程。法规于 1977 年 2 月 7 日生效,法规中明确了药品、药学等效、药物替代物、生物等效的药品和生物等效性等术语定义。

1984 年,美国国会通过了由美国众议员维克斯曼(Waxman)和参议员哈奇(Hatch)提出的《药品价格竞争与专利期补偿法案》(the Drug Price Competition and Patent Term Restoration Act),又名《Hatch-Waxman 法案》。这个法案认为,生物等效性是安全性和有效性的一个有效替代物,在《Hatch-Waxman 法案》下申报的仿制药,申请者不需要去证明仿制药的安全性和有效性(即不需要重复动物实验和临床试验),只需证明仿制药与参比制剂为生物等效即可。《Hatch-Waxman 法案》具有划时代的意义,它建立了现代仿制药体系,据此修订的仿制药申请程序一直被沿用至今。

作为仿制药申报,必须满足以下条件:

1. 药品已被证实安全有效。

2. 药品与原研药药学等效:

(1)它们含有相同的活性药物成分,含量相同、剂型相同且给药方式相同。

(2)它们的规格、质量、纯度和鉴别符合药典或其他适用标准。

3. 仿制药与原研药生物等效在相似条件下施用相同摩尔剂量的仿制药与原研药的活性成分或活性部位到达效应部位的速率和程度没有明显差异。

4. 药品有充分的标签说明。

5. 药品是按照现行《药品生产质量管理规范》生产的。

(二)生物等效性评价规则的发展

生物等效性评价规则的发展大致可以分为以下 4 个阶段:

1. 20 世纪 70 年代初——称重法和积分法

这个阶段早期,采用称重法进行评价,也称为加拿大 20% 规则,即在专门的称重纸上手工绘出血药浓度-时间曲线,剪下相应的曲线段,对每段曲线分别称重后进行比较并评价,要求受试制剂的 AUC 评价值和已批准参比制剂的 AUC 平均值之间相差不超过 20%。

1971 年,FDA 采用积分法替代称重法来确定 AUC 值,并开始应用检验效能方法(power approach)评价生物等效,评价标准为受试制剂 AUC 和 C_{max} 均值在参比制剂±20%范围内,估计检验效能为 80%;同时,还要求普通释放剂型的药物,每个受试者每次取样时的血药浓度不能有显著差异。

但该检验效能方法也有其局限性,因为仅考虑了分别计算 AUC 和 C_{max} 的平均值的差异,而未考虑它们在变异性方面也可能存在差异,这对某些药品,如窄治疗指数(narrow therapeutic index,NTI)药品是不充分的。

2. 20 世纪 70 年代后期——75/75 或 75/(75~125)原则

此原则除要求受试制剂和参比制剂的 AUC 和 C_{max} 平均值的差异均不超过 20%外,增加了两个 75 要求,即必须同时满足在至少 75%的受试者中,受试制剂对参比制剂的相对生物利用度($F_{受试}/F_{参比}\times100\%$)超过 75%(在 0.75~1.25 范围内)。

采用 75/75 原则主要是考虑到受试者个体之间吸收的速率和程度不同,为了确保在血药浓度变化的情况下,不出现药品无有效性的情况。然而,75/75 原则可能不能防止潜在的高浓度药物所致的不良反应,且缺乏统计学基础,因此,75/75 原则随后被弃用。

3. 20 世纪 80 年代初——t 检验法

该检验法是 1983 年提出的生物等效性的分析方法,是整合了两个原假设(H_0)的 t 检验,检验效能包括 2 个统计检验:

(1)无效假设检验,认为 2 个药品间没有差异。

(2)评价检验给药中 20%均数差异的效能,检验效能方法常与 75/75 原则结合使用,同时还要求血药浓度-时间曲线必须比较理想。

然而,在两种制剂并非生物等效的情况下,t 检验法可能会得到两种制剂生物等效的结论,1986 年 FDA 停止使用这种方法,替代的是评价单个的生物等效性,即比较每个受试者受试制剂和参比制剂的比值。

4. 1987 年至今——双单侧检验方法

双单侧检验方法(two one-sided tests procedure),也常叫做 90%可信区间方法(90% confidence interval approach),检验效能为检验无差异的假设,是一种检验受试制剂和参比制剂的 AUC、C_{max} 和其他参数是否完全一致的方法,如下所示:

原假设 H_0:$\mu_T-\mu_R\leqslant-\theta$ 或 $\mu_T-\mu_R\geqslant\theta$

备择假设 H_1:$-\theta<\mu_T-\mu_R<\theta$

其中 μ_T 为受试制剂对数变换后药动学参数总体均数,μ_R 为参比制剂对数变换后药动学参数总体均数,θ 为生物等效性界值。在设定的检验水准下,若拒绝原假设 H_0,则表明生物等效。通常设定 $\theta=\ln(1.25)$,$-\theta=\ln(0.8)$,即生物等效性要求受试制剂和参比制剂的 GMR 落在 80.00% ~ 125.00%范围内。

当受试制剂与参比制剂的平均值相近时,该检验消除了出现无限大拒绝域的可能性。直到现在,双单侧检验法一直应用于生物等效性的评价。

二、国内生物等效性试验发展历程

(一)生物等效性试验的发展

20 世纪 80 年代初,卫生部药品审评办公室在新药审评过程中,发现在药品的人体生物利用度试验方面存在许多问题,从而难以对药品的质量进行评价,为解决此问题,1992 年制定了《药物制剂人体生物利用度试验指导原则(征求意见稿)》,这是我国药品监督管理部门第一次以颁布指导原则的形式规范人体生物利用度试验的操作。

2000 年版《中华人民共和国药典》(简称《中国药典》)二部附录的《药物制剂人体生物利用度和生物等效性试验指导原则》,首次对生物等效性研究中涉及的生物样品分析方法的基本要求、普通制剂、缓释/控释制剂、统计分析等内容进行了较明确的规定。为了进一步规范生物等效性试验要求,2005 年 3 月 18 日国家食品药品监督管理总局(CFDA)颁布了《化学药物制剂人体生物利用度和生物等效性研究技术指导原则》。

2016 年 3 月 5 日,国务院正式对外公布《国务院办公厅关于开展仿制药质量和疗效一致性评价的意见》,要求对 2007 年 10 月前批准上市的药品重新进行一致性评价,该意见明确了如何选择和确定参比制剂(reference listed drug,RLD),一致性评价涉及的研究内容,一致性评价、复核检验与检查的程序,以及保障措施等相关内容,标志着我国仿制药一致性评价工作的正式开始。

2016 年 3 月 18 日,CFDA 为适应新形势下的等效性试验开展需求,相继颁布了参比制剂选择、溶出曲线测定及生物等效性研究 3 个技术指导原则,其中《以药动学参数为终点评价指标的化学药物仿制药人体生物等效性研究技术指导原则》翻开了我国生物等效性试验的规范和标准的新篇章。随后 CFDA 陆续出台了更多的仿制药一致性评价相关指导原则,涉及仿制药一致性评价工作的各个细节方面,规范了具体开展仿制药一致性评价工作的相关问题,明确了人体生物等效性试验在仿制药一致性评价中的作用及地位。

(二)生物等效性评价标准的发展

1. 《中国药典》

《中国药典》2000 年版二部附录的《药物制剂人体生物利用度和生物等效性试验指导原则》中,明确规定等效的评价标准为"受试制剂参数 AUC 的 90% 可信限落在参比制剂 80% ~ 125% 范围内,C_{max} 落在 70% ~ 143% 的范围内,则认为受试制剂与参比制剂生物等效"。

《中国药典》2010 年版对生物等效性试验评价标准进行了修改,在维持原 AUC 评价标准的基础上,将 C_{max} 几何均值比的 90% 置信区间规定在 75% ~ 133% 范围内。

《中国药典》2015 年版四部通则《9011 药物制剂人体生物利用度和生物等效性试验指导原则》中对等效性的评价标准更加明确,等效性需要分析的药动学参数是 $AUC_{0\sim t}$[有时为 $AUC_{(0\sim 72h)}$]和 C_{max},对于这些参数,参比和受试制剂几何均值比的 90% 置信区间均应该落在接受范围 80.00% ~ 125.00% 之内。为了落在接受范围内,下限舍入后保留两位小数应 ≥ 80.00%,上限舍入后保留两位小数应 ≤ 125.00%。

《中国药典》2020 年版四部通则《9011 药物制剂人体生物利用度和生物等效性试验指导原则》中对等效性的评价标准更加明确,等效性需要分析的药动学参数是 $AUC_{0\sim t}$[有时为 $AUC_{(0\sim 72h)}$]和 C_{max},对于这些参数,参比和受试制剂几何均值比的 90% 置信区间均应该落在接受范围 80.00% ~ 125.00% 之内。为了落在接受范围内,下限舍入后保留两位小数应 ≥ 80.00%,上限舍入后保留两位小数应 ≤ 125.00%。

2. 指导原则

2005 年 CFDA 颁布了《化学药物制剂人体生物利用度和生物等效性研究技术指导原则》,该指导原则规定了等效判断标准。一般规定,经对数转换后的受试制剂的 $AUC_{0\sim t}$ 在参比制剂的 80% ~ 125% 范围,受试制剂的 C_{max} 在参比制剂的 70% ~ 143% 范围。对于治疗窗窄的药物,这个范围可能应适当缩小,而在极少数情况下,如果经临床证实合理的情况下,也可以适当放宽范围。对 C_{max} 也是如此。而对于 T_{max},一般在释放快慢与临床疗效和安全性密切相关时需要统计评价,其等效范围可根据临床要求来确定。该指导原则 C_{max} 的等效性评价略低于国际发达地区标准,与我国当时的制药工业水平相适应。

2016 年 3 月 18 日由 CFDA 颁布的《以药动学参数为终点评价指标的化学药物仿制药人体生物等效性研究技术指导原则》中也规定了生物等效的接受标准,$AUC_{0~t}$、$AUC_{0~\infty}$、C_{max}(稳态研究提供 $AUC_{0~\tau}$、$C_{max,ss}$)几何均值比值的 90% 置信区间数值应不低于 80.00%,且不超过 125.00%。与现行《中国药典》2020 年版规定一致,与国际发达地区标准一致。为了更好地规范生物等效性试验,2018 年 10 月 29 日 CDE 又颁布了《生物等效性研究的统计学指导原则》和《高变异药物生物等效性研究技术指导原则》。

第二节 生物等效性试验的注册申请和研究质量要求

一、管理要求

(一)《中华人民共和国药品管理法》

2019 年 8 月 26 日颁布的《中华人民共和国药品管理法》中对生物等效性试验的管理进行了明确的规定,第十九条指出"其中,开展生物等效性试验的,报国务院药品监督管理部门备案"。至此,翻开了我国药品监督管理部门对生物等效性试验采用备案管理的新篇章。

(二)《药品注册管理办法》

药品注册是国家实施药品监督管理的重要环节,是国家实行药品上市许可持有人制度的基本措施。

《药品注册管理办法》是根据《中华人民共和国药品管理法》《中华人民共和国行政许可法》《中华人民共和国药品管理法实施条例》制定,为依法实施药品注册,保证上市药品的安全性、有效性和质量可控性,奠定了法规基础。在中华人民共和国境内申请药物临床试验、药品生产和药品进口,以及进行药品审批、注册检验和监督管理,应遵循《药品注册管理办法》。

2020 年 1 月 22 日,为了适应药品注册的新形势,国家市场监督管理总局颁布了《药品注册管理办法》,该管理办法对仿制药归属的注册类别和生物等效性试验的管理在第四条、第十条和第二十四条中也有相应的规定:

第四条药品注册按照中药、化学药和生物制品等进行分类注册管理。……,化学药注册按照化学药创新药、化学药改良型新药、仿制药等进行分类。

第十条……药物临床试验应当经批准,其中生物等效性试验应当备案;药物临床试验应当在符合相关规定的药物临床试验机构开展,并遵守药物临床试验质量管理规范。

第二十四条申请人拟开展生物等效性试验的,应当按照要求在药品审评中心网站完成生物等效性试验备案后,按照备案的方案开展相关研究工作。

(三)临床试验研究要求

对于生物等效性研究,除了符合 GCP 的要求外,还属于 I 期临床试验的范畴,国家食品药品监督管理总局 2011 年制定并颁布了《药物 I 期临床试验管理指导原则(试行)》和《药物临床试验生物样本分析实验室管理指南(试行)》。《药物 I 期临床试验管理指导原则(试行)》中规定人体生物利用度或生物等效性试验应参照本指导原则,该指导原则在职责要求、实施条件、质量保证、风险管理、合同和协议、试验方案、受试者管理、数据管理和统计分析等方面作出了规定,本书在第二章、第三章、第四章和第六章有较详细的介绍。《药物临床试验生物样本分析实验室管理指南(试行)》中规定凡为提交药品监督管理部门作为药品注册数据而进行生物样本分析的实验室,均须遵循本指南,并接受药品监督管理部门的监督检查,该指南对组织机构和人员、实验室设施、仪器与材料、合同管理、标准操作规程、质量管理等方面作出了规定,本书第五章和第六章有详细的介绍。

二、开展前提

药学等效性是开展生物等效性的前提和基础。药品的药学等效性是指含有相同的活性成分,剂型相同,给药途径相同,规格或浓度相同,符合相同标准、药典标准或其他适用标准(即规格、质量、纯度和鉴别)的两种制剂。在过去数十年间,基于先进工艺科技水平保障的药学等效评价可以减少在临床等效评价中的不确定性,例如,生物药剂学分类系统(biophar-maceutics classification system,BCS)是基于生物药剂学特性对药品进行分类并预测速释制剂的生物等效性的,通常 BCS I 类(高溶解性、高渗透性)药品在规定的试验条件下体外快速溶出能足以保证其体内同样快速溶出。因此,豁免此类药品的生物等效性试验能避免临床试验所带来的不必要的开支和风险。

传统上可通过不同制剂间组方成分的定性(Q_1)和定量(Q_2)比较来获得药学等效性。这种方法足以用于简单剂型及成药的产品。但是,随着制药科学与技术的发展,传统方法可能不完全满足复杂剂型和给药系统的药学等效。例如,在局部用药方面,FDA 就推荐一个更高水准(Q_3)的对比"检查药品的物质结构(或细微结构)"来作为常规的药学等效性评价方法的补充。因此对药品物质基础及产品特征了解越充分,药学等效性评价结果就会越精确,这必将缓解必须依赖体内数据证明生物等效性的压力。

但对于一些特殊制剂的仿制药,要做到 Q_1、Q_2 甚至 Q_3 完全一样,几乎是不可能,所以对于这些制剂,人体生物等效性试验必不可少,设计和要求也可能特殊规定。

扎实的药学研究是生物等效的基础,制剂是影响生物等效性结果的最重要因素,生物等效性试验一般在药学一致的前提下开展,但对于一些特殊制剂,体内体外很不相关,通过一些人体生物等效性研究来评价、优化制剂也是可行的。本书的第二章和第七章对此有较详细的介绍。

三、常用方法

(一)药动学研究

对于大多数药物而言,生物等效性研究着重考察药物自制剂释放进入体循环的过程,通常将受试制剂在机体内的暴露情况与参比制剂进行比较。通过测定可获得的生物基质(如血液、血浆、血清)中的药物浓度,取得药动学参数作为终点指标,借此反映药物释放并被吸收进入循环系统的速度和程度。此方法多用于有全身吸收的药品。

药物吸收速度通常以用药后最高血药浓度 C_{max} 和达峰时间 T_{max} 表示;吸收程度以 AUC 表示,其中 $AUC_{0\sim t}$ 为从给药开始到最后一个可定量的药物浓度时间点(t)的曲线下面积、$AUC_{0\sim\infty}$ 为从给药开始到 $t=\infty$ 时间的曲线下面积:

$$AUC_{0\sim\infty} = AUC_{0\sim t} + C_t/\lambda_z$$

C_t：最后一个可准确测定的药物浓度；λ_z：用适当方法计算所得的末端消除速率常数。

除了 T_{max} 参数外，C_{max}、$\mathrm{AUC}_{0\sim t}$ 和 $\mathrm{AUC}_{0\sim\infty}$ 均需用双单侧检验法进行统计分析，比较受试制剂与参比制剂的几何均数比率（GMR）的 90% 置信区间，如果 90% 置信区间位于生物等效性限度的 80.00%~125.00% 之间，通常判断两制剂生物等效。

（二）药效学研究

在药动学研究方法不适用的情况下，如无灵敏的血药浓度检测方法、浓度和效应之间不存在线性相关等，可采用经过验证的药效动力学研究方法进行生物等效性研究，用明确的、可分级定量的人体药效学指标，通过效应-时间曲线与参比制剂比较来确定生物等效性。

用于生物等效性研究的药效学终点的选择需要能够检测出受试制剂和参比制剂之间的可能差异，差异可通过量效关系的初步研究来证明，初步试验应在关键生物等效性研究前进行。此种研究方法通常用于局部作用的药品进行等效性评价。

（三）临床研究

当无适宜的药物浓度检测方法，也缺乏明确的药效学指标时，可以通过以参比制剂为对照、以患者临床疗效为终点评价指标的临床研究方法来验证两制剂的等效性。此种方法多用于局部作用的药品。

由于临床试验自身的变异较大，临床治疗反应又常常接近或位于剂量-响应曲线的平台部分，对受试制剂和参比制剂的疗效差异往往不敏感，因此，通常需要大量患者参与来评价两者的差异。

（四）体外研究

一般不推荐采用体外研究的方法来评价生物等效性，因为体外并不能完全代替体内行为，从历史上看，很少单独使用体外研究方法用于确立生物等效性。但在某些特殊情况下，例如在肠道内结合胆汁酸的药物等，若能提供充分的依据，也可以采用体外的方法来证实生物等效性。

有些药物可豁免人体生物等效性试验，如根据生物药剂学分类证明 BCS 分类为 I 的属于高溶解性、高渗透性，快速溶出的口服制剂可以采用体外溶出度比较研究的方法验证生物等效性。相关详细要求请参考 CDE 于 2016 年颁布的《人体生物等效性试验豁免指导原则》。

第三节　国内外相关指导原则

为保证药物临床试验设计合理，试验操作过程规范，数据和结果的科学、真实、可靠，保护受试者的权益和安全，国内外药品监督管理部门相继制定了一系列相关的技术指导原则等，供行业参考。现将主要指导原则推荐如下。

一、管理要求

（一）中国主要的指导原则

1.《药物 I 期临床试验管理指导原则（试行）》（CFDA,2011 年 12 月 2 日）。

2.《药物临床试验生物样本分析实验室管理指南（试行）》（CFDA,2011 年 12 月 2 日）。

3.《生物利用度和生物等效性试验用药品的处理和保存要求技术指导原则（征求意见稿）》（CDE,2012 年 11 月 15 日）。

（二）国际主要的指导原则

1. Regulatory recommendations for ANDAs（FDA,2011 年 10 月）。

2. ANDA Submissions-Amendments and requests for final approval to tentatively approved ANDAs（FDA,2019 年 1 月）。

3. European Medicines Agency guidance for applicants seeking scientific advice and protocol assistance（EMA,2017 年 6 月 30 日）。

二、临床试验设计及实施要求

（一）中国主要的指导原则

1.《以药动学参数为终点评价指标的化学药物仿制药人体生物等效性研究技术指导原则》（CFDA,2016 年 3 月 18 日）。

2.《9011 药物制剂人体生物利用度和生物等效性试验指导原则》[中国药典（2020 年版）,四部,2020 年]。

3.《生物等效性研究的统计学指导原则》[NMPA(2018 年第 103 号),2018 年 10 月 17 日]。

4.《高变异药物生物等效性研究技术指导原则》[NMPA(2018 年第 103 号),2018 年 10 月 17 日]。

（二）国际主要的指导原则

1. Bioequivalence studies with pharmacokinetic endpoints for drugs submitted under an ANDA（Draft Guidance）（FDA,2013 年 12 月）。

2. Bioavailability and bioequivalence studies submitted in NDAs or INDs-general considerations（Draft Guidance）（FDA,2014 年 3 月）。

3. Waivers of in vivo bioavailability and bioequivalence studies for immediate-release solid oral dosage forms based on a biopharmaceutics classification system（FDA,2017 年 12 月）。

4. Guideline on the investigation of bioequivalence（EMA,2010 年 1 月 20 日）。

三、生物样品分析方法要求

（一）中国主要的指导原则

1.《9012 生物样品定量分析方法验证指导原则》[中国药典（2020 年版）,四部,2020 年]。

2.《生物样品分析方法验证草案（译文）》（ICH M10,2019 年 2 月 26 日）。

（二）国际主要的指导原则

1. Bioanalytical method validation M10（Draft version）（ICH,2019 年 2 月 26 日）。

2. Bioanalytical method validation（FDA,2018 年 5 月）。

3. Handling and retention of BA and BE testing samples（FDA,2004 年 5 月）。

4. Guideline on bioanalytical method validation（EMA,2012 年 2 月 1 日）。

四、数据管理与统计分析的要求

（一）中国主要的指导原则

1.《生物等效性研究的统计学指导原则》[NMPA(2018 年第 103 号),2018 年 10 月 17 日]。

2.《药物临床试验的生物统计学指导原则》[CFDA(2016年第93号),2016年6月1日]。

3.《临床试验数据管理工作技术指南》[CFDA(2016年第112号)2016年7月27日]。

（二）国际主要的指导原则

1. Statistical approaches to establishing bioequivalence（FDA,2001年1月）。

2. Guideline on the investigation of bioequivalence（EMA,2010年1月20日）。

3. Safety reporting requirements for INDs and BA/BE studies（FDA,2012年12月）。

4. Reflection paper on expectations for electronic source data and data transcribed to electronic data collection tools in clinical trials（EMA,2010年8月1日）。

五、报告格式要求

（一）中国主要的指导原则

1.《化学药品仿制药口服固体制剂质量和疗效一致性评价申报资料要求(试行)》[CFDA(2016年第120号),2016年8月16日]。

2.《化学仿制制剂CTD格式主要研究信息汇总表和申报资料撰写要求(生物等效性试验)》[CFDA(食药监办药化管[2015]737号),2015年11月27日]。

3.《药物临床试验数据管理与统计分析的计划和报告指导原则》[CFDA(2016年第113号),2016年7月27日]。

（二）国际主要的指导原则

1. The eCTD backbone file specification for study tagging files（ICH M2 EWG,2008年6月3日）。

2. Organisation of the common technical document for the registration of pharmaceuticals for human use（ICH M4,2016年6月15日）。

3. ANDA Submissions-Content and Format（FDA,2018年9月）。

4. Final report on the adaptive pathways pilot（EMA,2016年7月28日）。

六、特定药物的指导原则

（一）中国推荐的主要指导原则

1.《FDA〈特定药物的生物等效性指导原则〉数据库参考(译文)》(中国食品药品检定研究院仿制药工作办公室,2016年05月26日)。

2.《EMA〈特定药物的生物等效性指导原则〉品种列表》(中国食品药品检定研究院仿制药工作办公室,2017年11月20日)。

（二）国际主要的指导原则

1. Product-specific guidances for specific products arranged by active ingredient（FDA）.

2. Product-specific guidances for generic drug development（FDA,2019年4月）。

3. Compilation of individual product-specific guidance on demonstration of bioequivalence（EMA,2016年4月1日）。

对于仿制药,生物等效性研究在药品研发和获批过程中发挥着重要的作用,当药品配方或工艺发生变更时生物等效性作为桥接研究,为药品的安全性和有效性提供支持性证据。其次,等效性研究也用来确保整个药品生命周期内的药品质量和性能。因此,各国药品监督管理部门都有详细进行生物等效性试验的指导文件,生物等效性试验全过程都应严格遵循所在国家药监部门颁布的最新指导文件要求。

(李见明 董江萍 熊玉卿 张 红 张 菁)

参 考 文 献

[1] 陈美玲,孙华,李海刚,等. 生物等效性和治疗等效性的现代思考,中国临床药理学与治疗学,2010,15 (6):601-606.

[2] LAWRENCE X Y,BING V L. FDA 生物等效性标准. 姚立新译. 北京:北京大学医学出版社,2017.

[3] STEVEN A J,SAY B T,DAVID M. 药物早期临床研究. 阳国平译. 湖南科学技术出版社,2016.

[4] 全国人民代表大会常务委员会. 中华人民共和国药品管理法. (2019-12-01)[2020-03-01]. http://www. gov. cn/xinwen/2019-08/26/content_5424780. htm.

[5] 国家市场监督管理总局. 药品注册管理办法. (2020-01-22)[2020-03-01]. http://gkml. samr. gov. cn/ nsjg/fgs/202003/t20200330_313670. html.

[6] 国家药典委员会. 中华人民共和国药典. 2020 年版. 北京:中国医药科技出版社,2020.

第二章 生物等效性试验设计

研究设计是生物等效性试验十分重要的环节,其法规性、科学性及技术性直接关系到试验的成败,研究设计还可影响试验的效率和成本。生物等效性试验设计应符合药品监督管理部门的法规要求,参考有关指导原则规定,同时还应考虑药物和制剂特点、前期研究基础以及操作实施等因素。本章结合我国药品监督管理部门、FDA以及欧洲药品管理局(EMA)制定的有关指导原则和生物等效性试验评价的基本理论,介绍试验设计的一般原则、设计要点、注意事项,以及一些特殊类别药物的试验设计要求和一般考虑,包括高变异药物、窄治疗窗药物、内源性药物和一些特殊制剂药物。

第一节 生物等效性试验研究的基本原理

对于新药,药物上市前一般在不同阶段需要进行多个临床试验,包括大样本量的确证性临床试验,对于仿制药物,在药学评价符合规定的情况下,临床往往只需进行生物等效性试验,在此,生物等效性试验即为确证性评价。生物等效性试验方法有多种,最主要和最常用的是以药动学参数为终点的生物等效性研究,本节重点介绍该评价方法的有关概念、原理和理论,重点解释为什么一个一般以健康受试者为研究对象、样本量较少、研究周期较短的临床试验会成为评价仿制药的最常见的方法。

一、生物等效性评价的相关概念

(一)生物等效性

生物等效性(bioequivalence,BE)有多种解释,但核心内容是一致的。国家药品监督管理局药品审评中心2016年发布的《以药动学参数为终点评价指标的化学药物仿制药人体生物等效性研究技术指导原则》给出的定义为:"在相似的试验条件下单次或多次给予相同剂量的试验药物后,受试制剂中药物的吸收速度和吸收程度与参比制剂的差异在可接受范围内,生物等效性研究方法按照研究方法评价效力,其优先顺序为药代动力学研究、药效动力学研究、临床研究和体外研究。"生物等效性指标为药物临床的有效性(efficacy)和安全性(safety)提供了较体外质量控制更进一步的保证,尤其对于仿制药,进行生物等效性试验既保证了与原研药疗效一致,又避免了以患者为受试者的大规模临床试验。目前,药物制剂生物等效性已经成为国内外仿制药评价的重要指标,也成为新药开发研究中桥接不同处方工艺或不同剂型制剂之间临床疗效评价的重要指标,还可用于评价一些改良型药物的重要指标。

（二）活性药物成分

活性药物成分（active pharmaceutical ingredient，API）是指用于药品制造中的任何一种物质或物质的混合物，此种物质在疾病的诊断、治疗、症状缓解、处理或疾病的预防中有药理活性或其他直接作用或者能影响机体的功能或结构。仿制药与原研药 API 是相同的，其是仿制药桥接原研药的物质基础，API 可以通过化学、物理的方法进行鉴别、测定。API 不同于原料药（drug substance），原料药是可与辅料一起生产制剂的未经配方的药物，仿制药与原研药、原料药在符合标准范围内，可能会有一定差别，原料药一致是仿制药的基础。

（三）药物暴露与药物效应

药物及其活性代谢物以适宜的速度与程度进入机体并到达其作用产生的靶部位，是药物效应产生的基础。药物在靶部位的浓度决定了药物效应的强弱，这一浓度通常与血药浓度成正相关，因此，药物体内暴露常用药动学参数来描述，描述药物暴露的药动学参数主要有 C_{max} 和 AUC。

采用血药浓度法并不能完全表征所有药物在体内的变化，可能出现相关性信息缺失，甚至为负相关，如受目前评价方法和分析技术的限制，中药与天然药物组成复杂，存在多组分、多靶点与部分组分、部分靶点评价分析的矛盾；靶向制剂的组织靶向性使得目标组织药物浓度高，而非目标组织或血液中药物浓度低；某些抗感染药物具有抗菌后效应，即使不能检出血药浓度，却仍然存在抗菌活性。

然而，对大多数市售药物及其制剂而言，药物在血液中的浓度都与其药物效应有密切的相关性，通常随着血药浓度增大，药物效应增大，反之药物效应减小。因此，对于评价药物临床的有效性和安全性就可以通过检测药物在体内血药浓度，计算并比较不同制剂的药动学暴露参数进行。

（四）生物利用度

生物利用度（bioavailability，BA）是指非血管内给药时，制剂中药物被吸收进入体循环的速度与程度。它包括生物利用速度（rate of bioavailability，RBA）与生物利用程度（extent of bioavailability，EBA）。反映生物利用速度的药动学参数常用峰浓度（C_{max}）和达峰时间（T_{max}），反映生物利用程度的药动学参数常用药-时曲线下面积（AUC）。一般情况下，生物利用度主要是指生物利用程度。BA 的概念最初由 Oser 等人在 1945 年提出，20 世纪 60 年代以来，随着生物药剂学的发展，人们逐渐认识到 BA 是较体外质量控制指标更准确地反映药物治疗作用的制剂内在质量特征。

生物利用度根据试验时参比制剂（reference product，R）选择的不同又可分为两类，即绝对生物利用度（absolute bioavailability，F_{abs}）和相对生物利用度（relative bioavailability，F_{rel}）。

绝对生物利用度是药物活性成分被吸收进入体循环的量与给药剂量的比值，实际工作中选用静脉注射制剂为参比（通常认为静脉给药制剂全部药物可进入体循环），以受试制剂（test product，T）与静脉注射制剂的药-时曲线下面积（AUC）比值计算受试制剂的绝对生物利用度。

相对生物利用度又称比较生物利用度（comparative bioavailability），是受试制剂与同一药物的其他非静脉途径给药制剂（如片剂或口服溶液）为参比制剂进行比较，获得的药物活性成分吸收进入体循环的相对量。相对生物利用度也以两种制剂 AUC 之比计算得到。

药物的剂型、制剂处方、辅料、制剂工艺及制药设备均会影响药物的生物利用度，生物利用度不同就会影响药物的疗效与不良反应。对于仿制药与原研药，API 相同，原料符合标准

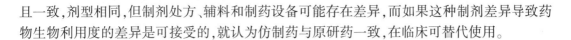

且一致,剂型相同,但制剂处方、辅料和制药设备可能存在差异,而如果这种制剂差异导致药物生物利用度的差异是可接受的,就认为仿制药与原研药一致,在临床可替代使用。

二、生物等效性评价的研究方法

如前所述,仿制药与原研药的差异主要是药物制剂,好的生物等效性评价方法就是能灵敏、准确地检测出制剂差异导致药物人体内药物暴露和药物效应的差异。在合适设计的临床试验中,人体药动学暴露参数既能敏感地检测出差异,又能很好反映药物的效用,包括疗效和不良反应。生物等效性研究方法按照研究方法评价效力,其优先顺序为药代动力学研究、药效动力学研究、临床研究和体外研究。

(一)药代动力学(药动学)研究方法

对于大多数药物而言,生物等效性研究着重考察药物自制剂释放进入体循环的过程,通常将受试制剂在机体内的暴露情况与参比制剂进行比较。在该定义的基础上,以药动学参数为终点评价指标的生物等效性研究又可表述为:通过测定可获得的生物基质(如血液、血浆、血清)中的药物浓度,取得药动学参数作为终点指标,借此反映药物释放并被吸收进入循环系统的速度和程度。通常采用药动学终点指标 C_{max} 和 AUC 进行评价。如果血液、血浆、血清等生物基质中的目标物质难以测定,也可通过测定尿液中的药物浓度进行生物等效性研究。对大部分药物,药动学暴露参数与剂量呈现线性关系,药动学暴露参数能敏感地区分仿制药与原研药的制剂质量差异,因此,该方法为评价仿制药生物等效性的首选方法,本章后面将重点介绍该研究方法。

(二)药效动力学研究方法

一般情况下,如药动学研究方法不适用,可采用经过验证的药效动力学研究方法进行生物等效性研究。药效动力学(pharmacodynamics,PD),又称"药效学",是研究药物对机体的作用、作用原理及作用规律的一门分支科学。药效学研究的是在生物体内的药物作用部位的浓度和药理作用或不良反应的关系,其本质上与药代动力学是关联的。采用药效动力学研究方法需要以药效学终点作为生物等效性的评价指标,药效学终点被定义为治疗性干预的一个药理效应指标,可定量测量和评价。

药代动力学(药动学)研究方法是首选的生物性评价方法,但有些情况并不适用,如药物体内几乎不吸收,生物样本不可检测,体内暴露与药效不关联等。如采用临床终点作为生物等效性评价指标,则成本高、持续时间长、失败风险高,且其区分制剂间差异的灵敏度低,限制了其应用。而药效学终点研究相对容易开展,有相当的可重复性,持续时间更短,样本量较少。许多国家的监管机构和世界卫生组织(WHO)公布了相关指南或指导原则。

如 WHO 的指南要求应用基于 PD 终点的方法评价生物等效性时应列出下列依据(WHO,2006):

(1)当口服药品是吸收进入体循环并可以用药代动力学方法评价生物等效性时,通常不建议用 PD 研究。因为 PD 测量指标的变异性通常大于药代动力学测量指标的变异性。然而,在药代动力学方法不可行的情况下,可以应用适当的经过验证的药效学终点方法来证明口服药品的生物等效性。

(2)如果血浆或尿液中的 API 和/或其代谢物不能应用现有的分析方法进行准确和灵敏的定量,建议可以采用药效学终点生物等效性研究。

(3)如果活性药物成分浓度的测量指标不能用作证明特定药品的有效性和安全性的替

代终点,则要求可采用药效学终点生物等效性研究方法。

（4）药效学终点生物等效性研究方法尤其适用于局部作用药品。例如,人体胃肠道（GI）局部作用药品、皮肤外用药品和口腔吸入性药品。

FDA制定了一些以PD为评价终点的生物等效性评价个药指导原则,如奥利司他胶囊、硫酸沙丁胺醇吸入剂的指导原则等。

一个理想的PD终点生物等效性评价需要三个方面的要求,首先是灵敏性,选择的PD终点呈现良好的量效关系,量效曲线陡峭;其次是可重复性;此外基线和药物治疗之后药效学响应变异较低。另外一点也十分重要,也是WHO强调的,用于评价生物等效性的以PD为终点的方法应经过验证,也不是简单的理论推断。但目前,满足这些要求的PD指标很有限,限制了该方法的应用,本章不作重点介绍。

（三）临床研究方法

当上述方法均不适用时,可采用以患者临床疗效为终点评价指标的临床研究方法验证等效性。

以临床终点为评价指标的生物等效性研究是在患者人群中开展的临床研究。临床疗效是通过使用预定的临床终点以评估选定人群中可比较的临床疗效来评估的。据此分析确定这两种药品临床是否等效,从而推断并得出两种药品是否生物等效的结论。通常这些研究为随机、双盲、平行设计。按FDA一些指导原则,这些研究除了阳性对照组外,通常还需另外设计安慰剂对照组,目的是用来确定该研究足够灵敏可以体现所纳入患者人群的临床疗效。

临床终点生物等效性研究是一种昂贵的、费时的方法。在证明生物等效性的体内方法中,临床终点生物等效性研究是最不精确、最不具有可重复性的方法。尽管如此,临床医生和公众普遍不了解这一事实和背后的科学逻辑,而往往要求通过临床终点生物等效性研究来批准仿制药品。并且往往将临床终点生物等效性研究与随机对照临床研究混淆,认为在患者中开展临床研究是证明仿制药和参照的原创药同样安全、有效的唯一途径。不幸的是,对于研究目的是证明两种药品等效并可以相互替代或替换的情况,临床研究并不总是适用。本节介绍的内容,其重要的目的之一就是努力澄清一些疑团与误解。由于临床终点生物等效性研究适用范围相对较少,本章不作重点介绍。

（四）体外研究方法

体外研究仅适用于特殊情况,例如在肠道内结合胆汁酸的药物等。对于进入循环系统起效的药物,不推荐采用体外研究的方法评价等效性。体外研究方法,本章不作重点介绍。

三、生物等效性评价的影响因素

凡能影响药物体内过程及药动学参数测定结果的因素,都将影响药物制剂生物利用度,从而影响生物等效性评价的最终结果。这些因素主要包括制剂因素、生物学因素、临床试验实施因素、血药浓度检测方法因素及数据处理方法因素等几个方面。

就药物和制剂本身而言,凡影响药物从制剂中溶出或释放的因素均可能影响药物制剂的生物利用度。首先是API的理化性质,如属于生物药剂学分类系统（BCS）分类中的Ⅳ类药物,其与Ⅰ类药物相比,由于低溶解度、低渗透性的特点,导致该类药物的吸收过程不规则,对生物等效性试验带来了更多的不确定因素,可能导致个体内的高变异,如利尿剂呋塞米（BCS Ⅳ）,其C_{max}的个体内变异约为60%,临床研究显示其变异来源主要在吸收环节,导致该药物的生物等效性评价需要较大的样本量进行;原料药的晶型、颗粒度分布的不同会影响药物的吸收从而影响生物利用度;制剂剂型,如原研颗粒剂已退市,可用作参比制剂的仅有片剂,在进行生物等效性试验时,会面临受试制剂与参比制剂剂型不同的情况,因此可能导致制剂的溶出和释放过程以及生物利用度的不一致;制剂处方、制剂工艺,如辅料的类型与比例的不同、制剂工艺不同(干法/湿法制粒、压片等)、制剂工艺参数的不同都有可能会影响药物的生物利用度,从而影响生物等效性;此外,制剂工艺参数控制很大程度上依赖于制剂生产设备的可靠性,如设备本身可达到的参数是否满足生产需求,设备是否始终处于稳定可靠的状态(如定期维护和验证),也会对最终生产出的制剂的批内/批间差异造成影响,这些影响可能影响药物质量和生物利用度。由于试验制剂是生物等效性评价的对象和源头,对生物等效性评价的最终结果起到决定性的作用,因此申请人在进行生物等效性临床试验前,应有充分的研究数据确定自身受试制剂质量的稳定可靠。

在生物学因素中,凡影响药物吸收、分布、代谢、排泄等体内过程的生理因素均可影响血药浓度水平,从而影响药物制剂生物利用度。一般包括生理因素与病理生理因素两个方面。生理因素如人种、性别、年龄、生活环境、生活习惯、药物代谢酶的活性以及转运体的活性等;病理生理因素包括疾病种类、疾病状态、并发症等。如无酸症和低酸症患者胃液 pH 增高等,肾功能不全患者可能影响经肾排泄药物的体内暴露。在生物等效性评价试验中,在试验设计和试验实施过程中,因尽量减少这些因素对试验结果的影响。

在生物等效性试验中主要采取严格筛选受试者、严格设计试验、规范管理受试者等方面来减少或消除生物学因素与给药方法对生物利用度的影响。如对受试者的性别、年龄、体重等均进行控制,要求身体状况良好;采用严格的自身对照、随机分组的试验设计;由于饮水量和饮用水水温可能会影响药物从口服固体制剂中的溶出速度和程度,也会干预胃排空速率,从而造成在不同个体内药物吸收的差异,因此试验会要求受试者控制服药的饮水量以及服药后一定时间内的饮水时间和饮水总量;由于含黄嘌呤类物质和乙醇的饮料可能影响胃肠道生理,烟草中尼古丁可能影响胃运动,所以,生物等效性试验的受试者应无烟酒嗜好,试验过程应禁烟、酒、茶和咖啡;临床试验实施过程中,除对饮用水以及饮料有严格的限定外,食物由于可以与某些药物形成难溶性盐、络合物,改变胃内容物黏度、渗透压和 pH,影响胃肠道运动、胃排空,促进胆汁排泄等,进而也会影响药物的吸收环节。因此,对于受试者的进餐时间、进餐种类、甚至特定高脂饮食的进餐量都进行了管控;一般避免受试者参加剧烈运动或服药后静卧,因剧烈的运动使尿量减少,尿 pH 降低,从而影响药物肾脏排泄,静卧也会通过影响胃肠道运动而影响药物吸收。因此,生物等效性试验的实施过程的质量控制也是保证该临床试验质量的重要考虑因素。

生物样本分析检测方法的可靠性是保证生物等效性评价结果可靠的十分重要的环节,我国和各发达国家、地区的药品监督管理部门对此均有严格的规定。但由于检测分析方法建立与验证一般在样品检测之前,而验证时所采用的模拟质控样品的代表性可能存在局限性,无法完全代表真实样品的实际情况,可能导致样品检测结果的不准确,从而影响等效性结果的评价。如分析方法未能有效区分待测物与代谢物的情况,因色谱峰的重合导致所测得浓度偏高;受试者待测样本相较于模拟质控样品,其中的各种酶活力可能不同,导致模拟质控样品不能完全反映待测物在受试者待测样本中的稳定性,可能造成最终试验失败。为应对模拟样本代表性问题,可以考虑设置预试验,并将预试验的受试者待测样本作为建立更可靠分析方法的测试样品。同时应重视已测样品再分析测试结果,通过受试者待测样本的重复测定,确证分析方法及分析结果的可靠性。相关详见本书第五章。

目前各国药品监督管理部门对于生物等效性评价的统计过程均有相关的指导原则,目的在于确保统计过程的客观性,减少由统计人员引入的主观偏移。在试验实施过程中可能发生受试者脱落,该受试者已产生的部分数据是否纳入最终生物等效性评价的数据集就可能会对最终的结果产生影响。与此情况类似的还有异常值如因研究者失误纳入且完成试验的受试者,试验完成后发现不符合入选标准的情况;此外还有试验过程中无任何异常,但所得药动学参数显著离群的情况。这些异常值或离群值最终是否纳入生物等效性评价的数据集,可能会对最终结果产生显著影响。因此,为保证统计分析的客观性,应在统计分析前制订详细可操作的统计分析计划,用以规定上述情况出现时的处理方法,减少主观因素的影响。此外,生物等效性评价中的 $AUC_{0-\infty}$ 直接受统计者及统计软件末端消除相选点方式的影响,因此,为保持统计结果的客观性,一般会在统计分析计划中规定将要采用的统计软件,同时,在进行计算时,优先采用软件默认的末端消除相选点方式。同时须在报告中汇报上述内容。

此外,生物等效性试验方案的设计细节,试验实施过程中的质量控制也都会影响等效性的评价,这部分内容详见本书第七章“生物不等效的原因及对策探讨”。

第二节　生物等效性试验设计的一般原则

经过几十年的药品监督管理科学研究和评价实践,人们对生物等效性试验的科学原理和绝大部分药物的生物等效性评价特点有了较为全面的认识,相当多的国家、地区以及一些国家组织制定了生物等效性试验设计和评价的一般指导原则以及针对个别药物的特点而推出的个药生物等效性评价指导原则。本节主要依据我国制定的指导原则介绍以 PK 参数为终点的生物等效性试验设计的一般原则和设计要点,另外简单介绍预试验设计的一般考虑。

一、生物等效性研究总体设计及设计要点

(一)总体设计

对 PK 参数为终点为生物等效性研究,目前国际通常推荐使用平均生物等效性(average bioequivalence,ABE)方法。平均生物等效性方法只比较 PK 参数的平均水平,未考虑个体内变异及个体与制剂的交互作用引起的变异。在某些情况下,可能需要考虑其他分析方法。由于 PK 暴露参数是区分力强、灵敏度高的生物等效性评价指标,且单次给药在评价药物释放的速度和程度方面比多次给药稳态药代研究的方法更敏感,更易发现制剂释药行为的差异,同时考虑到 PK 暴露参数个体间的变异往往大于个体内差异,所以,对于以 PK 参数为终点评价指标的生物等效性研究尽量采用自身交叉设计。对于比较两制剂间的生物等效性,采用最多的是两制剂、单次给药、交叉试验设计。对于一些高变异药物,窄治疗窗药物,可以采用重复设计,详细内容见本章第三节。

对于交叉的试验设计,应设置足够长的清洗期,以尽量减少体内药物的残留,通常为达到这一目的要求至少需要 7 个清除半衰期。在设计试验清洗期时间时,不宜简单的引用文献报道的 7 个清除半衰期,因为文献报道的清除半衰期往往是均值,每一个个体的清除半衰期不同,有时甚至差异很大,并且,不同的抽样清除半衰期也可能不同,而试验设计是尽可能保证每一位参与试验的受试者周期间药物洗脱干净。

最常见的几种自身交叉方案见表 2-1、表 2-2、表 2-3。

表 2-1 两制剂双周期交叉试验设计

组别	周期	
	1	2
A	T	R
B	R	T

表 2-2 两制剂部分重复试验设计

组别	周期		
	1	2	3
A	T	R	R
B	R	T	R
C	R	R	T

表 2-3 两制剂完全重复试验设计

组别	周期			
	1	2	3	4
A	T	R	T	R
B	R	T	R	T

采用自身交叉对照设计的前提是给药后经过一定时间(时间不宜过长)后体内药物几乎洗脱干净,不同周期试验时均不存在残留效应,或残留效应相近。如果不同周期试验时残留效应不能满足要求,或洗脱期过长,不便于试验的管理,平行设计是可采用的,如对于半衰期较长的药物,宜采用平行设计,对一些采用患者作为受试者,因为伦理考虑或疾病治疗考虑,不宜在不同时间间隔给药,或周期间基线残留无法保持基本一致,也适合平行设计。

我国指导原则规定,如果采用适应性设计等其他设计方法,可参考《药物临床试验的生物统计学指导原则》,且应事先与监管机构沟通。

(二) 参比制剂和受试制剂

1. 参比制剂

仿制药生物等效性试验应尽可能选择原研产品作为参比制剂,以保证仿制药质量与原研产品一致。对于仿制药品申请,受试制剂通常与可从市场获得的参比制剂相应的剂型比较。

除非另外说明理由,用于受试制剂的批号的测得含量不应与所使用的参比制剂相差 5% 以上。

目前国家药品监督管理局药品审评中心在官方网站上持续更新和公布《化学仿制药参比制剂目录》,申请人在选择参比制剂时,应优先参考该目录。

对于仿制药物,参比制剂的选择在药学研究时就应该确定。

2. 受试制剂

试验用的受试药品应具有对将上市药品的代表性,取样应随机。

（三）受试者

1. 受试者例数

基于采用的生物等效性评价方法和试验的总体设计计算样本量。使用 ABE 方法进行生物等效性分析时,应基于明确的公式合理估计样本量。交叉设计的样本量需考虑的因素包括:①检验水准 α,通常为双侧 0.1(双单侧 0.05);②检验效能 $1-\beta$,通常至少为 80%;③个体内变异系数(within-subject coefficient of variation,$CV_W\%$),可基于文献报道或预试验结果进行估计;④几何均值比(geometric mean ratio,GMR);⑤等效性界值。平行组设计的样本量估计可参考一般连续型变量的样本量计算公式。样本量计算详见第六章。

2. 受试者选择

为减少混杂因素和评价参数变异,以 PK 参数为终点的生物等效性试验通常采用健康志愿者作为受试者,除非药物对健康人有安全性风险使试验存在伦理学问题。健康志愿者体内模型在大多数情况下足以检测制剂的差别,并允许将结果外推到参比药品被批准治疗的群体(老年人、儿童、肾或肝功能受损患者等)。

受试者的选择一般应符合以下要求:

(1)年龄在 18 周岁以上(含 18 周岁)。

(2)应涵盖一般人群的特征,包括年龄、性别等。

(3)如果研究药物拟用于两种性别的人群,一般情况下,研究入选的受试者应有适当的性别比例。

(4)如果研究药物主要拟用于老年人群,应尽可能多地入选 60 岁以上的受试者。

(5)入选受试者的例数应使生物等效性评价具有足够的统计学效力。

筛选受试者时的排除标准应主要基于安全性方面的考虑。当入选健康受试者参与试验可能面临安全性方面的风险时,则建议入选试验药物拟适用的患者人群,并且在试验期间应保证患者病情稳定。

此外,应该通过临床实验室检查、病史和体检,根据药物的治疗类别和安全模式筛查受试者,可能在试验开始之前、过程中和完成后进行特殊的医学检查和预防。受试者可以是任何性别,但应该考虑可能怀孕妇女的风险以及药物可能仅用于特定的性别。受试者最好为非吸烟者,无酗酒和药物滥用史。出于安全性和药动学原因,可以排除特定酶表型或基因型的受试者,但如安全性许可,考虑到研究的代表性,对于特定基因型受试者,一般不予检测和排除。

在平行试验设计中,不同组别之间在所有已知可能影响活性物质药动学的因素都应该具有均衡可比性(如年龄、体重、性别、种族、吸烟、快/慢代谢类型)。这是此类试验给出有效结果的基本前提。

（四）给药剂量

进行 BE 研究时,给药剂量一般应与临床单次用药剂量一致,不得超过临床推荐的单次最大剂量或已经证明的安全剂量。受试制剂与参比制剂一般给予相等剂量,同时要求所进行 BE 评价的受试制剂批次,检定药物成分含量与参比制剂的差异控制在±5%以内,在后续的统计中,则无须剂量校正。

通常最高规格的制剂可以一个单位(单片或单粒)服用,如生物样品分析方法灵敏度不足,则可在安全性允许的条件下,在说明书单次服药剂量范围内同时服用多片/粒最高规格制剂。

（五）给药方法

对于口服常释制剂,通常需进行空腹和餐后生物等效性研究。但如果参比制剂说明书中明确说明该药物仅可空腹服用(饭前1h或饭后2h服用)时,则可不进行餐后生物等效性研究。

对于仅能与食物同服的口服常释制剂,除了空腹服用可能有严重安全性方面风险的情况外,均建议进行空腹和餐后两种条件下的生物等效性研究。如有资料充分说明空腹服药可能有严重安全性风险,则仅需进行餐后生物等效性研究。

对于口服调释制剂,建议进行空腹和餐后生物等效性研究。

对于空腹生物等效性研究,受试者试验前夜至少空腹10h。一般情况下,在空腹状态下用240ml水送服受试制剂和参比制剂。口腔崩解片等特殊剂型应参考说明书规定服药。

对于餐后生物等效性研究,受试者试验前夜至少空腹10h。受试者试验当日给药前30min开始进食标准餐,并在30min内用餐完毕,在开始进餐后30min时准时服用试验药,用240ml水送服。建议采用对胃肠道生理功能和药物生物利用度影响大的餐饮进行餐后生物等效性研究,如高脂(提供食物中约50%的热量)高热[约3 349~4 186kJ(800~1 000kcal)]饮食。其中蛋白质约提供628kJ(150kcal)热量,碳水化合物约提供1 046kJ(250kcal)热量,脂肪约提供2 093~2 512kJ(500~600kcal)热量。报告中应提供试验标准餐的热量组成说明。

（六）标准化

应该将检查条件和试验过程标准化,尽量做到除受试药品外涉及的其他因素的变异最小化。因此,推荐标准化的餐食、液体摄入和运动。

受试者在试验开始前一段适当时间以及试验期间,应该远离可能与血液循环、胃肠道、肝肾功能相互作用的饮食。受试者在试验开始前一段适当时间以及试验期间,不应服用其他药物,包括中草药。

在内源性物质的生物等效性试验中,应尽可能控制可能影响内源性基线水平的因素,如严格控制摄入的饮食。

（七）采样时间

如检测和指标敏感许可,通常建议采集血液样品。多数情况下检测血浆或血清中的药物或其代谢产物浓度,有时分析全血样品。建议恰当地设定样品采集时间,使其包含吸收、分布、消除相。一般建议每位受试者每个试验周期采集12~18个样品,其中包括给药前的样品。采样时间点的设置应能充分反映药物在体内的吸收、分布和清除情况。应在药物预计的T_{max}附近包括密集的采样点,有利于估计暴露峰值,另外要避免给药后的第一个采样点达峰。采样时间不短于3个末端消除半衰期。根据药物和制剂特性确定样品采集的具体时间,要求应能准确估计药物峰浓度(C_{max})和消除速率常数(λ_z)。末端消除相应至少采集3~4个样品以确保准确估算末端消除相斜率。除可用$AUC_{0\sim72h}$来代替$AUC_{0\sim t}$或$AUC_{0\sim\infty}$的长半衰期药物外,$AUC_{0\sim t}$至少应覆盖$AUC_{0\sim\infty}$的80%。

（八）检测物质

1. 原型药/代谢产物

一般推荐仅测定原型药物,因为原型药物的药时曲线比代谢产物能更灵敏地反映制剂间的差异。对于从原型药物直接代谢产生的主要代谢产物,如果同时满足以下两点,则应同时予以测定:①代谢产物主要产生于进入体循环以前,如源自首过效应或肠道内代谢等;②代谢产物显著影响药物的安全性和有效性。以上原则适用于包括前体药物在内的所有药物。建议以原型药物评价生物等效性,代谢产物的相关数据用于进一步支持临床疗效的可比性。

如果原型药物浓度过低,不足以获得生物样品中足够长时间的药物浓度信息,则可用代谢产物的相关数据评价生物等效性。

2. 外消旋体/对映体

对于外消旋体,通常推荐用非手性的检测方法进行生物样品测定。若同时满足以下条件,则需分别测定各对映体:①对映体药效动力学特征不同;②对映体药代动力学特征不同;③药效主要由含量较少的异构体产生;④至少有一个异构体在吸收过程呈现非线性特征(随着药物吸收速率的变化,对映体浓度比例发生改变)。

二、预试验

在开展正式生物等效性试验之前或在制剂处方和工艺筛选研究阶段,有时会开展生物等效性试验预试验。我国 2016 年颁布的《以药动学参数为终点评价指标的化学药物仿制药人体生物等效性研究技术指导原则》中指出:正式试验开始之前,可在少数志愿者中进行预试验,用以验证分析方法、评估变异程度、优化采样时间,以及获得其他相关信息,如初步评价制剂质量,以便进一步优化制剂处方和工艺。FDA 于 2003 年公布的生物等效性指导原则中也提出:可以在正式的生物等效性试验之前进行少量样本的预试验,用来协助设计正式试验,同时预试验的结果能够用来估算正式试验的样本量。

生物等效性试验预试验一般有以下目的:

(1)初步评价受试制剂与参比制剂的差异。如存在明显差异,且基本可明确是由于制剂造成的,就应该暂定生物等效性试验进程,再回到药学研究进一步优化制剂。

(2)验证生物样本分析方法。生物样本分析方法的可靠性、准确性和稳定性十分重要,在正式试验开始之前确定生物样本分析方法是必要的,通过预试验采集的生物样本验证的方法学更具可靠性,同时明确生物样本采集、处置、转运以及储存的条件。

(3)正式试验样本量估算。通过预试验可初步评估该药物药动学参数的个体内变异,然后根据评价标准、个体内变异、参考文献、试验过程控制因素等按统计方法计算正式试验的样本量。

(4)生物样本采集时间点的设计。由于研究目的或受试人群的不同,文献报道的采样时间点不一定能完全借鉴,预试验可以用来探索更为合理的采样时间点。

(5)其他。预试验还对清洗期的确定、重复设计的选用、受试者选择、试验过程的标准化管理等方面提供有益的信息。

预试验样本量一般较少,由于抽样误差的原因,对于预试验的结果要辩证看待。生物等效性试验预试验不是必须的,对于体内体外相关性好,或有很好的前期研究的情况,没必要进行预试验。

第三节　特殊药物或制剂的生物等效性试验设计

一、高变异药物

(一)高变异药物的定义

2018 年 10 月 17 日国家药品监督管理局(NMPA)发布《高变异药物生物等效性研究技

术指导原则》(2018年第103号)中指出:某些药物由于生物利用度过低、酸不稳定、吸收前的广泛代谢等原因,导致一个或多个药动学参数的个体内变异系数(within-subject coefficient of variation,$CV_W\%$)大于或等于30%,称为高变异药物(highly variable drug,HVD)。通常,高变异药物的药动学参数中,C_{max}的$CV_W\%$最大。

目前,各国指南中有关高变异药物的定义描述基本统一,仅对$CV_W\%$界限划分稍有不同。NMPA和FDA认为$CV_W\% \geqslant 30\%$的药物是高变异药物,而欧洲药品管理局(EMA)认为$CV_W\% > 30\%$的药物为高变异药物,将$CV_W\% \leqslant 30\%$的药物纳入常规药物范围。

通常情况下,导致药物个体内高变异特征的潜在因素包括但不限于以下方面:①胃肠道pH、药物代谢酶及转运体的基因多态性、胃肠动力、胃排空、小肠转运和结肠驻留时间等影响生物利用度的生理因素;②药物分布、首关代谢、全身代谢和清除等药物固有性质;③溶解性等原料药的理化性质;④药物溶出等制剂的处方因素;⑤饮食等其他因素。

(二)常见的高变异药物

化合物本身的药动学性质是决定药物变异程度高低的主要因素,约占60%。高变异药物多属于生物药剂学分类系统(biopharmaceutics classification system,BCS)Ⅱ类和Ⅳ类的药物,由于这类药物本身可能存在首关代谢、对酸不稳定、水溶性低、生物利用度低等特征,因此其$CV_W\%$比较大。

药物制剂是另一个引起药物变异程度高低的主要因素,约占20%。同一个药物的不同制剂,其$CV_W\%$可能不同。对于缓/控释制剂以及低溶解性药物(BCSⅡ和Ⅳ类),制剂因素尤为重要。研究发现药物制剂的粒度越小,表面积越大,溶出越快,人体吸收越好;不同晶型,在外观、溶解度、溶出度、稳定性、生物有效性等方面可能会有显著不同。

中国食品药品检定研究院汇总了部分FDA已公布的高变异药物个药生物等效性指南,详见表2-4。

表2-4　FDA官方已公布的部分常见高变异药物

监管机构	药物制剂
FDA	ω-3羧酸胶囊(1g胶囊含有至少850mg多不饱和脂肪酸)、ω-3脂肪酸乙酯胶囊(1g胶囊至少含有900mg ω-3脂肪酸乙酯)、阿仑膦酸钠片(70mg)、埃索美拉唑镁迟释混悬液粉末(40mg)、埃索美拉唑镁迟释胶囊(40mg)、埃索美拉唑锶迟释胶囊(49.3mg)、巴柳氮二钠片(3×1.1g)、布地奈德胶囊(3mg)、地瑞那韦片(800mg)、恩他卡朋片(200mg)、二十碳五烯酸乙酯胶囊(1g)、甲磺酸达比加群酯胶囊(150mg)、甲磺酸奈非那韦片(625mg/250mg)、甲氧沙林胶囊(10mg)、兰索拉唑迟释口崩片(30mg)、兰索拉唑迟释胶囊(30mg)、雷贝拉唑钠迟释片(20mg)、雷贝拉唑钠迟释胶囊(10mg)、马来酸阿塞那平舌下片(EQ 10mg base)、美沙拉嗪缓释胶囊(500mg)、美沙拉嗪缓释胶囊(375mg)、美沙拉嗪迟释胶囊(400mg)、美沙拉嗪迟释片(400mg)、美沙拉嗪迟释片(800mg)、美沙拉嗪迟释片(1 200mg)、特立氟胺片(14mg)、替米沙坦片(80mg)、烟酸缓释片(1 000mg/750mg)、盐酸帕罗西汀缓释片(EQ 37.5mg base)、盐酸司来吉兰胶囊(5mg)、右旋兰索拉唑迟释胶囊(60mg)、右旋兰索拉唑迟释口崩片(30mg)、孕酮胶囊(200mg)、硝酸甘油舌下片(EQ 0.6mg base)、维A酸胶囊(10 mg)、盐酸普罗帕酮片(300 mg)、苯磺酸氨氯地平-盐酸贝那普利胶囊(EQ10mg base/40mg)

(三)高变异药物生物等效性试验设计的特殊考虑

常规的生物等效性试验通常为两周期交叉试验设计,采用平均生物等效性(average bioequivalence,ABE)方法,等效标准为受试制剂与参比制剂的主要药动学参数(AUC和C_{max})

几何均值比的 90% 置信区间落在 80.00% ~ 125.00% 范围内。

在其他因素不变的情况下,随着个体内变异增加,生物等效性研究所需受试者数量也会相应增加。对于高变异药物,采用常规样本量和等效性判定标准,有时即使参比制剂与自身相比较,也可能出现不能证明其生物等效的情况。如果采用常规设计,增加样本量是最简单和有效的方法,但考虑健康受试者无法从试验中受益,且样本量增加可加重试验成本和试验运行管理的难度,所以常规的生物等效性试验设计和评判标准并不是高变异药物生物等效性研究的最佳选择。

高变异药物的生物等效性试验评价是一个较为复杂的问题。注册申请人和临床研究单位在进行生物等效性试验前需要充分掌握受试制剂和参比制剂详细的药物代谢情况及其个体内的变异情况,判断研究的药物是不是高变异药物。如果是高变异药物,应按照相关指导原则或相关法规进行试验。

2018 年国家药品监督管理局药品审评中心发布了《高变异药物生物等效性研究技术指导原则》,提出了高变异药物生物等效性研究的试验设计和等效标准。对于安全性较好、治疗窗较宽的高变异药物,在充分科学论证的基础上和保证公众用药安全、有效的前提下,通过部分重复或完全重复交叉设计,根据参比制剂个体内变异系数,采用参比制剂标度的平均生物等效性(reference-scaled average bioequivalence, RSABE) 方法,将等效性判定标准在 80.00% ~ 125.00% 的基础上适当放宽,可减少不必要的人群暴露,达到科学评价不同制剂是否生物等效的目的。

通常,高变异药物生物等效性研究策略如图 2-1 所示。

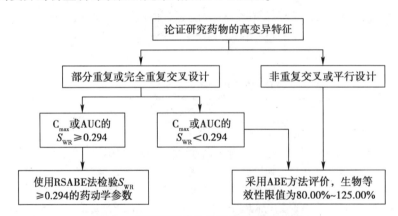

图 2-1　高变异药物生物等效性研究决策树
(引自《高变异药物生物等效性研究技术指导原则》)

1. 高变异药物生物等效性试验的总体设计

应根据药物特点,综合考虑拟定的统计分析方法、受试者可获得性和依从性、残留效应等因素,选择非重复交叉设计、重复交叉设计或平行组设计。

(1)非重复交叉设计:非重复交叉设计是生物等效性研究常采用的标准设计,即两制剂、两周期、两序列、交叉设计。对于高变异药物,由于个体内变异较大,采用此种设计进行生物等效性研究时,需要适当增加样本量,以满足试验的检验效能。

(2)重复交叉设计:重复交叉设计可分为三周期部分重复(仅重复使用参比制剂)和四周期完全重复(重复使用参比制剂和受试制剂)交叉设计。重复交叉设计可保证同一受试者至少服用参比制剂两次,获得确切的参比制剂个体内变异系数($CV_{WR}\%$),以决定是否采用 RSABE 方法进行生物等效性分析。

特殊情况下(例如长半衰期药物)可采用平行组设计。与交叉设计相比,平行组设计需要更大的样本量。

一般应采用单次给药进行高变异药物的生物等效性研究。若基于安全性考虑,需入选正在进行药物治疗且治疗不可间断的患者,可在多次给药达稳态后,采用 ABE 方法进行高变异药物的生物等效性评价。

2. 高变异药物生物等效性样本量的估算

试验前需充分估计所需的样本量,以保证足够的检验效能。随着个体变异性的增加,在交叉设计中的受试者例数也要相对增加。假设其他因素保持不变,生物等效性试验样本量估算取决于检验水准、检验效能、药动学参数指标(AUC、C_{max} 等)的个体变异和受试制剂、参比制剂待评价药动学参数指标的差异及设定的等效限值。

对于 ABE 方法,应综合考虑试验设计、检验水准、检验效能、制剂间平均生物利用度可能的差异、参比制剂药动学参数的个体内变异,并充分考虑研究过程中可能的受试者脱落等因素,进行样本量估计。

对于 RSABE 方法,样本量估计可通过计算机模拟的方法;也可将参比制剂的个体内标准差 S_{WR} 视为常数,先求得经调整的等效性界值后,再代入到相应设计下基于 ABE 的计算公式求算,建议适当增大 S_{WR} 来对样本量进行保守估计。Laszlo Tothfalusi 等学者根据 FDA 和 EMA 关于高变异药物生物等效性研究的法规要求,阐明了样本量估算与个体内变异的复杂关系,同时,该学者团队也提供了在不同检验效能及采用不同试验设计时,高变异药物生物等效性研究所需样本量的估算表。如表 2-5 和表 2-6 分别为当采用三周期部分重复交叉设计时,采用 RSABE 评价方法,FDA 和 EMA 各需要的样本量。

表 2-5　当采用三周期部分重复交叉设计,检验效能为 80% 和 90% 时,
按 FDA 等效评价标准所需样本量

CV	80% POWER GMR	0.85	0.90	0.95	1.00	1.05	1.10	1.15	1.20
	采用三周期部分重复交叉设计,按 FDA 等效评价标准所需样本量								
30%		145	45	24	21	24	39	82	>201
35%		74	37	24	22	25	34	54	109
40%		60	33	24	22	24	31	47	104
45%		59	31	23	22	24	29	43	116
50%		66	30	24	22	23	28	41	133
55%		80	30	24	22	23	28	44	172
60%		88	31	24	23	24	30	50	>201
65%		98	32	25	24	25	31	53	>201
70%		106	35	26	25	26	31	62	>201
75%		136	38	27	26	27	34	70	>201
80%		144	40	29	27	29	37	76	>201

续表

CV	90% POWER GMR	0.85	0.90	0.95	1.00	1.05	1.10	1.15	1.20
30%		>201	65	33	26	32	55	122	>201
35%		106	51	32	28	32	47	77	186
40%		99	45	31	28	31	43	68	>201
45%		128	43	30	28	30	40	69	>201
50%		158	45	31	28	30	40	79	>201
55%		178	50	31	28	31	42	96	>201
60%		199	54	33	30	34	50	112	>201
65%		>201	61	35	32	36	53	125	>201
70%		>201	68	39	34	37	61	141	>201
75%		>201	80	43	37	41	68	161	>201
80%		>201	83	48	41	47	75	176	>201

CV:个体内变异;GMR:几何平均值比值。

表 2-6　当采用三周期部分重复交叉设计时,检验效能为 80% 和 90% 时,
按 EMA 等效评价标准所需样本量

采用三周期部分重复交叉设计,按 EMA 等效评价标准所需样本量									
CV	80% POWER GMR	0.85	0.90	0.95	1.00	1.05	1.10	1.15	1.20
30%		194	53	27	22	26	45	104	>201
35%		127	51	29	25	29	45	84	>201
40%		90	44	29	27	30	42	68	139
45%		77	40	29	27	29	37	57	124
50%		75	40	30	28	30	37	53	133
55%		81	42	32	30	32	40	56	172
60%		88	46	36	33	36	44	63	>201
65%		99	53	40	37	40	50	71	>201
70%		109	58	45	41	45	56	80	>201
75%		136	67	50	46	50	62	89	>201
80%		144	72	54	51	55	68	97	>201

续表

CV	90% POWER GMR	0.85	0.90	0.95	1.00	1.05	1.10	1.15	1.20
30%		>201	74	36	28	36	62	147	>201
35%		181	70	39	32	39	63	117	>201
40%		130	61	38	33	39	57	94	>201
45%		132	55	37	33	38	51	85	>201
50%		158	55	39	34	38	51	84	>201
55%		178	59	41	37	41	53	97	>201
60%		199	64	45	41	46	60	112	>201
65%		>201	72	51	46	51	67	125	>201
70%		>201	82	57	52	57	76	141	>201
75%		>201	93	66	58	64	85	161	>201
80%		>201	100	70	63	71	93	176	>201

CV：个体内变异；GMR：几何平均值比值。

3. 高变异药物生物等效性的评价方法和评价标准

若选择非重复交叉设计或平行组设计，可采用 ABE 方法评价。此时，应以主要药动学参数（AUC 和 C_{max}）几何均值比的 90% 置信区间落在 80.00% ~ 125.00% 的范围内为等效标准；若选择部分重复或完全重复交叉设计，应根据 AUC 和 C_{max} 的个体内标准差 S_{WR} 或个体内变异系数 $CV_W\%$，充分论证采用 RSABE 方法的适用性。

FDA 于 2010 年颁布了《黄体酮胶囊生物等效性试验指导原则》（Draft Guidance on Progesterone），这是 FDA 颁布的第一个针对高变异药物的生物等效性指南，明确了高变异药物的生物等效性研究方法，也详细地描述了采用 RSABE 评价生物等效性的具体步骤：

（1）计算参比制剂的个体内标准差（S_{WR}）

采用部分重复或完全重复交叉设计，可获得受试者两次服用参比制剂后，主要药动学参数的个体内标准差（S_{WR}），S_{WR} 可通过公式 2-1 计算：

$$S_{WR}{}^2 = \frac{\sum_{i=1}^{m} \sum_{j=1}^{ni} (D_{ij} - \overline{D_{i.}})^2}{2(n-m)} \qquad \text{（公式 2-1）}$$

其中，i 为研究中的序列编号（m 在部分重复和完全重复交叉设计中分别为 3 和 2，ni 为第 i 个序列中受试者人数）；j 为序列内受试者编号；D_{ij}（$R_{ij1} - R_{ij2}$）代表参比制剂两次给药后自然对数转化后药动学参数的差值；$\overline{D_{i.}} = \frac{\sum_{j=1}^{ni} D_{ij}}{n_i}$；$n$ 为研究中受试者总人数。不同药动学参数的 S_{WR} 需分别计算。

S_{WR} 与 $CV_W\%$ 存在以下换算关系：

$$CV_W\% = \sqrt{e^{s^2_{WR}} - 1} \qquad \text{（公式 2-2）}$$

若 $S_{WR} \geqslant 0.294$，即个体内变异系数 $CV_W\% \geqslant 30\%$，可采用 RSABE 方法进行等效性评价

（应用于 AUC、C_{max} 两者之中任意一个或全部采用）。若 $S_{WR} < 0.294$，即个体内变异系数 $CV_W\% < 30\%$，则应采用 ABE 方法评价生物等效性。

（2）计算以下算式的单侧 95% 置信区间上限

$$(\overline{Y}_T - \overline{Y}_R)^2 - \theta S_{WR}^2 \qquad\qquad (\text{公式 } 2\text{-}3)$$

运用 Howe 一阶逼近法来确定 $(\overline{Y}_T - \overline{Y}_R)^2 - \theta S_{WR}^2$ 的单侧 95% 置信区间上限。式中 $\overline{Y}_R$ 和 $\overline{Y}_T$ 分别表示在受试制剂和参比制剂的生物等效性研究中分别获得的自然对数转换的 AUC 或 C_{max} 的均值。

$$\theta = \left(\frac{\ln(1.25)}{\sigma_{W0}}\right)^2 \qquad\qquad (\text{公式 } 2\text{-}4)$$

σ_{W0} 为法规限度（regulatory limit，一般取 $\sigma_{W0} = 0.25$）。

（3）等效性判断标准

若 $(\overline{Y}_T - \overline{Y}_R)^2 - \theta S_{WR}^2$ 的单侧 95% 置信区间上限小于等于零，同时，制剂间主要药动学参数的几何均值比（geometric mean ratio，GMR）的点估计值在 80.00%～125.00% 范围内，可判定受试制剂与参比制剂的药动学评价指标（AUC 或 C_{max}）具有生物等效性。只有 AUC 和 C_{max} 均判定等效才可申明该制剂与参比制剂具有生物等效性。

FDA、EMA 和 NMPA 均指出，若怀疑一个药物属于高变异药物，可采用 ABE 方法或采用 RSABE 方法。当采用 RSABE 方法时，药动学参数的几何均值比的点估计值应在 80.00%～125.00% 之间；当 $S_{WR} \geq 0.294$ 时，可根据参比制剂的个体变异值对生物等效性判定标准作适当比例调整。但各国之间有关 RSABE 方法的适用性有所区别：①FDA 和 NMPA 规定可将 RSABE 方法应用于药动学参数 AUC 和 C_{max}，而 EMA 只将 RSABE 方法应用于 C_{max}；②FDA 和 NMPA 规定 RSABE 方法中，$\sigma_{W0} = 0.25$，而 EMA 规定 RSABE 方法中，$\sigma_{W0} = 0.294$；③EMA 采用 RSABE 方法时，生物等效性判定标准最宽只到 69.84%～143.19%，当 $CV_W\%$ 超出 50%，生物等效性判定标准不再放宽，而 FDA 和 NMPA 中没有这一限制。Roger K. Verbeeck 等学者比较了 FDA 和 EMA 有关生物等效限随个体内变异系数变化，如图 2-2 所示。

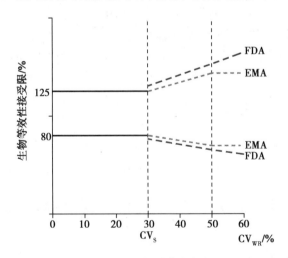

CV_{WR}：参比制剂的个体内变异。

图 2-2 FDA 和 EMA 有关生物等效限随个体内变异系数变化对比图

采用 RSABE 方法前,应基于已有的文献资料、预试验结果等,充分分析参比制剂生物药剂学特征和体内过程,估算主要药动学参数(AUC 和/或 C_{max})的个体内变异系数,充分论证采用 RSABE 方法的适用性。必要时,还需通过补充相关试验加以论证。

通常情况下,只有安全性较好、治疗窗较宽的高变异药物才可采用 RSABE 方法进行不同制剂的生物等效性的评价。由药物的固有属性、机体生理因素等引起的高变异一般无法通过提高制剂和试验质量而消除,由于存在这种特性的参比制剂上市过程中已得到充分暴露并经过临床研究,安全性和有效性得以证明,此时,采用 RSABE 方法进行生物等效性评价是可接受的。

采用 RSABE 方法进行统计分析,应进行严格科学的试验设计,试验通常应在同一中心完成,并应避免试验质量对个体内变异的估计引入偏倚。对于由制剂质量或试验操作不当等原因引起的高变异,不适合采用 RSABE 方法。申办者应确保制剂质量的均一性及可控性,加强研究过程中的试验质量管理,并在研究报告中比较临床研究所获得的个体内变异与文献数据的差异,避免生物等效性判定标准的不当放宽。

对于暴露量-效应曲线不平缓甚至陡峭的药物,如替格瑞洛、达比加群等,即使个体内变异系数大于30%,也不建议采用 RSABE 方法放宽等效性判断标准,以避免某些患者可能由于暴露量增加出现安全性风险。含有高变异药物的复方制剂(例如缬沙坦氨氯地平片)在试验设计时应充分考虑单个药物的生物药剂学和药代动力学特点,根据其中个体内变异较高的药物进行相应样本量估计,各组成药物则应分别选择适宜的统计分析方法进行生物等效性分析。

(四) 各国监管部门有关高变异药物生物等效性的规定

高变异药物生物等效性相关指导原则的变迁历经了漫长时间。FDA 于 2001 年颁布 Guidance for Industry Statistical Approaches to Establishing Bioequivalence(生物等效性评价统计方法指导原则),简单介绍了高变异药物的试验设计和数据分析方法。2003 年颁布的 Guidance for Industry Bioavailability and Bioequivalence Studies for Orally Administered Drug Products-General Considerations(口服药物制剂生物利用度和生物等效性研究的总体考虑),简单提及高变异药物试验设计及优点。2010 年,Guidance for Industry Bioequivalence Recommendations for Specific Products(特定药物的生物等效性指导原则)发布了第一个高变异药物(黄体酮胶囊)的生物等效性试验指导原则,并持续更新特定品种数目。2013 年,Guidance for Industry Bioequivalence Studies with Pharmacokinetic Endpoints for Drugs Submitted under an ANDA(以药动学为终点评价指标的仿制药生物等效性研究指导原则)及 2014 年,Guidance for Industry Bioavailability and Bioequivalence Studies Submitted in NDAs or INDs—General Considerations(新药生物利用度和生物等效性研究的指导原则)重点提及高变异药物的生物等效性研究方法。EMA 于 2000 年颁布 Note for Guidance on the Investigation for Bioavailability and Bioequivalence(生物利用度和生物等效性研究指导原则备注)提及高变异药物,但未明确高变异药物的研究方法。2010 年,Guidance on the Investigation of Bioequivalence(生物等效性研究指导原则)明确了高变异药物定义、试验设计、数据分析和生物等效性判定标准等。2014 年,Compilation of Individual Product-Specific Guidance on the Demonstration of Bioequivalence(特定药品生物等效性指南)对高变异药物的 BE 研究方法进行了具体说明。CFDA 于 2005 年颁布的《化学药物制剂人体生物利用度和生物等效性研究技术指导原则》简单介绍了高变异药物试验设计。2016 年,CFDA 颁布的《以药动学参数为终点评价指标的化学药物仿制药人体生物等效性研究技术指导原则》明确了高变异药物的试验设计。2018 年,NMPA 颁布了《高变异药物生物等效性研究技术指导原则》,对高变异药物的总体设计、统计分析方法、报告总结和特殊考虑进行了详细说明。各国对生物等效性试验中高变异药物研究的要求有所不同。下面将参考国内外法规、指导原则及相关文献,具体介绍国际各监管部门对高变异药物生物等效性研究评价的异同(见表 2-7)。

表 2-7 各监管部门对高变异药物生物等效性指导原则的比较

国家或地区	高变异药物 BE 研究的要求
NMPA	(1)HVD 定义:$CV_W\% \geqslant 30\%$
	(2)可采用部分重复或完全重复设计,参比制剂应至少服用两次。
	(3)$CV_W\% \geqslant 30\%$时,采用 RSABE 方法检验 AUC、C_{max},具体要求如下:
	1)AUC、C_{max} 的几何均值比的点估计值在 80.00%~125.00%之间。
	2)当 $S_{WR} \geqslant 0.294$ 时,可根据参比制剂的个体变异值对生物等效性判定标准作适当比例调整,公式如下:
	$(\bar{Y}_T - \bar{Y}_R)^2 - \theta S_{WR}^2$ 的 95%置信区间上限应小于等于 0
	$\bar{Y}_T$ 和 $\bar{Y}_R$:分别表示在受试制剂和参比制剂的生物等效性研究中分别获得的自然对数转换的 AUC 或 C_{max} 的均值。$\theta = \left[\dfrac{\ln(1.25)}{\sigma_{W0}}\right]^2$,$\sigma_{W0} = 0.25$
FDA	(1)HVD 定义:$CV_W\% \geqslant 30\%$
	(2)可采用部分重复或完全重复设计,参比制剂应至少服用两次。
	(3)$CV_W\% \geqslant 30\%$时,对 AUC、C_{max} 采用 RSABE 方法,具体要求如下:
	1)AUC、C_{max} 的几何均值比的点估计值在 80.00%~125.00%之间。
	2)当 $S_{WR} \geqslant 0.294$ 时,可根据参比制剂的个体变异值对生物等效性判定标准作适当比例调整,公式如下:
	95%置信区间上限$(\mu_T - \mu_R)^2 - \theta_s \sigma_{WR}^2$应小于等于 0。
	μ_T:受试制剂药动学参数经对数转换后的总体均值
	μ_R:参比制剂药动学参数经对数转换后的总体均值
	$\theta_s = \dfrac{(\ln\Delta)^2}{\sigma_{W0}^2}$,$\Delta = 1.25$,$\sigma_{W0} = 0.25$
	即:$-[\ln(1.25)]\dfrac{\sigma_{WR}}{\sigma_{W0}} \leqslant \mu_T - \mu_R \leqslant \dfrac{\ln(1.25)\sigma_{WR}}{\sigma_{W0}}$
EMA	(1)HVD 定义:$CV_W\% > 30\%$
	(2)可采用部分重复或完全重复设计;参比制剂应至少服用两次。
	(3)$CV_W\% > 30\%$时,只对 C_{max} 采用 RSABE 方法,具体要求如下:
	1)C_{max} 的几何均值比的点估计值在 80.00%~125.00%之间
	2)当 $S_{WR} > 0.294$ 时,根据参比制剂的个体变异值对生物等效性判定标准作适当比例调整,公式如下:
	$-\dfrac{0.223}{\sigma_{W0}} \leqslant \dfrac{\mu_T - \mu_R}{S_{WR}} \leqslant \dfrac{0.223}{\sigma_{W0}}$
	$k = \dfrac{0.223}{\sigma_{W0}}$,$\sigma_{W0} = 0.294$
	3)RSABE 生物等效性判定标准最宽只到 69.84%~143.19%,当 $CV_W\%$超出 50%,生物等效性判定标准不再放宽

国家或地区	高变异药物 BE 研究的要求
PMDA	(1)对于治疗窗较宽的药物,可将 C_{max} 的 BE 接受范围在 80.00%～125.00%的基础上放宽。 (2)采用多次给药的稳态研究 (3)采用稳定同位素标记法进行研究

二、窄治疗窗药物

(一) 窄治疗窗药物的定义

窄治疗窗药物(narrow therapeutic window drug,NTDD)又称窄治疗指数(narrow therapeutic indexdrug,NTID)、窄治疗范围(narrow therapeutic range drugs,NTRD)药物、临界剂量药物(critical dosedrug)。我国《以药动学参数为终点评价指标的化学药物仿制药人体生物等效性研究技术指导原则》(2016)中称为窄治疗窗药物,2020 年版《中国药典》中《9011 药物制剂人体生物利用度和生物等效性试验指导原则》则描述为窄治疗指数药物,与美国及欧盟的 BE 指南中使用的术语一致。日本和加拿大则分别采用窄治疗范围药物与临界剂量药物两个术语。为了描述方便,下文中统一描述成窄治疗窗药物。

窄治疗窗药物通常具有以下特点:

(1)低于治疗浓度可能导致严重的治疗失败。

(2)有效药物剂量与毒性剂量(或相关的血药浓度)差别往往很小,即具有"窄治疗比率"。美国 FDA 曾对"窄治疗比率"进行了以下定义:①半数致死量和半数有效量的差值小于 2 倍;②血液中最低中毒浓度和最低有效浓度的差值小于 2 倍;③药品的安全和有效使用需要药物剂量微调和治疗药物监测。

(3)需要以药动学(pharmacokinetic,PK)或药效学(pharmacodynamics,PD)测量指标进行监测以确保用药的安全性和有效性。

(4)具有低到中等程度(即不超过 30%)的个体内变异。

(5)在临床实践中,剂量调整通常使用非常小的增量(低于 20%)。

如卡马西平由于具有以下特点,被 FDA 认为是窄治疗窗药物:①治疗有效浓度与严重毒性相关浓度之间范围很窄;②偏离最佳剂量或浓度会导致治疗失败或严重毒性;③需要进行基于 PK 的治疗药物监测以确保最佳血药浓度范围;④有低到中度的个体内变异性。

目前,对于窄治疗窗药物,全球并没有一个统一的定义。FDA 的生物等效性指导原则中将窄治疗窗药物定义为:药物剂量或血药浓度的微小变化就可能导致严重治疗失败和/或不良反应的药物,即可危及生命或导致严重治疗失败或导致持久的或明显的残疾或失能。加拿大卫生部的定义为:药物剂量或浓度的相对小的变化即可导致剂量与/或浓度相关的持久的、不可逆转的、缓慢可逆的或危及生命的严重治疗失败和/或严重药物不良反应的药品,这些治疗失败和/或严重药品不良反应可能导致患者住院治疗或延长住院时间,持久或明显的残废、失能或死亡。我国及 EMA 均没有针对窄治疗窗药物的分类标准,建议应该根据临床考虑,根据具体情况决定一种活性物质是否为窄治疗窗药物的药物。日本药品与医疗器械管理局(PMDA)也无针对窄治疗窗药物的明确定义,但提供了窄治疗窗药物目录,具体见表 2-8。

(二) 常见窄治疗窗药物

根据窄治疗窗药物的特点,一些抗癫痫药如卡马西平和丙戊酸、抗精神分裂症药物如锂剂、免疫抑制剂如环孢素和他克莫司、治疗心衰及心房颤动药物如地高辛、平喘药茶碱、抗凝剂华法林、抗栓药利伐沙班等均为临床常见的窄治疗窗药物。FDA 曾在 1995 年发布的《速释口服固体制剂的扩大规模和上市后变更指南》中列出窄治疗窗药物目录,并陆续出台了系列窄治疗窗药物的各药 BE 指导原则。日本药品与医疗器械管理局(PMDA)的不同规格口服固体制剂生物等效性研究指南中列出了 37 个窄治疗窗药物。加拿大卫生部(HC)及欧洲药品管理局(EMA)也公布了部分窄治疗窗药物品种。各监管机构公布的常见窄治疗窗药物品种见表 2-8。

表 2-8　各监管机构(FDA/PMDA/HC/EMA)官方已公布的常见窄治疗窗药物

监管机构	窄治疗窗药物
FDA	氨茶碱(aminophylline)、卡马西平(carbamazepine)、克林霉素(clindamycin)、可乐定(clonidine)、二羟丙茶碱(dyphylline)、丙吡胺(disopyramide)、炔雌醇/孕酮(ethinyl estradiol/progestin)、胍乙啶(guanethidine)、甲磺酸异丙肾上腺素(isoprenaline mesylate)、异丙肾上腺素(isoproterenol)、锂(lithium)、间羟异丙肾上腺素(metaproterenol)、米诺地尔(minoxidil)、胆茶碱(oxtriphylline)、苯妥英(phenytoin)、哌唑嗪(prazosin)、扑米酮(primidone)、普鲁卡因胺(procainamide)、奎尼丁(quinidine)、茶碱(theophylline)、丙戊酸(valproic acid)、双丙戊酸钠(divalproex)、华法林(warfarin)、他克莫司(tacrolimus)、左甲状腺素(levothyroxine)、环孢素(cyclosporine)、依维莫司(everolimus)、西罗莫司(sirolimus)、达比加群(dabigatran)、利伐沙班(rivaroxaban)
HC	环孢素(cyclosporine)、地高辛(digoxin)、氟卡尼(flecainide)、锂(lithium)、苯妥英(phenytoin)、西罗莫司(sirolimus)、他克莫司(tacrolimus)、茶碱(theophylline)、华法林(warfarin)
PMDA	阿普林定(aprindine)、卡马西平(carbamazepine)、克林霉素(clindamycin)、氯硝西泮(clonazepam)、可乐定(clonidine)、环孢素(cyclosporine)、洋地黄毒苷(digitoxin)、地高辛(digoxin)、丙吡胺(disopyramide)、炔雌醇(ethinyl estradiol)、乙琥胺(ethosuximide)、胍乙啶(guanethidine)、异丙肾上腺素(isoproterenol)、锂(lithium)、甲氨蝶呤(methotrexate)、苯巴比妥(phenobarbital)、苯妥英(phenytoin)、哌唑嗪(prazosin)、扑米酮(primidone)、普鲁卡因胺(procainamide)、奎尼丁(quinidine)、他克莫司(tacrolimus)、丙戊酸(valproic acid)、华法林(warfarin)、唑尼沙胺(zonisamide)、格列丁唑(glybuzole)、醋酸己脲(acetohexamide)、格列本脲(glibenclamide)、格列齐特(gliclazide)、格列吡脲(glyclopyramide)、妥拉磺脲(tolazamide)、甲苯磺丁脲(tolbutamide)、茶碱(theophylline)、氨茶碱(aminophylline)、胆茶碱(choline theophylline)、二羟丙茶碱(diprophylline)、羟丙茶碱(proxyphylline)
EMA	他克莫司(tacrolimus)、西罗莫司(sirolimus)、依维莫司(everolimus)、咯地尔(buflomedil)、右丙氧芬(dextropropoxyphene)、胺吡啶(fampridine)、氨甲丙二酯(meprobamate)、阿米法普利(amifampridine)

(三) 窄治疗窗药物生物等效性设计的特殊考虑

生物等效性是用于确认有效可用的药品活性成分或活性部分在药品作用部位的吸收速度和程度是否有显著性差异。对于一般药物制剂,如果受试制剂和参比制剂的 AUC 和 $C_{\max}$ 的几何均数比值的 90% 置信区间(CI)落在 80.00%~125.00% 的范围内,通常判定两药品生物等效。80.00%~125.00% 的生物等效性限度的前提是受试制剂和参比制剂之间的 20% 的差异在临床上不显著。评价生物等效性的双单侧检验法同时控制受试制剂和参比制剂之间的平均差异及估计的总体平均数的精度。该精度由生物等效性测量指标的个体内变异(within-subject coefficient of variation,$CV_W\%$)和研究中受试者的数量决定。一种 $CV_W\%$ 大的药品可能需要大的受试者数量以通过等效标准,而一种 $CV_W\%$ 非常低的药品,即使受试制剂和参比制剂的平均响应差异较大,也可能会通过 80.00%~125.00% 的生物等效性标准。由于窄治疗窗药物本身的特点,20% 的差异有可能就具有临床显著性差异,当患者在替换两种平均 C_{max} 或 AUC 值间具有较大差异的药物时,有可能引起大的血药浓度波动,从而导致治疗失败或严重不良反应,因此,常规的生物等效性限度不一定适用于窄治疗窗药物。目前,国际各监管机构对窄治疗窗药物提出了不同的生物等效性评价方法,概括起来主要有两种方法:①直接缩窄平均生物等效性限度方法;②基于参比制剂校正的平均生物等效性方法(reference-scaled average bioequivalence,RSABE)。

1. 直接缩窄平均生物等效性限度方法

考虑到对于窄治疗窗药物,90%CI 在 80.00%~125.00% 的标准可能过于宽松,一些国家监管机构采取直接缩窄生物等效性限度到一个更小的范围。EMA 发布的生物等效性指南中没有针对窄治疗窗药物 BE 试验的设计提出特殊要求,但是建议将窄治疗窗药物 AUC 的生物等效限缩窄为 90.00%~111.11%,对于安全性、疗效、血药浓度监测与 C_{max} 特别重要的品种,要求 C_{max} 也符合 90.00%~111.11% 的生物等效标准。HC 对 NTI 药物 BE 研究的要求为:健康受试者的单剂量,双向交叉或平行研究,AUC 的 90% CI 要求缩小为 90.0%~112.0%,而 C_{max} 的 90%CI 仍为 80.0%~125.0%;这些要求在空腹和进食两种状态下都要达到。一般不要求进行稳态研究,除非额外环境要求。如进行稳态研究,相对参比制剂,受试制剂的稳态 C_{max} 的 90%CI 区间应在 80.0%~125.0%;需长期给药的药物,应研究稳态情况下单剂量间隔的生物利用度。如果是在已服用某药品治疗的患者中开展 BE 研究,则要求研究应在药品体内分布的可预测的变异性来源方面尽可能同质的患者中开展。

2. 基于参比制剂校正的平均生物等效性方法

FDA 根据专家的意见进行了一系列的研究,综合考虑窄治疗窗药物自身变异性和临床应用的风险,建议采用 RSABE 方法进行窄治疗窗药物的 BE 研究,该研究设计不仅可以比较受试制剂和参比制剂的均值,还可以比较它们的 $CV_W\%$。

(1)总体设计方案:采用四周期、双序列、完全重复的交叉设计,每名受试者需要服用受试制剂(T)及参比制剂(R)各两次,以对比受试制剂和参比制剂的个体内变异情况。服药顺序有 TRTR 和 RTRT 两种方式。

(2)样本量:四周期、双序列、完全重复的交叉设计试验与经典双交叉试验样本量的计算方法不同。可通过 PASS 等软件进行计算。$CV_W\%$ 是除 GMR 外样本量计算的另一个重要依据。一般情况下,窄治疗窗药物的个体内变异较低,但个别药物如达比加群酯的个体内变异较高。通常情况下,显著性水平(α)应取 0.05,检验效力(1-β)应取 80% 或 90%,T 与 R 的几何均数比值一般可采用 95% 或 105%,$CV_W\%$ 较大时可采用 90% 或 110%。

(3)等效性标准:RSABE 要求窄治疗窗药物需要同时通过参比制剂标定的生物等效性限度与常规的非标定生物等效性限度,并明确限定受试制剂和参比制剂个体内标准方差比率(σ_{WT}/σ_{WR})的 90% 置信区间上限的要求。

1)均值比较:由于每位受试者服用受试制剂和参比制剂两次,四周期、双序列、完全重复的交叉设计可依据参比制剂的 $CV_W\%$ 改变可接受的生物等效性限度。

当参比制剂的 $CV_W\% \leqslant 10\%$ 时,受试制剂与参比制剂药动学参数(AUC,C_{max})的几何均数比值的 90%CI 不超过 90.00%~111.11%。如果参比制剂的 $CV_W\%$ 大于 10%,则生物等效性限度可宽于 90.00%~111.11%,随着 $CV_W\%$ 的增加,这些限度会扩大,当参比制剂的 $CV_W\%>21\%$,生物等效性限度可达到 80.00%~125.00%。但是,由于临床上所期望的理想状态是这些限度不超过 80.00%~125.00%,因此 80.00%~125.00%也是窄治疗窗药物的所有生物等效性研究必须通过的生物等效性限度(如图 2-3)。

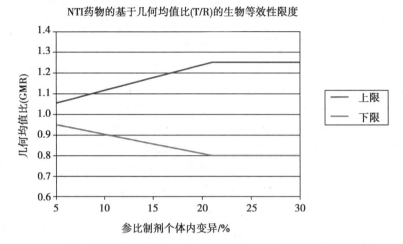

图 2-3 窄治疗窗药物的基于几何均数比率(GMR)的生物等效性限度

2)CV_W%比较:CV_W%对于窄治疗窗药物尤为重要,因为其血药浓度的变化可能会导致严重的后果。如果一项窄治疗窗药物的 BE 研究中,受试制剂的 CV_W%远高于参比制剂的 CV_W%,则血药浓度的较大变化导致治疗失败和/或不良反应的可能性更高。因此,需要评价受试制剂/参比制剂的个体内标准差比值(σ_{WT}/σ_{WR})。如果受试制剂与参比制剂药动学参数(AUC,C_{max})的个体内标准差比值的 90%CI 的上限小于或等于 2.5,即统计学检验是基于 90%CI 的上限的,就认为 CV_W%等效。

(四)国际各监管部门有关窄治疗窗药物生物等效性试验的规定

美国 FDA 于 1995 年 11 月首次发布了 25 个窄治疗指数药物的目录。2010 年 6 月开始,陆续公布包括窄治疗窗药物在内的《特定药物的生物等效性指导原则》并持续更新药物的品种和内容。FDA 建议采用 RSABE 方法进行窄治疗窗药物的 BE 研究。EMA 和 HC 对窄治疗窗药物要求的基本思路是采用直接缩窄 BE 等效限的方法,其他国家如新西兰、澳大利亚的药品监督管理机构直接采用 EMA 的生物等效性指南的方式进行仿制药 BE 研究的管理,东南亚国家如新加坡、马来西亚、泰国等国家的药监局也是采用了 EMA 相同的标准来推荐 NTI 药物的仿制药 BE 研究。

我国 NMPA 目前尚未针对窄治疗窗药物制定特定的指导原则,2020 年版《中国药典》中《9011 药物制剂人体生物利用度和生物等效性试验指导原则》指出:在药品治疗范围窄的特殊情况下,接受范围可能需要缩小。AUC 的可接受区间应该被缩窄为 90.00%~111.11%。在 C_{max} 对安全性、药效或药物浓度监测特别重要的情况,该参数也应适用 90.00%~111.11%的接受限。《以药动学参数为终点评价指标的化学药物仿制药人体生物等效性研究技术指导原则》(2016)中提到,对于窄治疗窗药物,应根据药物的特性适当缩小 90%置信区间范围。但未推荐 NTI 药物的生物等效性研究的试验设计方法。

总的来说,窄治疗窗药物的 BE 研究越来越引起人们的关注。目前,美国、欧盟、加拿大、日本等都逐步制定了有关窄治疗窗药物人体 BE 试验相关要求,但生物等效性评价标准具有一定的差异(具体见表 2-9)。我国尚无针对窄治疗窗药物的特定指导原则,也未公布窄治疗窗药物目录。FDA 综合考虑药物自身变异性和临床用药风险控制的窄治疗窗药物 BE 的研究方法,对我国的窄治疗窗药物 BE 研究优化有很好的借鉴意义。我国针对窄治疗窗药物的 BE 评价还需更加深入细致地研究和探讨,并尽早制定出相应的指南和标准。

表 2-9　HC/EMA/PMDA/FDA 窄治疗窗药物生物等效性研究设计及等效标准

监管机构	生物等效性研究设计	生物等效性标准
HC	健康受试者中的单剂量、双向交叉或平行研究	受试药品和参照药品的 AUC 和 C_{max} 相对均值的 90% 置信区间应分别落在 90.0% ~ 112.0% 和 80.0% ~ 125.0% 内
EMA	健康受试者中的单剂量、双向交叉或平行研究	AUC 的 90% 置信区间应收窄至 90.00% ~ 111.11%。在 C_{max} 对于药品安全性、有效性或血药浓度监测尤为重要的情况下,对于 C_{max} 适用的接受区间应为 90.00% ~ 111.11%
PMDA	健康受试者中的单剂量、双向交叉或平行研究	受试药品和参照药品的 AUC 和 C_{max} 的相对均值的 90% 置信区间应落在 80.0% ~ 125.0% 内
FDA	健康受试者中的单剂量、全重复、四向交叉研究	受试药品和参照药品的 AUC 和 C_{max} 的相对均值的 90% 置信区间必须通过参照药品标度的限度和未标度的平均生物等效性限度的 80.00% ~ 125.0%。此外,受试药品和参照药品个体内标准方差比率(σ_{WT}/σ_{WR})的 90% 置信区间的上限小于或等于 2.5

三、内源性药物

(一) 内源性药物的定义

内源性药物即体内天然存在的物质,包括维生素、激素、蛋白质及电解质类等。我国《以药动学参数为终点评价指标的化学药物仿制药人体生物等效性研究技术指导原则》(2016)中指出内源性化合物是指体内产生或饮食中含有的化合物,该指导原则中的内源性化合物即本节所述内源性药物。

(二) 常见的内源性药物

我国目前并没有制订内源性药物的相关目录,2010 年,美国 FDA 公布《特定药物的生物等效性指导原则》(Guidance for industry bioequivalence recommendation for specific products),并持续在网站上更新了系列内源性药物的品种,主要的具体品种见表 2-10。除了表中公布的品种外,其他一些体内可产生或饮食中可含有的药物,如辅酶 Q_{10} 软胶囊、生长激素注射剂、硫酸氨基葡萄糖胶囊、卵磷脂胶囊、络合碘片等也为常见的内源性药物。

表 2-10　FDA《特定药物的生物等效性指导原则》中的内源性药物

药品名称	剂型	进行 BE 试验的剂量	生物等效性评价依据
骨化三醇	胶囊剂	0.5μg	血浆中骨化三醇
度骨化醇	胶囊剂	25mg×4(10mg 剂量)	血浆中度骨化醇。如果血浆中度骨化醇水平太低,无法进行可靠的分析测量,那么应采用置信区间的方法处理代谢物 1,25-$(OH)_2D_2$ 的数据
阿仑膦酸钠/维生素 D_3	片剂	70 mg/5 600IU	血浆中的阿仑膦酸钠和维生素 D_3

续表

药品名称	剂型	进行 BE 试验的剂量	生物等效性评价依据
麦角钙化醇	胶囊	1.25mg (50 000IU)	体外或体内。体外:胶囊破坏定量试验;体内:血浆中的麦角钙化醇
亚叶酸钙	片剂	25mg	血浆中亚叶酸及其代谢物 5-甲基四氢叶酸。如果无法准确地测量亚叶酸的浓度,可用置信区间的方法来分析从试验中所得的代谢物数据。
左甲状腺素钠	片剂	0.3mg(R 和 T 给药的药物剂量应该为 0.6mg,以保证足够的测量分析物)	基线校正后的左甲状腺素 PK 终点
碘塞罗宁钠	片剂	100μg(50μg×2)	基线校正后血浆中的(游离+结合)总碘塞罗宁的 PK 终点
维生素 K_1	片剂/注射剂	片剂 5mg。 注射剂 10mg/ml、1mg/0.5ml	维生素 K_1[反式异构体(反式结构)] 应提供顺式异构体(顺式构型)的个体及平均浓度、个体及平均药动学参数、AUC 和 C_{max} 的几何平均值以及二者的几何平均值之比用于进一步支持临床疗效的可比性
左卡尼汀	片剂	330mg	血浆中左卡尼汀的 PK 终点
熊去氧胆酸	胶囊/片剂	胶囊 300mg×2(剂量 600mg);片剂 500mg	基线校正和未校正的未结合的熊去氧胆酸和所有的熊去氧胆酸(未结合的附加甘氨酸和结合的牛磺酸)
胆酸	胶囊剂	250mg	基线校正后的未结合型胆酸,总胆酸(未结合型胆酸、甘胆酸、牛磺胆酸)
ω-3 脂肪酸乙酯	胶囊	1g 胶囊至少含有 900mg ω-3 脂肪酸乙酯(剂量:1×4g 胶囊)	体外或体内。 体外:胶囊破坏定量试验 体内 (1)空腹:经基线校正的 EPA 总脂质及 DHA 总脂质。需提供基线校正的 EPA 和 DHA 游离脂肪酸数据和采用参比制剂校正的平均生物等效性方法得到的统计分析结果作为支持证据。 (2)餐后:EPA 乙酯与 DHA 乙酯。需提交基线校正的 EPA 和 DHA 总脂质和基线校正的 EPA 和 DHA 游离脂肪酸数据,以及采用参比制剂校正的生物等效性方法得到的统计分析结果作为支持证据.
ω-3 脂肪酸乙酯 A 类型	胶囊	1.2g 胶囊至少含有 900mg ω-3 脂肪酸乙酯(剂量:1.2g×4 胶囊)	体外:胶囊破坏定量试验。体内:经基线校正的 EPA 总脂质和 DHA 总脂质
二十碳五烯酸乙酯	胶囊	含 1g 二十碳五烯酸乙酯	基线校正后的总 EPA 脂类
ω-3 羧酸	胶囊	1g 含有至少 850mg 多不饱和脂肪酸(剂量:1g×4 胶囊)	体外与体内两种方式。体外:胶囊破坏定量试验。体内:基线校正后的总 EPA 脂类与总 DHA 脂类

药品名称	剂型	进行 BE 试验的剂量	生物等效性评价依据
大豆油	注射剂	10%、20%	体外与体内两种方式。体外:粒径分布。体内:血浆中甘油三酯
橄榄油、大豆油	注射剂	橄榄油 16%;大豆油 4%	体外与体内两种方式。体外:粒径分布。体内:血浆中甘油三酯
枸橼酸钾	缓释片	15mEq×4 片（剂量 60mEq）	尿液中钾和柠檬酸
氯化钾	缓释胶囊/缓释片	缓释胶囊 10mEq×8（剂量 80mEq）;缓释片 20mEq×4（80mEq dose)或 10mEq×8(80mEq dose）	基线校正后尿中钾的 PK 终点
无水磷酸氢二钠和磷酸二氢钠一水合物	片剂	1.5g×20(剂量 30g)	体外与体内两种方式。体外:溶出度对比试验(测试制剂与参比药物在处方中的非活性成分的组成和比例均保持一致)。体内:血浆中的无机磷酸盐
羟基麦芽糖铁	注射剂	750mg/15ml	体外与体内两种方式。体外:粒径分布。体内:总铁
纳米氧化铁	注射剂	510mg 铁/17ml（剂量 510mg）	体外与体内两种方式。体外:粒径分布。体内:血浆或血清中纳米氧化铁相关的铁
右旋糖酐铁	注射剂	100mg/瓶（相当于 50mg/ml 的铁）	总铁与铁蛋白结合铁在测量的所有时间点上的浓度差值的最大值,总铁和转铁蛋白结合铁之间的 AUC 差异
蔗糖铁	注射剂	100mg/5ml(剂量 100mg)	体外与体内两种方式。体外:粒度分布。体内:各采血时间点总铁与转铁蛋白结合铁之间浓度差的最大值、总铁与转铁蛋白结合铁之间 AUC 的差异
复合葡萄糖酸钠铁	注射剂	12.5mg/ml	体外与体内两种方式。体外:粒度分布。体内:总铁与铁蛋白结合铁在测量的所有时间点上的浓度差值的最大值、总铁和转铁蛋白结合铁之间的 AUC 差异
维 A 酸	片剂/凝胶	片剂 10mg;凝胶 0.05%	片剂:血浆中维 A 酸;凝胶剂:临床终点
异维 A 酸	胶囊	40mg/10mg	基线校正的异维 A 酸
雌二醇	片剂、乳膏、缓释贴剂	片剂 2mg;乳膏 0.01%;缓释贴剂（强度）0.1mg/24h	片剂、缓释贴剂:血浆中基线校正的雌二醇(总)。应提供雌二醇(非结合型)和雌酮(非结合型)的个体及平均浓度、个体及平均药动学参数、AUC 和 C_{max} 的几何平均值以及二者的几何平均值之比用于进一步支持临床疗效的可比性。乳膏剂:PK 及临床终点
共轭雌激素	片剂	1.25mg/0.625mg×2/0.9mg×2	72h 内血样品中基线校正的非结合型雌酮,基线校正的总雌酮,非结合型马烯雌酮和总马烯雌酮

续表

药品名称	剂型	进行 BE 试验的剂量	生物等效性评价依据
合成共轭雌激素 A	片剂	1.25mg	基线调整后的血浆中未结合的雌酮、总雌酮、未结合的马烯雌酮和总马烯雌酮
地诺孕素/戊酸雌二醇	片剂	复合片:3mg/2mg(地诺孕素/戊酸雌二醇)单片:3mg(戊酸雌二醇片)	血浆中地诺孕素和基线校正后的总雌酮
屈螺酮/雌二醇	片剂	0.5mg/1mg	血浆中屈螺酮和基线校正的总雌酮
屈螺酮/炔雌醇/L-5-甲基四氢叶酸钙	片剂	复合片:3mg/0.02mg/0.451mg(屈螺酮/炔雌醇/叶酸钙);单片:0.451mg(L-5-甲基四氢叶酸钙)	血浆中的屈螺酮、炔雌醇,基线校正后的血浆/血清中的 L-5-甲基四氢叶酸钙
炔雌醇/醋酸炔诺酮	片剂	1.0mg/0.5mg	血浆中炔诺酮和基线校正的总雌酮,需提供非结合型雌二醇和非结合型雌酮也具有类似治疗效果的支持性实验数据。除此之外,还需提供非结合型雌二醇和非结合型雌酮的如下数据:个体及平均浓度,个体及平均药动学参数,AUC 和 C_{max} 的几何平均值、以及二者的几何平均值之比
酯化雌激素	片剂	2.5mg	基线校正的非结合型雌酮,基线校正的总雌酮,非结合型马烯雌酮和总马烯雌酮
孕酮	胶囊	200mg	血浆中孕酮
睾酮	缓释口贴片/透皮凝胶	缓释口贴片 30mg;透皮凝胶 1%(100mg 睾酮)	基线校正后血浆中的睾酮
二盐酸沙丙蝶呤	片剂	100mg(剂量 10mg/kg)	沙丙蝶呤(四氢生物蝶呤,BH4)
尿苷三乙酸酯	颗粒	6g	尿苷

(三)内源性药物生物等效性试验设计的特殊考虑

内源性药物 BE 的评价存在着很多需要特殊考虑的问题。如何将内源性药物与体内自然生成或其他来源(如饮食)的同类物质区分开,如何排除干扰取得真正不含待测物的基质,从而精准定量分析该类药物,是该类药物 BE 设计中最难之处。加上机体的自身稳定机制,使内源性物质通常稳定在一个相对狭窄的范围(或有一定的周期性波动),所以直接测定生物基质中该物质的浓度通常不能有效地反映内源性物质药物的吸收情况。这些问题决定了内源性物质药物的生物等效性试验设计不同于其他药物,具有其特殊性,需要从总体设计方案、受试者的选择、给药方式、内源性物质的基线校正及处理方式等方面进行综合考虑。

1. 总体设计方案

内源性药物等效性试验设计大部分为单次给药、双向交叉体内试验设计或者单次给药、部分或完全重复交叉设计体内试验,对于蔗糖铁注射剂、右旋糖酐铁注射剂等补铁类药物,由于考虑到药物对基线铁蛋白水平的影响在推荐的剂量水平可能会持续很久,除非能够证实铁储存和转运已经回到基线,即转铁蛋白结合铁、总铁结合力和血清铁蛋白回到基线,一般需采用单次给药、随机、平行体内研究。根据美国 FDA 特定药物生物等效性指导的建议,共轭雌激素片在空腹条件下可考虑进行重复设计试验代替双向交叉试验;内源性药物中一些高变异性的品种如孕酮胶囊,可采用部分重复的交叉试验设计(3周期)或完全重复的交叉试验设计(4周期);内源性药物中的窄治疗窗品种,如左甲状腺素片,要求采用4周期完全重复的交叉试验设计;对于 ω-3 羧酸胶囊、ω-3 脂肪酸乙酯胶囊、二十碳五烯酸乙酯胶囊、麦角钙化醇等,FDA 建议除可选择空腹和餐后体内试验外,也可选择体外实验选项,即胶囊破坏定量试验(QCRT),进行 BE 的评价;对于大豆油、橄榄油、蔗糖铁等,FDA 建议也可以选择粒径分布试验;还有一些特殊剂型,如维 A 酸的凝胶剂,则需要采用临床终点来进行 BE 的评价。

2. 受试者人群的选择

根据内源性药物的特性,大部分内源性药物的受试者人群也有特殊的要求。如雌二醇片、合成共轭雌激素 A 片、酯化雌激素片等雌激素类药物,经常用于治疗更年期综合征,所以选择雌激素基线水平很稳定的健康生理或术后绝经女性作为受试者;雌二醇乳膏要求的受试者为绝经后健康妇女,同时合并有外阴和阴道萎缩的症状且没有雌激素治疗的禁忌证;对于有致畸性的药物如异维 A 酸胶囊,要求的受试者为健康男性;同样具有致畸性的维 A 酸胶囊,虽然要求受试者中有部分女性,但明确指出应为绝经女性。

除了健康人群,一些特殊的内源性药物要求采用符合一定条件的患者作为受试者。如睾酮缓释口贴片的受试者为睾酮缺乏(入组标准睾酮水平应小于 2.5ng/ml)的男性,羟基麦芽糖铁注射液的受试者为单纯口服补充不充分或不合适的成人缺铁性贫血患者,和/或非透析依赖性慢性肾病患者,右旋糖酐铁注射剂需选用男性或女性缺铁性贫血患者。

3. 给药方案

设计内源性药物的生物等效性试验时,给药剂量应充分考虑药物的本底水平、检测能力、变异水平等。以耐受性良好为前提,可以考虑单次给药超过临床治疗剂量。如左甲状腺素钠的本底水平高,而且低剂量给药时,变异比高剂量给药时要大,因此 FDA 指导原则指出单剂量的生物等效性评价时,为避免本底干扰以及高变异,给药剂量建议为 $600\mu g$。

4. 内源性物质的基线校正及处理

对于内源性药物,由于体内存在一个基底值,进行生物等效性时,应首先进行基线校正,以纠正本底水平引起的偏差。在内源性药物的 BE 研究中,如果机体可以耐受,可以考虑采用超治疗剂量的给药剂量,只要该剂量能被很好耐受,使给药后增加的超过基线的浓度能被可靠测定。内源性药物的 PK 需要采用基线校正后的 PK 参数来进行计算。如果给药后内源性物质的浓度大幅度增加,即药物的浓度水平远远高于基底值,可以不需要基线校正。我国《以药动学参数为终点评价指标的化学药物仿制药人体生物等效性研究技术指导原则》(2016)中指出,应估算内源性化合物在血样中的基线值,再从给药后测得的总血药浓度中减去这一基线值,依此估算自药物释放的药量。

(1)直接消除或者抑制内源性物质的分泌:这种方法可以直接降低基线水平对外源

性药物的影响。例如重组人生长激素制剂的生物等效性研究中,皮下注射药物前 2h 开始持续输入生长抑素,以抑制内源性激素的分泌,输液速率为 $120\mu g/h$,并持续到给药后 24h。通过抑制人体生长激素的分泌,可以使结果更真实地反映试验药物的药动学特征。

(2)血药浓度基线校正:对于由机体产生的内源性化合物,我国与 FDA 均建议给药前根据药动学特征多点测定基线值,从给药后的血药浓度中减去相应的基线值。一般来讲,采样方案应该能够对每个受试者在每个周期表征内源性基线,通常从 2~3 个给药前样品中测得基线。在其他情况下,可能需要给药前 1~2d 周期性采样,以获得时辰节律造成的内源性基线波动。

血药浓度基线校正的一般的方法为,在给药前测定该物质的初始浓度,计算平均值,给药后再测定该物质的浓度,计算两者之差,即为药物产生的净浓度,以校正后的药动学参数为基础,来进行 BE 的计算。对于具有昼夜节律特点的内源性药物,如一些激素类药物,可以采用点对点的校正,即在与给药后相同的采血时间点上,对服药前药物的基线水平予以测定,以给药前后相应时间点的浓度差作为药物产生的净浓度。需要注意的是,有些内源性化合物如骨化三醇、熊去氧胆酸、胆酸等的基线值可能是周期特异性的,此时建议每个试验周期均采集基线值。

不同的药物,血药浓度基线校正的方法也有所不同。如熊去氧胆酸需要测定给药前 0h、6h、12h、18h、24h、30h、36h、42h、48h 的基线水平,左甲状腺素片仅需要测定给药前 0.5h、0.25h、0h 的基线水平。FDA《特定药物的生物等效性指导原则》中部分内源性药物的血药浓度基线校正方法见表 2-11。

表 2-11 FDA 部分内源性药物血药浓度基线校正方法

药品名称	剂型	血药浓度基线校正方法
骨化三醇	胶囊剂	给药前 0h、6h、12h、18h 采集血样,检测骨化三醇基线。确定骨化三醇平均基线浓度,并将其从药动学采样日测定的血药浓度中扣除。每个给药周期都应确定基线浓度,且该浓度应具有周期特异性。如果基线修正后的血浆浓度呈负值,需要在计算基线修正 AUC 前将该值设为 0
度骨化醇	胶囊剂	在所有的药动计算中,均应将给药-24h、-8h 和 0h 的基线值减去,如果采用 0h 进行基线修正后的血浆浓度呈负值,将该值设为 0
阿仑膦酸钠/维生素 D_3	片剂	每位受试者的每个治疗期,都应校正给药维生素 D_3 后血浆浓度。血浆中维生素 D_3 浓度由给药前 24h 和 0h(包括)收集的 4 个(至少)样本的平均值确定
麦角钙化醇	胶囊	在所有的药动计算中,均应将剂量-24h、-16h、-8h 和 0h 的基线值减去。如果采用 0h 进行基线修正后的血浆浓度呈负值,将该值设为 0
亚叶酸钙	片剂	减去给药前基线水平的平均值(至少 3 个给药前亚叶酸浓度,如给药前 0h、0.5h、1.0h)
左甲状腺素钠	片剂	测量给药后左甲状腺素时,在每个时期都应该以空白校正。空白值的获得应该取在给药前取 3 次平均得到(例如:在给药前的 0.5h、0.25h、0h)
碘塞罗宁钠	片剂	在 3 个给药前时间点(-30min、-15min、0min)测定碘塞罗宁的基线水平。测得的给药后浓度需减去 3 个给药前样品浓度的平均值

续表

药品名称	剂型	血药浓度基线校正方法
维生素 K$_1$	片剂/注射剂	测量维生素 K$_1$ 在给药前 $-48h$、$-42h$、$-36h$、$-30h$、$-24h$、$-18h$、$-12h$、$-6h$ 和 0h 的基线水平。若基线稳定,则采用 24h 进行基线校正而不是 48h。采用给药后浓度减去给药前浓度的平均值的基线校正方法。每个剂量周期应确定基线浓度,且基线校正应是特定周期。若修正后的血浆浓度呈负值,在计算基线校正的 AUC 之前将该值设为 0
左卡尼汀	片剂	采用给药后浓度减去左卡尼汀给药前浓度的平均值的基线校正方法。基线浓度应由各给药周期确定,且基线校正应在特定周期。若校正后的血浆浓度呈负值,在计算基线校正的 AUC 之前将该值设为 0
熊去氧胆酸	胶囊/片剂	对于空腹状态和进食状态的实验,测定给药前 48h、42h、36h、30h、24h、18h、12h、6h 和 0h 的熊去氧胆酸基线水平。对于进食状态的实验,在给药前的 48h、24h 和 0h 取样点的 30min 前给予标准早餐。如果基线稳定,可以选取 24h 的数据进行基线校正而不必选择 48h 的数据。受试者应该在给药后定期给予标准餐。给药前熊去氧胆酸的平均水平应该被用于给药后基线的调整。基线在每个给药周期都应该测定并且进行基线的校正。如果进行校正后,出现负的浓度,应该优先设定为 0 以计算校正基线的 AUC
胆酸	胶囊剂	在所有的药动计算中,均应将给药 $-48h$、$-42h$、$-36h$、$-30h$、$-24h$、$-18h$、$-12h$、$-6h$ 和 0h 的基线值减去,以消除内源性的问题。如果采用 0h 进行基线修正后的血浆浓度呈负值,将该值设为 0。对于餐后试验,需在 $-48h$、$-24h$ 和 0h 样本采集时间点前 30min 给受试者服用标准早餐。如果基线稳定,可以测量 24h 的基线水平,而不是 48h。基线浓度应由各给药周期确定,且应有特定周期
ω-3 脂肪酸乙酯 A 类型	胶囊	根据给药前 24~0h(含)内采集的 3 个或 3 个以上(>3)样品的平均值计算基线测定结果
二十碳五烯酸乙酯	胶囊	建议根据给药前 24~0h(含)内采集的 3 个或 3 个以上(>3)样品的平均值计算基线测定结果
ω-3 羧酸	胶囊	应根据给药前 24~0h(含)内采集的 3 个或 3 个以上(>3)样品的平均值计算基线测定结果
枸橼酸钾	缓释片	将钾离子和柠檬酸的基线排泄量(在基线研究中获得)从药物日获得量中减去,以得到给药后的药物净水平。所使用的基线数据应该是在两个基线日获得特定受试者和特定周期的读数的平均值。如果在特定时间间隔内排泄的排泄率或排泄量是负值,建议是将该值设为 0
无水磷酸氢二钠和磷酸二氢钠一水合物	片剂	基线浓度应由各给药周期确定,且基线校正应在特定周期。若校正后的血浆浓度呈负值,在计算基线校正的 AUC 之前将该值设为 0
异维 A 酸	胶囊	血浆中异维 A 酸的浓度应该用基线内源性水平校正,即减去给药前基线水平的平均值(至少 3 个给药前异维 A 酸浓度,如给药前 10h、2h、0h)。如果基线校正后的血浆浓度值结果为负,应在计算基线校正的 AUC 之前将该值设置为 0。任何超过 5% 的 C_{max} 的受试者数据都应该被排除在统计分析之外,使用剩余受试者数据计算 90% 的置信区间。异维 A 酸分析方法应该有一个更低的定量限,不超过 1.00ng/ml。请使用未校正数据和已校正数据进行数据分析

续表

药品名称	剂型	血药浓度基线校正方法
共轭雌激素	片剂	测定给药前48h、24h、0h的非结合型雌酮和总雌酮水平,采用给药后浓度减去非结合型雌酮和总雌酮给药前浓度的平均值的基线校正方法
合成共轭雌激素A	片剂	测量-48h、-24h和0h结合的雌酮和总雌酮基线水平。给药前未结合的雌酮和总雌酮水平的平均值应用于给药后基线水平的校正。如果基线校正后的血浆浓度值结果为负,应按0计算
炔雌醇/醋酸炔诺酮	片剂	在给药前1h、0.5h和0h,测量血浆中非结合型雌二醇、非结合型雌酮、总雌酮的基线水平。采用给药后浓度减去非结合型雌二醇、非结合型雌酮、总雌酮给药前浓度的平均值的基线校正方法。对于每位受试者,基线浓度应由各给药周期确定,且基线校正应在特定周期。若校正后的血浆浓度呈负值,在计算基线校正的AUC之前将该值设为0
酯化雌激素	片剂	测定给药前48h、24h、0h的非结合型雌酮和总雌酮水平,采用给药后浓度减去非结合型雌酮和总雌酮给药前浓度的平均值的基线校正方法
二盐酸沙丙蝶呤	片剂	测定给药前0.5h和0h的沙丙蝶呤水平,采用给药后浓度减去给药前浓度的平均值的基线校正方法。修正后的血浆浓度呈负值,将该值设为0

（3）AUC基线校正：当内源性物质基线变化本身较大,或者外源性类似物的给药在一定程度上影响了内源性物质的产生水平,导致服药后基线降低时,有可能出现过度校正的情况,即出现负值。当出现负值时,一般的处理方式是将负值设为0。欧盟生物等效性指导原则指出,基线校正还可以用每一个给药后的AUC分别减去与之对应的基础水平的AUC,采用基线校正的AUC进行生物利用度计算,可以减少因血药浓度的基线过度校正产生负值所带来的较大误差。FDA也认为一些内源性药物如骨化三醇、炔雌醇/醋酸炔诺酮、维生素K_1等药,如果基线修正后的血浆浓度呈负值,可采用AUC基线修正的方式。

需要注意的是,不管采用哪一种基线校正的方法,根据我国《9011药物制剂人体生物利用度和生物等效性试验指导原则》(《中国药典》2020年版),应该在试验计划中预先规定用于基线校正的确切方法并说明理由。

5. 饮食和环境条件的控制

内源性化合物可在一定环境条件下体内自然生成,也可存在于日常饮食中。因此,在内源性特质的BE的研究过程中,应尽量消除饮食及环境条件对内源性物质基线水平的影响,在研究前和研究过程中严格控制摄入量及必要的环境条件,在试验前和药动学采样日所提供的食物中受试内源性化合物的浓度应保持一致。如FDA指导原则规定的氯化钾的BE试验中的标准化饮食,含钾为50~60mEq、含钠为160~180mEq、热量为2 500~3 500kcal,同时建议液体的摄入量应保持在3 000~5 000ml/d,同时还要求受试者应待在温度控制的室内环境中,限制体力活动以避免出汗过多和因此导致的钾流失,用药后,受试者应保持直立(直立,站立或缓慢行走)至少3h。ω-3羧酸胶囊和ω-3脂肪酸乙酯胶囊则要求给药前至少48h至给药后36h内对受试者进行限制EPA和DHA含量的饮食控制,麦角钙化醇胶囊的BE试验中,要求受试者应避免所有活性维生素D化合物和维生素D补充剂食品,此外,受试者应在研究期间/洗脱期至少10天内避免长时间直射阳光。

6. 检测物质

一般推荐仅测定原型药物,因为原型药物的药时曲线比代谢产物能更灵敏地反映制剂间的差异。对于从原型药物直接代谢产生的主要代谢产物,如果同时满足以下两点,则应同时予以测定:①代谢产物主要产生于进入体循环以前,如源自首关效应或肠道内代谢等;②代谢产物显著影响药物的安全性和有效性。以上原则适用于包括前体药物在内的所有药物。建议以原型药物评价生物等效性,代谢产物的相关数据用于进一步支持临床疗效的可比性。如果原型药物浓度过低,不足以获得生物样品中足够长时间的药物浓度信息,则可用代谢产物的相关数据评价生物等效性。美国 FDA《特定药物的生物等效性指导原则》中对于内源性药物的检测物均有明确的要求,如度骨化醇胶囊要求测定血浆中度骨化醇(1α-(OH)-D$_2$)及其代谢物 1α,25-(OH)$_2$-D$_2$,维生素 K$_1$ 片要求测定血浆中维生素 K$_1$ 的 E 异构体(反式构型)和 Z 异构体(顺式构型),二十碳五烯酸乙酯胶囊需测定血浆中的 EPA 总脂质、基线校正的血浆中的 EPA 总脂质、血浆中的游离(未酯化)EPA 脂质、经基线校正的血浆中游离(未酯化)EPA 脂质。有些品种对检测指标还有具体要求,如异维 A 酸胶囊要求试验的最低检测限不低于 1.00ng/ml;枸橼酸钾缓释片还需检测受试者个体尿液 pH 并计算尿液 pH 的平均值。

(四)国际各监管部门有关内源性药物生物等效性的规定

内源性药物的生物等效性研究非常复杂。FDA 针对内源性药物制定了系列个药指导原则,对设计方案、测定物、等效性评价等做出了具体要求。EMA 制定的生物等效性指导原则中仅进行了总体的要求,具体包括:①对于内源性药物,需要控制可能影响到内源性物质基线水平的因素(如饮食等);②在每周期给药前获得可表明内源性物质基线水平的样本;③应采用基线校正的方法对 PK 参数进行校正;④如果药物可以耐受,可考虑超治疗量剂量,以便能准确获得因给药而产生的浓度;⑤一般采用血药浓度基线校正和 AUC 基线校正。如果给药后内源性物质的浓度大幅度增加,即药物的浓度水平远远高于基底值,可以不需要基线校正;⑥确保洗脱期足够。

我国目前没有出台专门针对内源性药物的 BE 指导原则,《以药动学参数为终点评价指标的化学药物仿制药人体生物等效性研究技术指导原则》(2016)仅对内源性物质药物的 BE 进行了常规要求,包括:①建议先估算内源性化合物在血样中的基线值,再从给药后测得的总血药浓度中减去这一基线值,依此估算自药物释放的药量。②根据内源性化合物来源不同确定具体生物等效性的方法。若内源性化合物由机体产生,建议给药前根据药动学特征多点测定基线值,从给药后的血药浓度中减去相应的基线值。若内源性化合物来源于食物,建议试验前及试验过程中严格控制该化合物自饮食摄入。③有些内源性化合物的基线值可能是周期特异性的,此时建议每个试验周期均采集基线值。④若经过基线校正后血药浓度出现负值,则以零计。校正前和校正后的数据应分别进行药动学参数计算和统计分析,采用校正后的数据进行生物等效性评价。此外,对于 FDA 已经公布了指导原则的内源性品种,目前国内一般参照 FDA 指导原则的相关要求。

四、经口吸入制剂

(一)经口吸入制剂的定义

经口吸入制剂(orally inhaled drug product,OIDP),指通过吸入途径将药物递送至呼吸道和/或肺部以发挥局部或全身作用的制剂,主要用于呼吸系统疾以及其他疾病的治疗。本章节仅讨论哮喘、慢性阻塞性肺疾病(chronic obstructive pulmonary diseases,COPD)等呼吸系统疾病用经口吸入制剂。

(二) 常见的经口吸入制剂

经口吸入制剂主要包括供雾化器用液体制剂(吸入溶液剂、吸入混悬剂)、吸入气雾剂和吸入粉雾剂等。表 2-12 列举了常见经口吸入制剂的分类及其品种。

表 2-12　常见经口吸入制剂的分类及其品种

类别	举例
β₂ 受体激动剂	沙丁胺醇、左旋沙丁胺醇、沙美特罗、福莫特罗、维兰特罗、茚达特罗、奥达特罗
抗胆碱支气管扩张剂	异丙托溴铵、噻托溴铵、格隆溴铵、阿地溴铵、乌美溴铵
吸入性糖皮质激素	布地奈德、倍氯米松、氟替卡松、莫米松
二联或三联复方	沙美特罗替卡松、氟替卡松维兰特罗、茚达特罗格隆溴铵、噻托溴铵奥达特罗、乌美溴铵维兰特罗、倍氯米松福莫特罗、氟替美维
其他	氨溴索、乙酰半胱氨酸、伊洛前列素

(三) 经口吸入制剂生物等效性试验设计的特殊考虑

与全身作用的口服药品相比,经口吸入制剂首先被递送到作用部位(肺),而后进入体循环,同时部分药物可能通过口、咽、胃肠道等进入体循环。由于此类制剂发挥药效不依赖于体循环将药物递送至作用部位(肺),因此基于体循环药物浓度的药动学评价指标不足以评估局部递药的等效性。目前尚不能在肺部直接采样得到药物浓度,所以经口吸入制剂生物等效性研究往往需要药动学和药效学或临床疗效指标相结合,综合评价受试制剂是否与参比制剂具有生物等效,如仅仅通过以药动学参数为指标评价不同经口吸入制剂的生物等效性,应有充分的证据证明其该方法的区分力和灵敏度。此外药学一致性评价除关注制剂本身,还需要考虑包装材料、给药装置等。

2019 年 8 月 2 日 CDE 发布《经口吸入制剂仿制药药学和人体生物等效性研究指导原则(征求意见稿)》。该指导原则根据经口吸入制剂的特殊性,提出在仿制药开发时进行药学和人体生物等效性研究的方法,旨在为经口吸入制剂仿制药的研发提供技术指导。指导原则着重介绍了药学研究的评价方法和人体生物等效性研究的评价方法。

在受试制剂与参比制剂体外药学质量一致的前提下,吸入溶液剂不再要求进行人体生物等效性研究,但吸入混悬剂、吸入气雾剂、吸入粉雾剂则需要进行人体生物等效性研究:①药代动力学研究(PK-BE)和②药效动力学研究(PD-BE)或临床终点研究。

PK-BE 研究:一般要求和试验设计可参考《以药动学参数为终点评价指标的化学药物仿制药人体生物等效性研究技术指导原则》,重点关注以下几个方面:

研究类型:空腹研究。

研究设计:随机、单次给药、交叉设计。

给药剂量:选择分析技术支持和足以表征 PK 特征的最小吸入量(说明书规定剂量范围)。

受试者:健康受试者(增加肺功能检测)。

给药方式:①应制定相关的给药培训方案,对受试者进行培训,确保相对一致的吸气流速和吸气时长。②吸入药物之后建议进行漱口,不要吞咽,以减少药物在口咽部位的沉积量及后续的吞咽量。

PD-BE 研究：对于支气管扩张剂（包括 β_2 受体激动剂和抗胆碱能药物），可进行充分验证的 PD-BE 研究，如单次给药支气管舒张试验或支气管激发试验等。和剂量-PK 参数（如 AUC）关系通常为线性不同，经口吸入制剂的剂量-效应（药效学指标）关系通常为非线性（Emax 模型），因此应选择剂量-效应曲线上陡峭部分的敏感剂量进行生物等效性评价。若 PK 数据无法获得，需进行最大推荐剂量给药的 PD 研究，评估安全性。

临床终点研究：对于吸入性糖皮质激素或其他采用临床终点研究评价人体生物等效性的制剂，建议随机、双盲、阳性药平行对照的非劣效试验设计。研究人群为目标适应证人群；疗效终点根据目标适应证确定，主要疗效终点通常选择肺功能指标。观察期限取决于药物种类和治疗目的。

其他注意事项包括：进行含激素药物试验中同时监测激素对下丘脑-垂体-肾上腺轴（HPA 轴）的影响，证明受试制剂对 HAP 轴的影响不大于参比制剂。对于适应证同时包括哮喘和 COPD 的产品，一般证明了对哮喘治疗的等效性，可类推于 COPD，故可同时获得 2 个适应证。对于复方制剂要证明每个成分的等效；对于存在多规格制剂要证明每个规格的等效。

指导原则建议若申办方采用了其他试验设计，应事先与监管机构沟通。

由于我国 CDE《经口吸入制剂仿制药药学和人体生物等效性研究指导原则》的正式版本还未发布，有关要求参照正式版本。

（四）相关指导原则

美国、欧盟、加拿大、澳大利亚、中国等监管机构均发布了经口吸入制剂等效评价相关指导原则。表 2-13 汇总了部分吸入制剂相关指导原则。

表 2-13 经口吸入制剂相关指导原则（部分）

发布机构	发布时间	指导原则名称
澳大利亚 TGA	2013 年 8 月 9 日	Guidance 19：inhalation and nasal medicines/19.2 generic MDI(13)
加拿大 HC	2011 年 9 月 19 日	Draft guidance document data requirementsfor safety and effectiveness of subsequent market entryinhaled corticosteroid products for use in the treatment of asthma for industry
欧盟 EMA	2009 年 1 月 22 日	Guideline on the requirements for clinical documentation for orally inhaledproducts(OIP)including the requirements for demonstration of therapeutic equivalence between two inhaled products for usein the treatment of asthma and chronic obstructive pulmonary disease(COPD)in adults and for use in the treatment of asthmain children and adolescents
美国 FDA	2013 年 9 月	Draft bioequivalence recommendations for specific product：fluticasone propionate/salmeterol xinafoate dry powderinhaler(FP-SX DPI)
	2012 年 9 月	Draft bioequivalence recommendations for specific product：nebulized budesonide inhalation suspension
	2013 年 6 月	Draft bioequivalence recommendations for specific product：albuterol sulfate metered-dose inhaler
中国 NMPA	2019 年 8 月 2 日	《经口吸入制剂仿制药药学和人体生物等效性研究指导原则（征求意见稿）》

五、胃肠道局部作用药物

（一）胃肠道局部作用药物的定义

胃肠道局部作用药物是指作用于局部并在胃肠道局部产生作用的药物，按照其作用机制可分为：螯合胃肠环境的药物或与腔内靶向结合的药物（如碳酸镧咀嚼片）；增加内源性化合物的药物（如胰酶肠溶胶囊）；改变理化条件的药物（如抗酸药）；产生物理效应的药物（如渗透剂）；与肠黏膜受体或靶向结合的药物（如洛哌丁胺、5-氨基水杨酸）。

（二）常见的胃肠道局部作用药物

常见的胃肠道局部作用药物见表 2-14。

表 2-14　胃肠道局部作用药物分类及品种

类别	举例
螯合胃肠液/环境的化合物或与腔内靶结合的药物	枸橼酸铋钾、次碳酸铋、硫糖铝等
增加内源性化合物的药物	复合消化酶胶囊（达吉胶囊）、多酶片、米曲菌胰酶片（慷彼申）、复方胃蛋白散、胰酶肠溶片、乳酶生等
改变理化条件的药物	碳酸氢钠、铝碳酸镁（胃达喜）、磷酸铝（洁维乐凝胶）、碳酸钙甘氨酸、三硅酸镁等
产生物理效应的药物	硫酸镁、硫酸钠、乳果糖、甘露醇等
与肠黏膜受体或靶结合的药物	洛哌丁胺、美沙拉嗪肠溶片、地芬诺酯、艾迪莎、鞣酸蛋白、糖皮质激素等

（三）胃肠道局部作用药物生物等效性试验设计的特殊考虑

对于胃肠道局部作用药品，药品释放的活性成分在胃肠道发生相应的药效作用，而不是经体循环后达到作用部位，因此，该类药物与其他的局部作用药物类似，基于体循环药物浓度的药动学评价指标不足以评估局部递药的等效性。胃肠道局部作用药物的生物等效性评价往往需要综合药动学、药效学和临床终点评价等多个方面的考量。近年来，一些局部利用度研究和替代模型被逐渐开发运用到胃肠道局部用药的生物等效性研究中。

目前国内并没有出台针对胃肠道局部作用药物生物等效性研究的相关指导原则，仅在2016 年颁布的《以药动学参数为终点评价指标的化学药物仿制药人体生物等效性研究技术指导原则》中对口服给药发挥局部作用药物略加提及，该指导原则指出对于胃肠道局部作用药物，需要根据其药物特性，选用药代动力学研究、药效动力学研究或临床研究评价生物等效性，甚至可用体外研究作为补充方法。2017 年 CFDA 提出的《关于胃肠道局部作用药物、电解质平衡用药仿制药质量和疗效一致性评价及特殊药品生物等效性试验申请有关事宜的意见（征求意见稿）》，重点介绍具体品种和应开展的药学研究重点内容，对如何进行和怎样进行生物等效性研究并未涉及。

2017 年，EMA 发布了《证明用于局部并在胃肠道局部起作用的产品治疗等效性研究指导原则——作为用于局部并在局部起作用的含有已知成分的产品临床要求指导原则的补充（草案）》，给我国该类仿制药生物等效性研究提供了参考。该部分主要针对口服给药的胃肠道局部作用药物，依据 EMA 的指导原则的具体研究方法选择及其要求进行介绍。

口服给药的胃肠道局部作用药物可分为溶液型和非溶液型两种，针对溶液型的胃肠道局部作用药物可考虑人体生物等效性豁免。但由于考虑到其辅料可能会影响活性药物的排空、转运、吸收、溶解度等情况,应对受试制剂和参比制剂的辅料是否相似进行严格审评,一般只有当两者辅料是相似的,则可以进行生物等效性豁免,反之应进行后续的生物等效性研究。

针对非溶液型胃肠道局部作用药物,应考虑其 BCS 分级、药动学特点及作用部位等,采用不同的等效性评价方法。当与胃肠道结合作用机制的药物很少或没有全身吸收,且结合物可定量测定时,如考来烯胺等,可用体外崩解、结合实验作为评价其与参比制剂是否等效的有效方法。对于抗酸药,基于动态和静态中和试验的体外方法也被认为是适用的。对于溶解度高但几乎没有吸收的常释制剂,也可以采用 BCS 生物等效性豁免,如盐酸万古霉素口服胶囊,进行体外溶出实验,即可判断其受试制剂和参比制剂是否等效。

对于需要进行人体生物等效性研究的胃肠道局部作用药物,总共有以下几种研究方式:

体内 PK 研究:对于观察到一定程度的药物吸收和全身生物利用度的药物,可以利用血浆水平作为评估其生物等效性的方法。该方法仅适用于在肠道发挥局部作用的药物。对于存在一定程度全身吸收的肠道局部作用药物,包括普通制剂或者缓释制剂,如美沙拉嗪缓释制剂等。该类药物的 PK 研究要求空腹和餐后两种血浆水平,评估参数为 AUC,由于全身吸收发生在释放部位,因此部分 AUC 可以评估区分早期释放的吸收和作用部位释放的吸收。相比常释制剂,缓控释制剂在进行体内 PK 研究前,需要进行体外溶出实验,证明受试制剂与参比制剂溶出曲线相同,或者是通过一系列实验证明两者剂型相同。缓释制剂一般进行单次给药研究,但对于明显蓄积的缓释制剂也可采用多次给药。

临床终点或体内 PD 研究:在胃部产生局部作用的药物,存在一定的吸收和全身生物利用度,应采用临床终点或 PD 研究。作用于肠道的局部作用药物,在观察到吸收和一定生物利用度后,其 PK 水平不可测量时则采用临床终点或 PD 终点研究。PD 研究中,在量效关系 S 形曲线的线性部分,药效对剂量的变化十分敏感,此时剂量的选择尤为重要。可以通过预实验选择合适的剂量使 PD 响应落在线性阶段。以临床终点进行生物等效性评价时,一般需要设计受试者制剂组、参比制剂组和安慰剂组。

其他注意事项:在证明受试制剂和参比制剂等效时应考虑剂量选择。利用体内研究证明两者等效时,应以最敏感的规格和剂量来测量受试制剂和参比制剂间的差别,以证明等效性;在利用体外数据证明等效时,则需要证明各个剂量的参比制剂和受试制剂都是等效的。

(四)相关指导原则

EMA 发布的指导原则为我国的胃肠道局部作用药物的生物等效性研究提供了参考,其规定与 FDA 的相关指导原则大体一致。目前我国该类药物的生物等效性指导原则还不够完善。表 2-15 列举了部分胃肠道局部作用药物生物等效性评价的相关指导原则。

表 2-15 胃肠道局部作用药物相关指导原则(部分)

发布机构	发布时间	指导原则
欧盟 EMA	2017 年 3 月 23 日	Guideline on equivalence studies for the demonstration oftherapeutic equivalence for products that are locally applied, locally acting in the gastrointestinal tract as addendum to the guideline on the clinical requirements for locally applied, locally acting products containing known constituents
美国 FDA	2019 年 9 月	Guideline on mesalamine(Capsule, Extended Release)
	2017 年 5 月	Guideline onlanthanum carbonate

六、皮肤制剂

(一) 皮肤制剂的定义

皮肤制剂可发挥局部作用来治疗局部皮肤病(如皮炎、湿疹、痤疮等),也可通过全身作用来治疗全身性疾病(如硝酸甘油软膏用来预防心绞痛),发挥全身作用的制剂又被称作经皮给药系统(transdermal drug delivery system,TDDS),是指以一定的速率透过皮肤经毛细血管吸收进入体循环的一类药物制剂。

(二) 常见的皮肤制剂

皮肤制剂主要包括贴剂、软膏剂、凝胶剂、气雾剂和喷雾剂等。表 2-16 列出了常见的皮肤疾病和局部治疗药物。

表 2-16　常见的皮肤疾病和局部治疗药物

疾病	临床特征	常发生的身体部位	局部皮肤治疗用药举例
痤疮(普通痤疮)	(皮脂腺)皮脂分泌增加;粉刺(毛发毛囊堵塞);丘疹(直径≤0.5cm 的小凸起病灶);脓疱(小的脓液体聚集)常见于青少年	面部、胸部和上背部	抗感染类:红霉素、克林霉素和四环素类视黄醇类:阿达帕林、维 A 酸和异维 A 酸抗细菌和抗恶性细胞增生类:壬二酸
皮炎(特应性湿疹)接触性皮炎	皮肤发炎,伴发痒疹过敏:与过敏原接触所致刺激性:与洗涤剂直接接触所致	面部、手腕以及肘部和膝盖的弯曲部通常在接触部位,但可能会蔓延	皮质类固醇:戊酸倍他米松、丙酸氯倍他索、地塞米松、肤轻松丙酮化合物、(醋酸)氢化可的松等
脂溢性湿疹(乳痂)	头皮上附着的油腻附着垢	头皮、眉毛、眼睑、鼻唇沟、下巴	抗真菌类:咪康唑、克霉唑或酮康唑(与低效类固醇类联用);硫化硒
银屑病	过度活跃的免疫系统导致皮肤剥落、发炎和皮肤增厚的白色、银白色或红色斑块	肘部、膝盖、头皮和下背部	抗银屑病类:蒽林、卡泊三烯、维生素 D 类似物或皮质类固醇
红斑痤疮	发红和丘疹	面部、鼻子、面颊、下巴和前额	类视黄醇类:异维 A 酸
日光性角化症	曝光部位皮肤形成硬皮状或鳞片状肿块,有时可发展成癌症(常见于老年人)	皮肤	抗有丝分裂药物:氟尿嘧啶和咪喹莫特非甾体抗炎药:双氯芬酸凝胶
酵母菌感染花斑癣	(儿童)有棕色鳞状区域	躯干,有时在四肢	硫化硒
皮肤真菌感染(金钱癣)	红色鳞状皮肤环	皮肤(角质层)、指(趾)甲和头发	抗真菌类:克霉唑、益康唑或咪唑
细菌感染	各种细菌可引起皮肤的不同感染	皮肤	抗菌类和杀菌类

续表

疾病	临床特征	常发生的身体部位	局部皮肤治疗用药举例
病毒感染 单纯疱疹病毒Ⅰ型、Ⅱ型；带状疱疹 病毒性疣和传染性软疣(痘病毒)	周期性水疱或皮疹(类似水痘带状疱疹类，见于年长者)；皮肤过度生长而形成疣；皮肤丘疹(儿童)	皮肤：口唇(Ⅰ型)或外生殖器(Ⅱ型)；没有特定区域；躯干或四肢	抗病毒药：阿昔洛韦、水杨酸、乳酸(用于治疗疣) 传染性软疣：通常不经治疗自行消退
疥疮	钻入皮肤的微小螨虫，引起瘙痒	手指、手腕、肘部、臀部	苯甲酸苄酯、扑灭司林、林丹或马拉硫磷
脱发	脱发	头皮	米诺地尔、环孢素

(三) 皮肤制剂生物等效性试验设计的特殊考虑

对于皮肤病，由于病灶部位的深浅不同，某些药物需要透过角质层以后才能起效；而对于全身性疾病，药物必须通过角质层，被皮下毛细血管吸收进入血液循环才能起效。皮肤局部用药通常不用于全身吸收，且体循环药物浓度仅代表药物透过靶位后的浓度，体循环药物浓度与治疗效果之间常缺乏相关性，因此已确立的评价口服固体剂型药品生物等效性的体内药动学研究方法并不适用评价皮肤制剂的生物等效。

FDA 认可的皮肤外用药物仿制注册的生物等效性研究大致有 3 类：

1. 生物等效性试验的豁免

对于皮肤外用溶液剂，由于药物的活性成分可从剂型中完全释出，并且溶液中不含任何对药物活性成分吸收有影响的辅料时，可以豁免临床试验。

2. 体内药效研究

此类方法的前提是药物产生的效果对用药剂量的变化有足够的灵敏度以检测出两种药品的不同之处。McKenzie-Stoughton 血管收缩测定法(vasocon-strictor assay，VCA)也被称为人体苍白斑试验(human skin blanching assay，hSBA)，是目前 FDA 认可的唯一的体内药效学方法。该方法仅限于糖皮质激素类药物，其原理是基于局部外用糖皮质激素药物后皮肤微血管收缩，产生可见的苍白反应，其程度直接与药物的临床疗效相关，详情可见 FDA 发布的《行业指南：皮肤外用皮质类固醇——体内生物等效性》(1995)。苍白程度可以通过比色计、数字图像分析以及肉眼观察等方法进行测量。由于比色计测量的可靠性和重现性，目前管理部门将其作为首选。

3. 临床终点研究

基于患者体内的临床疗效和安全性的临床终点研究方法是局部皮肤用药最常用的 BE 评价方法，通常的研究设计为随机、双盲、平行、安慰剂对照研究。此方法的难点是参比制剂的个体间变异较大，且使用临床终点研究方法进行的 BE 研究较难获得一致性结果。另外，临床终点的选择是一个挑战，如治疗痤疮的药物有多个临床终点可以选择，选择哪一个临床终点将直接影响生物等效性结果的评价。同时临床终点研究方法通常需要大量的患者群体，费用高昂且研究时间也非常长。因此，需要针对每个药物的特征具体分析，选择合适的方式进行生物等效性评价。

目前研究者正致力于探索其他可行的局部药代方法,如体外扩散法、皮肤贴片法、微透析技术、近红外光谱技术等。其中微渗析方法有望替代临床试验来评价皮肤局部的生物等效性。

(四) 相关指导原则

美国、欧盟、日本、加拿大等监管机构均制定了各自的皮肤制剂等效评价指导原则,CDE目前未发布评价标准。具体指导原则见下表2-17。

表2-17 皮肤制剂指导相关原则汇总(部分)

发布机构	发布时间	指导原则
美国 FDA	1995 年 6 月	Topical dermatologic corticosteroids:in vivo bioequivalence
	2019 年 2 月	Draft guidance on betamethasone dipropionate;calcipotriene hydrate (ointment)
欧盟 EMA	2015 年 6 月	EMA/CHMP/QWP/608924/2014—Guideline on quality of transdermal patches
日本 PMDA	2003 年 7 月	Guideline for bioequivalence studies of generic products for topical use.
加拿大 HC	1990 年 9 月	Submissions for generic topical drugs

七、特殊静脉制剂

(一) 特殊静脉制剂的定义

特殊静脉制剂(special intravenous formulation)属于特殊注射剂的范畴,是指用某些特殊的制剂因素(如脂质体、微球、微乳等)而制成的用于静脉注射的制剂,这些药物的制剂因素可能影响药物的体内过程从而影响药物的疗效和不良反应。

(二) 常见的特殊静脉制剂

常见的特殊静脉制剂有微球注射剂、脂质体注射剂、混悬型注射剂、静脉乳注射剂等。表2-18列举了常见特殊静脉制剂的种类及其品种。

表2-18 常见特殊静脉制剂的种类及其品种

类别	举例
微球注射剂	布舍瑞林、曲普瑞林、纳曲酮、帕瑞肽、阿巴瑞克、米诺环素
脂质体注射剂	伊立替康、多柔比星、两性霉素 B、阿糖胞苷、柔红霉素、吗啡、长春新碱、布比卡因、米伐木肽、紫杉醇
混悬型注射剂	丁丙诺菲、多西环素、奥氮平、纳米氧化铁、硝苯呋海因钠、格拉司琼、紫杉醇
静脉乳注射剂	异长春花碱、羟基喜树碱、顺铂、环棱褐孔菌、多西紫杉醇、复方鸦胆子油、人参皂苷 C-K、伊曲康唑
其他	纳米粒注射剂 Rexin-G、白蛋白结合紫杉醇纳米粒注射混悬液

（三）特殊静脉制剂生物等效性试验设计的特殊考虑

相比普通注射剂,特殊注射剂的质量及其活性成分的体内行为受处方和工艺的影响较大,可能进一步影响制剂在体内的安全性和有效性,例如脂质体、静脉乳、微球、混悬型注射剂等。

对于特殊注射剂,由于制剂特性的复杂性,应基于制剂特性和产品特征,采取逐步递进的对比研究策略。在研究评估受试制剂与参比制剂在药学及非临床上具有唯一性的基础上,方可开展临床研究。临床研究应首先进行人体生物等效性研究,必要时开展进一步的临床研究。

人体生物等效性研究的关键点是建立具有区分力的人体生物等效性研究方法,主要包括试验设计、受试者选择、样本量、检测物质、生物等效性评价指标等几个方面。针对检测物质方面,由于特殊注射剂活性物质在体内如同时存在多种形态,如脂质体以包埋和游离等多种形式存在于体循环和靶部位,识别与治疗最相关的存在形式是确立生物等效性的关键。因此应充分考虑各种形态药物对安全性和有效性的影响,结合药物特点选择科学、合理的检测物质。此外特殊情况下(如:微球等),可能需要增加部分暴露量指标来观测早期暴露量或特定时段的暴露量。

对于缺乏准确可靠的生物样本测定方法,体循环药物浓度与疗效或安全性相关性较差等情况,建议开展随机对照临床试验研究。

（四）相关指导原则

目前我国已发布《化学药品注射剂仿制药(特殊注射剂)质量和疗效一致性评价技术要求(征求意见稿)》,暂无针对特定注射剂的指导原则或技术要求。FDA已公布多个特定注射剂品种的指导原则。表2-19列举了部分特殊静脉制剂生物等效性研究的相关指导原则。

表2-19　特殊静脉制剂相关指导原则汇总(部分)

发布机构	发布时间	指导原则
美国FDA	2016年1月	Draft guidance on amphotericin B(liposome)
美国FDA	2014年4月	Draft guidance on verteporfin(liposome)
美国FDA	2014年7月	Draft guidance on daunorubicin citrate(liposome)
美国FDA	2018年9月	Draft guidance on doxorubicin hydrochloride(liposomal)
美国FDA	2012年9月	Draft guidance on paclitaxel(suspension)
美国FDA	2012年12月	Draft guidance on sulfur hexafluoride lipid type a microspheres(suspension)
美国FDA	2017年10月	Draft guidance on dantrolene sodium(suspension)
中国CFDA	2017年12月22日	《已上市化学仿制药(注射剂)一致性评价技术要求(征求意见稿)》
中国NMPA	2019年9月30日	《已上市化学药品注射剂仿制药质量和疗效一致性评价申报资料要求(征求意见稿)》

续表

发布机构	发布时间	指导原则
中国 NMPA	2019 年 9 月 30 日	《化学药品注射剂仿制药质量和疗效一致性评价技术要求(征求意见稿)》
中国 NMPA	2019 年 11 月 6 日	《化学药品注射剂仿制药(特殊注射剂)质量和疗效一致性评价技术要求(征求意见稿)》

八、生物类似药

(一) 生物类似药的定义

生物类似药是指在质量、安全性和有效性方面与已获准注册的原研药(参照药)具有相似性的治疗用生物制品。生物类似药候选药物的氨基酸序列原则上应与原研药(参照药)相同。

(二) 常见的生物类似药

生物类似药的剂型通常为注射剂。表 2-20 列举了常见生物类似药的分类及其品种。

表 2-20 常见生物类似药的分类及其品种

类别	举例
鼠源性单克隆抗体	伊诺莫单抗
嵌合性单克隆抗体	帕吉昔单抗、鲁昔单抗
人源化单克隆抗体	托珠单抗、奥马珠单抗、艾美赛珠单抗、依库珠单抗、帕博利珠单抗、曲妥珠单抗
全人源单克隆抗体	地舒单抗、度伐利尤单抗、阿达木单抗、纳武利尤单抗、贝利尤单抗、达雷妥尤单抗、司库奇尤单抗、乌司奴单抗、依洛尤单抗

(三) 生物类似药生物等效性试验设计的特殊考虑

生物类似药研发是以比对试验研究证明其与参照药的相似性为基础,故每一阶段的每一个比对试验研究,均应与参照药同时进行,并设立相似性的评价方法和标准。

由于生物类似药具有免疫学特性,对具有免疫学特性的产品的比对试验研究应尽可能采用与参照药相似原理的技术和方法。

2015 年 2 月 28 日 CFDA 发布《生物类似药研发与评价技术指导原则(试行)》,该指导原则根据生物类似药的特殊性,提出在仿制药开发时进行药学和人体生物等效性研究的方法,旨在为生物类似药的研发提供技术指导。指导原则着重介绍了药学研究的评价方法和人体生物等效性研究的评价方法。

对药代和药效特征差异的比对试验研究,应选择最敏感的人群、参数、剂量、给药途径、检测方法进行设计,并对所需样本量进行论证。应采用参照药推荐的给药途径及剂量,也可以选择更易暴露差异的敏感剂量。应预先对评估药代和药效特征相似性所采用的生物分析方法进行优化选择和方法学验证。应预先设定相似性评判标准,并论证其合理性。

PK-BE 研究:对于半衰期短和免疫原性低的产品,应采用交叉设计以减少个体间的变异性;对于较长半衰期或可能形成抗药抗体的蛋白类产品,应采用平行组设计,并应考虑组间的均衡。

单次给药的药代比对试验研究无法评判相似性的,或药代呈剂量或时间依赖性,并可导致稳态浓度显著高于根据单次给药数据预测的浓度的,应进行额外的多次给药药代比对试验研究。

PD-BE 研究:药效比对试验研究应选择最易于检测出差异的敏感人群和量效曲线中最陡峭部分的剂量进行,对药效指标,应尽可能选择有明确的量效关系,且与药物作用机制和临床终点相关的指标,并能敏感地检测出候选药和参照药之间具有临床意义的差异。

临床终点评价:对有多个适应证的,应考虑首先选择临床终点易判定的适应证进行。对临床试验的终点指标,首先考虑与参照药注册临床试验所用的一致,也可以根据对疾病临床终点的认知选择确定。临床有效性比对试验研究通常采用等效性设计,应慎重选择非劣效性设计,并设定合理的界值。对采用非劣效设计的,需考虑比对试验研究中参照药的临床疗效变异程度以评价候选药和参照药的相似性。

免疫原性:临床免疫原性比对试验研究通常在药代、药效和/或有效性比对试验研究中进行。应选择测定免疫应答差异最敏感的适应证人群和相应的治疗方案进行比对试验研究。抗体检测方法应具有足够的特异性和灵敏度。免疫原性测定的随访时间应根据发生免疫应答的类型(如中和抗体、细胞介导的免疫应答)、预期出现临床反应的时间、停止治疗后免疫应答和临床反应持续的时间及给药持续时间等确定。

适应证外推:对外推的适应证,应当是临床相关的病理机制和/或有关受体相同,且作用机制以及靶点相同;临床比对试验中,选择了合适的适应证,并对外推适应证的安全性和免疫原性进行了充分的评估。

(四)相关指导原则

表 2-21 列举了各药品监督管理机构发布的部分生物类似药研发与评价相关的指导原则。

表 2-21 生物类似药相关指导原则汇总(部分)

发布机构	发布时间	指导原则
EMA	2003 年 12 月	Guideline on comparability of medicinal products containing biotechnology-derived proteins as active substance:Quality Issues
	2004 年	Guideline on similar biological products
	2005 年	Guideline on similar biological medicinal products containing biotechnology-derived proteins as active substance:non-clinical and clinical issues
FDA	2015 年	Guidance for industry:quality considerations in demonstrating biosimilarity of a therapeutic protein product to a reference product
	2016 年	Guidance for industry:clinical pharmacology data to support a demonstration of biosimilarity to a reference product
WHO	2009 年	Guidelines on evaluation of similar biotherapeutic products(SBPs)
CFDA	2015 年	《生物类似药研发与评价技术指导原则(试行)》

(阳国平 王凌 李昕 江波 裴奇 黄洁)

参 考 文 献

［1］刘建平,李高. 生物药剂学与药物动力学. 4 版. 北京:人民卫生出版社,2012.

［2］LAWRENCE X Y,BING V L. FDA 生物等效性标准. 姚立新译. 北京:北京大学医学出版社,2017.

［3］国家食品药品监督管理总局. 以药动学参数为终点评价指标的化学药物仿制药人体生物等效性研究技术指导原则. (2016-03-18)［2020-04-01］. http://www. nmpa. gov. cn/WS04/CL2093/229256. html.

［4］刘克辛,孙进,范琦. 临床药物代谢动力学. 2 版. 北京:人民卫生出版社,2014.

［5］国家药典委员会. 中华人民共和国药典:四部. 2020 年版. 北京:中国医药科技出版社,2020.

［6］蒋学华. 药物现代评价方法. 北京:人民卫生出版社,2008.

［7］World Medical Association. World medical association declaration of helsinki:ethical principles for medical research involving human subjects. JAMA,2013,27(310):2191-2194.

［8］张逸凡,钟大放. 欧美国家口服固体制剂生物等效性试验指导原则的要点和启示. 中国新药杂志,2014,23(13):1501-1505.

［9］沈卓之,杨珉. 生物等效性研究中的统计学问题. 中国卫生统计,2015,32(04):716-720.

［10］魏敏吉,赵明. 创新药物药动学研究与评价. 北京:北京大学医学出版社,2008.

［11］国家药品监督管理局. 生物等效性研究的统计学指导原则. (2018-10-17)［2020-04-11］. http://www. nmpa. gov. cn/WS04/CL2093/331454. html

［12］DAVIT B M. Bioequivalence discussion topics:all bioequivalence studies rule specific products guidance process. Generic pharmaceutical association fall technical conference,2011. (2011-10-5)［2020-06-01］. https://www. fda. gov/media/82929/download.

［13］DOKI K,DARWICHA S,PATEL N,ROSTAMIH A. Virtual bioequivalence for achlorhydric subjects:The use of PBPK modelling to assess the formulation-dependent effect of achlorhydria. European Journal of Pharmaceutical Sciences,2017,(109)15:111-120.

［14］EMA,Guideline on the investigation of bioequivalence. (2010-08-01)［2020-04-11］. https://www. ema. europa. eu/en/investigation-bioequivalence.

［15］FDA,Bioavailability and bioequivalence studies for orally administered drug products—general considerations. (2002-07-10)［2020-04-11］. https://www. fda. gov/media/76764/download.

［16］FUGLSANGA. Pilot and repeat trials as development tools associated with demonstration of bioequivalence. The AAPS Journal,2015,17(3):678-683.

［17］GANTHERJ M,KRELINGD H. Consumer perceptions of risk and required cost saving for generic prescription drugs. Journal of the American Pharmaceutical Association,2000,40(3):378-383.

［18］JIANG WL,MAKHLOUF F,SCHUIRMANNDJ,et al. A bioequivalence approach for generic narrow therapeutic index drugs:evaluation of the reference-scaled approach and variability comparison criterion. The AAPS Journal,2015,17(4):891-901.

［19］KAUR P,JIANG X,STIERE. Analysis of non-pivotal bioequivalence studies submitted in abbreviated new drug submissions for delayed-release drug products. J Pharm Pharm Sci,2017,20:252-257.

［20］LANCASTER G A,DODD S,WILLIAMSON PR. Design and analysis of pilot studies:recommendations for good practice. Journal of Evaluation in Clinical Practice,2002,10(2),307-312.

［21］MORENO I,OCHOA D,ROMAN M,et al. Utility of pilot studies for predicting ratios and intrasubject variability in high-variability drugs. Basic & Clinical Pharmacology & Toxicology,2016,119:215-221.

［22］PAN G H,YANG Y B. Average bioequivalence evaluation:general methods for pilot trials. Journal of Biopharmaceutical Statistics,2006,16:207-225.

［23］ PEER A V. Variability and impact on design of bioequivalence studies. Basic & Clinical Pharmacology & Toxicology,2009,106:146-153.

［24］ POTVIN D,DILIBERTIC E,HAUCK W W,et al . Sequential design approaches for bioequivalence studies with crossover designs. Pharmaceutical Statistics,2008,7(4):245-262.

［25］ WANG Y B,ZHOU S Q. Pilot trial for the assessment of relative bioavailability in generic drug product development:statistical power. Journal of Biopharmaceutical Statistics,1999,9(1):179-187.

第三章 生物等效性试验的伦理要求

临床试验中受试者的安全、健康和权利要高于对科学和社会利益的考虑,应尊重受试者的自主意愿,同时遵守有益、不伤害以及公正的原则。生物等效性试验因在受试者选择、知情同意过程等方面的特殊性,伦理委员会审查的关注点也会有所区别。本章将从生物等效性试验的受试人群的选择、弱势群体的保护、知情同意书内容与知情同意过程、试验风险控制以及受试者安全保障、伦理初始审查与跟踪审查等各方面进行介绍,旨在为伦理委员会、申办者、研究者在生物等效性试验中伦理原则的落实提供参考。

第一节 概 述

一、伦理学的一般考虑

开展涉及人的临床试验的目的是积累健康相关知识,是保护和促进人们健康所必需的手段,通过临床试验增进对疾病的认识,不仅仅对社会有益,还被社会所需求。患者、卫生专业人员、研究人员、政策制定者、公共卫生官员、制药公司等可基于临床试验的结果做出决定和决策,这些决定和决策将影响个人以及公共健康、福利和有限资源的合理利用。研究者和申办者必须确保涉及人类受试者的研究符合普遍接受的科学原则,而且是建立在对有关科学文献充分通晓的基础上,并可能产生有价值的信息。科学上不可靠的研究必然也是不符合伦理的,一方面人力和物质资源被浪费,更重要的是受试群体可能承受了风险却无法获益。涉及人的研究只有当它尊重和保护受试者、公正地对待受试者,而且在道德上能被接受时,其合理性才能在伦理上得到支持。

生命伦理有四项重要原则,即有利原则、无伤原则、尊重原则、公正原则,意在帮助科学家、受试者、伦理委员及感兴趣的公众理解关于涉及人类受试者的研究中道德方面的问题,为解决由涉及人体科研引起的道德问题提供一个纲领和指导。

1. 有利原则

是指研究人员的研究行为应以保护受试者的利益、促进受试者健康、增进其幸福为目的。有利原则是方向性的价值指导,执行过程不仅牵涉到个别科研工作者也涉及整个社会,因为它将二者与具体科研项目及整个科研领域联系起来。就一项具体临床研究的层面,研究者、申办方及研究相关各方均应事先进行规划,以便最大限度增加获益,减低研究可能带来的风险。尤其需要提醒的是,人们必须尽可能考虑到由于知识进步以及医学、心理治疗和社会发展而带来的较长期的获益和风险。在涉及人的生物医学研究中,研究者是执行和实施试验的人员,是与受试者直接接触的人群,必须首先保证对潜在的利益与风险已作了合理权衡,且风险已最低化。

2. 无伤原则

是指研究者的研究行为不得使受试者的利益减损,是一个应用伦理学的核心原则。希波克拉底誓言中的"不伤害"长期以来一直是医疗道德的基本原则,是最基本的伦理底线。无伤原则是一个古老的医学伦理传统,许多古代医家都十分重视对无伤原则的遵循。就现代医学伦理学的意义来说,无伤原则断言了行动者维护患者现存利益的义务。一般来说,凡是医疗上必须的,属于医疗的适应证,所实施的医疗手段是符合不伤害原则的。相反,如果诊治手段对患者是无益的、不必要的或者禁忌的,是有意或无意的强迫实施,使患者受到伤害,就违背了不伤害原则。临床研究中,研究者应该尽力避免可预见的伤害,尽量将可预见但不可避免的伤害控制在最低限度。

3. 尊重原则

是指研究者要尊重受试者及其做出的理性决定。尊重原则包含至少两个伦理要求:第一,个人享有自主权;第二,保护自主性降低的人。尊重自主权是尊重有自主决定能力的受试者的意见和选择。尊重原则的基本要求是知情同意,知情同意的三个关键要素是有效的信息、充分的理解和自愿参加。然而,不是所有的人都有独立自主权。一个人的自主决定能力随他的成长而成熟,有些人由于精神障碍或自由受限制的处境而全部或部分丧失这一能力。对于此类人群应给予多方面保护,提供保护的程度应取决于伤害的概率以及获益的可能性,不是必须的情况下尽可能避免他们参与临床试验。尊重原则肯定了每个人都是具有自身目的的利益主体,即肯定了每个人都有追求自身幸福的权利,并享有人格尊严。

4. 公正原则

是指公平、平等和恰当地对待和选择受试者。人体临床研究的一个伦理担忧为:小部分人被要求承担负担、风险和不便,而其他人,包括后来的人们和社会可能获益,故公正地选择受试者是解决这一伦理质疑的基本要求。公正地选择受试者要求参与到临床研究的受试者是基于拟解决科学问题,并经过风险与受益和是否为需要受保护的弱势群体的权衡。受试者选择过程中和分析结果时保持公正,可以防止处于弱势的个体和群体被剥削利用,促使研究的受益和负担得到公平分配。需要额外注意纳入弱势群体的合理性,以及排除那些肯定可以获益的受试者的合理性。

生物等效性试验同样应遵循声明伦理的四大原则,同时必须满足临床试验两大基本要求——研究的科学性和伦理的合理性。不同于一般的临床试验,生物等效性研究有其特殊性,研究的原研药通常已积累了大量疗效和安全性数据,其中的伦理风险经常被研究者、申办者和伦理委员会忽视。试验人群并非适应证患者,通常为健康志愿者,参加临床试验并无直接医疗获益且会有较多的补偿金,有其特殊的伦理考虑。

二、受试人群选择的伦理关注

1. 受试人群的选择

研究方案的设计必须科学合理,尽可能避免让受试者面临不必要的风险。伦理委员会需确定研究假设是明确的,设计是合理的。如果因为任何研究设计的不当,导致不能获得有价值的信息,那么受试者面临的任何风险、不适或不便在伦理上都是无法接受的。伦理上可接受的研究应确保没有任何一个群体或阶层的人需要承担更多的参与研究的责任。同样,任何群体都不应被剥夺其享受研究成果的公平份额;研究的获益包括参与的直接好处(如果有的话)以及研究旨在产生的新知识。因此,研究伦理审查需要考虑的一个问题是,将承担研究风险的受试者是否可能从研究中获得知识。

生物等效性试验通常选择健康成年人作为受试人群,并涵盖一般人群的特征,包括年龄、性别等。如果药物拟用于两种性别,那么入选的受试者应该男女兼有;如果药物主要适用于老年人群,那么入选受试者应尽可能多地选择老年人(60岁以上的人);入选受试者的例数应足以使生物等效性评价具有足够的统计学效力。

某些特殊药物如细胞毒类药物、生殖毒类药物的生物等效性试验,对健康受试者有较大的安全性担忧,应选择具有该试验药物适应证的患者。选择患者作为BE的受试者人群,需首先注意保障患者的医疗权利,选择病情稳定的患者,避免造成不可逆的损伤,因此研究入选和排除标准中对于患者疾病状态的选择、有无相应的中途退出标准、补救措施都需要重点考量。对于纳入患者的BE研究的试验设计,常规的单剂量、交叉设计和洗脱期通常可能影响患者的常规治疗,存在伦理缺陷。此外,患者的疾病状态以及合并用药等,可能导致结果的变异性较大,样本量的控制需谨慎,避免无效研究带来不必要的损失。物等效性临床研究的受试者的选择应保持公正,防止处于弱势的个体和群体被剥削和利用,促使研究的受益和负担公平分配。涉及生物等效性研究的特殊性在于招募与选择需兼顾符合科学标准的个体和群体,注意平衡受益和负担。研究者、申办者和伦理委员会均有责任确定生物等效性研究的计划招募人群符合法规要求,涵盖一般人群的基础上,满足药物的特殊要求。

2. 弱势群体的保护

在社会学定义中,弱势群体主要是指那些在政治、经济、文化等方面处于弱势地位,因而在社会活动中缺乏竞争力的人群。而在临床试验的受试者中,弱势群体所包含的人群范围除了社会性的弱势人群外,还应包括生理性的弱势人群,即那些因为年龄、疾病等原因缺乏或者丧失自主能力的人。生理性的弱势人群往往因为无法自主参与知情同意的过程,不能充分表达自己的真实情感,因而在临床试验中处于更易被摆布的地位,如儿童、孕妇、精神疾病者和认知障碍者等。而社会性的弱势人群由于缺乏社会竞争力或者话语权,在临床试验中更容易受到外部压力或诱惑的影响,从而承受更大的研究风险,如因犯、终末期患者、学生或研究中心的雇员和学生等。弱势群体的健康状况、个人能力、经济状况和社会地位等因素决定了他们在临床试验中会受到比普通人更大的压力、更多的诱惑,或者更易被支配,因此,弱势群体存在比普通受试者面临更多试验风险或受到更严重试验伤害的可能。

基于弱势群体的这些特征,保护临床试验中的弱势群体,首先,要从选择弱势群体作为受试者的合理性和必要性方面进行考虑,弱势群体不应该被选择参与那些可以由非弱势群体承担的,或者无法从中获得直接或间接受益的临床试验。其次,要从弱势群体的知情同意权方面进行考虑,根据其自主能力的不同而采取不同的知情同意方式,如口头知情同意、法定监护人代理知情同意权等,以最大限度保障弱势群体的自主选择权。

BE临床试验受试者多为健康成人,不属于生理性弱势群体的范畴,然而可能有部分人群属于社会性弱势群体。对于健康受试者参与生物等效性临床试验最明确的动机是生物等效性临床试验的营养补贴和交通补助,此外就是希望帮助积累医疗相关知识,以奉献社会。同样的补偿款对于具有稳定工作的人来说,这笔补助可能算不了什么,但是对于学生或无稳定工作、或是无家可归者来说,价值完全不同。社会属性的弱势受试者应受到更多的保护和关注,如纳入的学生、低收入人群可能使得其在临床试验过程中相对处于弱势,属于需特殊关注和保护的人群。生物等效性试验通常在短时间内同时筛选多名受试者,如果知情同意过程中受试者缺乏足够的考虑时间,迫于试验进度、研究者与其他潜在受试者带来的心理压力,即使是成年健康人也有可能处于相对弱势的心理状态,因此生物等效性研究的知情同意过程尤其需要特别关注,保障受试者确实在充分思考后真实地表达自己意愿。

生物等效性试验受试人群选择时,还应注意避免因为便利性和经济补偿对贫困群体或学生入组试验的过度驱动和过度利用,避免受试者在短时间内频繁参加试验对其身体健康的危害以及对试验结果的影响。

三、参加生物等效性试验受试者的获益与风险

研究者和伦理委员会经常需要在研究开始前就进行风险/受益评估,即判断在预知风险情况下如何争取获得利益,允许何种程度的风险,何种情况下需因风险放弃可能的利益。一项临床试验需要先弄清可能的风险和获益,然后进行权衡判断风险与获益的比例是否适宜,研究是否能够开展、或是需要修改、终止。评估风险/受益比需要考虑包括身体、心理、社会、经济和法律等多方面因素。在伦理可接受的研究中,风险应该已经被最小化(通过预防潜在的危害和在发生时最小化它们的负面影响),并且与研究的潜在收益相比较是合理的。根据所进行的研究类型,风险的性质可能有所不同。应该意识到风险可能发生在不同的维度(例如物理、社会、经济或心理),所有这些都需要认真考虑。此外,伤害可能发生在个人,也可能发生在家庭或整个群体。

生物等效性临床研究的健康受试者无法从试验中获得直接的医学获益,更多的获益反映在科学与社会的受益,当然受试者个体也将分享潜在的社会和科学获益。

对于风险的控制应是伦理审查时重要的考量内容,应确保生物等效性试验的设计能够保障受试者的安全性。参与生物等效性试验的受试者个体面临的风险,主要体现在试验用药品不良反应、试验程序中有创检查和血药浓度检测所需的采血带来的生理风险,可能存在的社会对于健康受试者的"小白鼠"之类的贬低性歧视,试验程序带来的不便,住院期间可能带来的经济损失,以及对于临床试验可能的疑虑和心理压力等。为了评估特定研究中风险的可接受性,研究者、申办者和伦理委员会必须首先确保研究提出了一个具有社会价值的研究问题,并采用合理的科学方法来解决这个问题。然后,他们必须将研究中所有干预和程序对受试者的相关风险降至最低,且制订了包含风险识别、应急预案等内容的风险管理的计划和程序。最小风险标准通常是通过将预期危害的概率和大小与日常生活中或在常规生理、心理检查或测试中通常遇到的危害的概率和大小进行比较来定义的。然而,不同人群在日常生活或常规临床检查和测试中的风险可能会有巨大差异,伦理委员会必须注意风险判断的个体化,并对弱势群体给与更多关注。

四、伦理初始审查

伦理委员会(Ethics Committee)是由医学专业人员、法律专家及非医务人员组成的独立

组织,其职责为审查临床试验方案及附件是否合乎道德,并为之提供公众保证,确保受试者的安全、健康和权益受到保护。该委员会的组成和一切活动不应受临床试验组织和实施者的干扰或影响。独立的伦理审查机制,目的在于评估研究的受益、潜在风险、受试者选择的公平性、获取知情同意的过程,然后作出是否批准研究,或修正后批准,或不批准的决定。伦理委员会审查的目的是为保护所有实际的或可能的受试者的尊严、权利、安全和福利。涉及人类受试者研究的主要原则是"尊重人的尊严",研究的目的虽然重要,但绝不能损害受试者的健康和福利。伦理委员会应考虑公正的原则。公正要求研究利益和负担在社会所有团体和阶层中的公平分配,同时考虑年龄、性别、经济状况、文化和种族问题。伦理委员会应对研究项目的伦理学进行独立的、称职的和及时的审查。伦理委员会的组成、运作和决定应不受政治、机构、职业和市场的影响。同样,他们应在自己的工作中证明其工作能力和效率。伦理委员会有责任根据可能的受试者和有关社区的整体利益行事,同时考虑到研究人员的利益和需求,并对有关的行政机构和现行法律的要求保持应有的尊重。

伦理委员会必须判断:将获得知识的潜在价值的科学和社会受益与健康受试者所需的风险和负担是否合理的风险/受益比。这不能用数学公式或算法来表达,而是一种判断,是对一项研究的风险和潜在个人利益进行仔细评估和合理权衡后得出的。伦理审查包括受试者权益保护的重要措施,风险/受益比的评估应从方案设计的合理性、知情同意书内容及知情同意过程以及研究团队的资质和研究实施单位的客观条件等方面,做出最终的审查结论。

伦理委员会需重视试验科学性的审查,方案设计的科学性不足将使受试者被置于完全不必要的风险之中。BE研究伦理审查的科学性方面体现在需通过提供审查完善的已有研究资料,包括药学、药动学、药理学、药物毒理学等相关研究数据,确保该研究药物已具备一定的安全性。此外,选择的剂量、给药方法应与参比制剂的说明书适应证相一致,以确保将来可以参照原研药的给药方式和说明书,使试验可以得出有效结论。伦理委员会需关注研究设计的合理性:参比制剂的选择是否合理,交叉设计时洗脱期的时间设置和采样点的设计应满足法规要求和药物特性;给药剂量应既具有临床安全性,又可达到检测的灵敏度;原研药与食物的关系决定是否需要进行食物影响的研究及给药方式的选择是否恰当;样本量应满足统计学要求,避免受试者因为研究设计的无效而承受不必要的风险。此外,BE研究大多要求健康受试者入组试验前一段时间内未参加过其他临床试验,这是基于对受试者的安全和研究结果的可靠性的考虑,伦理委员会应在评估受试者入选及排除标准时,考虑相关情况。

知情同意书是保障受试者权益的主要措施。伦理委员会应重点审查知情同意书、其他提交给受试者的书面信息、受试者招募方案(包括招募材料)。知情同意书的内容既不能扩大临床研究的风险性,又必须让受试者了解到潜在的风险。知情同意的过程应遵循完全告知、充分理解、自主选择的原则;知情同意书中的文字表述应通俗易懂,适合受试者群体理解的水平。伦理委员会审查时应重点关注研究所带来的不适、风险、受益、风险防范等方面。包括试验的各项操作是否科学合理,是否有可行性;可能给受试者带来的预期危险或不便;是否存在合理的预期受益,受益是预期的临床受益还是其他形式,在与试验相关的伤害事件中受试者可获得的补偿和/或治疗;受试者是否能及时得到该药物研究的新进展和新信息。伦理委员会应当审评支付给受试者费用的数量和方式,以确认没有对试验对象的胁迫问题或不正当影响。支付应当按比例分配,而不是完全以受试者完成试验而定。由于 BE 临床试验通常不能提供对疾病的直接受益前景,应该考虑给予相应的补偿,但补偿的金额应避免过度的物质利诱,补偿的发放形式应根据完成阶段执行,避免降低受试者要求提前退出的自主性。伦理委员会还应审查受试者的来源、招募方式。对受试者的招募,应遵循公平性与代表性的伦理原则,即要做到公平、公正,无任何歧视,避免过度诱导。

伦理委员会需要严格审查研究中心的实施条件和研究团队的资质,从而降低风险,保障受试者的安全性。研究中心应有专用的研究病房及试验所需设施设备,尤其是充分的安全监测和救治的设施、设备及应急预案,以保障受试者安全。BE 受试者在受试期间需在研究病房内居住,未经批准无法随意进出病房,故相应的生活和娱乐设施必须具备,满足受试者的正当权益和缓解临床试验带来的不便及焦虑情绪。研究团队的经验和组成对于研究的实施有至关重要的影响,伦理委员会必须将此部分内容纳入审查范围,成熟的团队是降低可预见风险的重要举措。

伦理委员会的责任在于保证受试者尊严、安全和权益,促进药物临床试验科学、健康地发展,增强公众对药物临床试验的信任和支持。伦理委员会在批准一项临床试验时必须满足以下条件:该试验的风险已最小化、风险/受益比适宜、受试者的选择是公平的、知情同意的形式和过程合理、保密措施合理、其他受试者福利相关保障措施合理。

五、伦理跟踪审查

伦理委员会负责在研究开始前对研究项目进行审查,同时还应根据受试者在试验中的风险程度对对已通过审查、正在进行的研究项目实行伦理跟踪审查。2010 年发布的《药物临床试验伦理审查工作指导原则》中明确指出,临床研究的审查需包括研究开展后的跟踪审查,包括修正案审查、年度/定期跟踪审查、严重不良事件审查、违背方案审查、提前终止研究审查、结题审查。有的伦理委员会只重视初始审查,忽视跟踪审查,审查过程前紧后松、伦理督查与验收不足,在试验已经对受试者安全构成威胁时,无法及时干预和中止试验,同样也为受试者的权益保护带来一定的风险。进行跟踪审查是为了向研究机构、研究者、受试者和公众确保伦理委员会有恰当的跟踪审查措施,以保护受试者的权利和福祉。

不同的跟踪审查类型,研究者需提交审查的资料不同,伦理审查的重点也不同。

修正案审查:分为根据伦理委员会审查意见的修正案以及试验过程中研究者和申办者提出的修正案。针对前者,伦理委员会需评估修改内容和形式是否合理,对于伦理委员会意见的不同看法能否被接受;对后者,伦理审查的重点在于是否影响了风险、获益或者对于已入组受试者是否造成了影响,是否需要重新获取知情同意。

年度/定期跟踪审查:其目的是在于根据试验相关科学进展和试验实施进展情况决定研究能否继续,伦理审查的重点是风险/受益比是否发生了改变,是否需要调整持续审查的频率。

严重不良事件(SAE)、可疑的非预期的严重不良反应(SUSAR)的审查:包括本中心和外单位的研究安全性信息的审查,目的在于监控研究的风险,和受试者是否在发生不良事件后得到了应有的治疗和补偿。

违背方案的审查：包括试验进行中所有不依从/违背方案事件的审查，伦理委员会应关注试验是否影响了受试者的安全和权益，是否影响了试验结果的完整性和可信程度。

提前终止的审查：是指申办者和/或研究者提前终止试验的审查，伦理委员会应要求报告原因和对于受试者的后续处理措施，审查安全和权益是否得到保证。

结题审查：是对试验结题报告的审查，伦理关注的终点在于了解试验完成情况，确保受试者的安全和权益得到了保证。

对于 BE 研究来说，研究周期一般较短，年度/定期跟踪审查的频率应与研究预期时限相适应，同时考虑风险情况，指导原则中提出每年至少一次的跟踪审查频率。对于 BE 临床试验来说，可能导致持续审查的缺失，无法及时发现潜在风险，一旦发生问题，受影响的可能是全体受试者，因此定期跟踪审查的频率可考虑根据筛选和入组、首次给药的节点适当缩短。

第二节　生物等效性试验的受试者知情同意和风险管控

一、知情同意书的要求

第二次世界大战中，纳粹德国和日本法西斯用抓获的战俘和关进集中营的平民做医学毒气和细菌武器试验，残害了许多无辜的生命。德国战败后，医学界人士正视人类医学史上这种罪恶，郑重提出了《纽伦堡法典》。法典指出受试者的自愿同意是绝对必要的，这意味着接受试验的人有同意的合法权利；应该处于有选择自由的地位，不受任何势力的干涉、欺瞒、蒙蔽、挟持、哄骗或者其他某种隐蔽形式的压制或强迫；对于试验的项目有充分的认知和理解，足以做出肯定决定之前，必须让其知道试验的性质、期限和目的，试验方法及采取的手段，可以预期的不便和对其健康的影响等。确保知情同意的质量、义务和责任，落在每个发起、指导和从事这个试验的研究者身上。知情同意既是医生的义务，也是受试者的权利。1960 年，知情同意书开始在美国普及并进入到各医疗环节。1964 年，《赫尔辛基宣言》对知情同意权的书面履行，即知情同意书的内容，做了详细的规定，这便是知情同意这一医学伦理理念的形成过程。

知情同意书是每位受试者表示自愿参加某一试验的文件证明。研究者需向受试者说明试验性质、试验目的、可能的受益和风险、可供选用的其他治疗方法以及符合《赫尔辛基宣言》规定的受试者的权利和义务等，使受试者充分了解后表达其同意的意愿。知情同意书必须符合"完全告知"的原则，采用受试者能够理解的文字和语言，使受试者能够"充分理解"并"自主选择"。知情同意书不应包含要求或暗示受试者放弃他们获得赔偿权利的文字，或必须举证研究者的疏忽或技术缺陷才能索取免费医疗或赔偿的说明。

2010 年发布的《药物临床试验伦理审查工作指导原则》中明确指出知情同意书是伦理审查的必须文件，内容必须包括以下条款：

1. 试验目的、应遵循的试验步骤（包括所有侵入性操作）、试验期限。
2. 预期的受试者的风险和不便。
3. 预期的受益。当受试者没有直接受益时，应告知受试者。

4. 受试者可获得的备选治疗,以及备选治疗重要的潜在风险和受益。

5. 受试者参加试验是否获得报酬。

6. 受试者参加试验是否需要承担费用。

7. 能识别受试者身份的有关记录的保密程度,并说明必要时,试验项目申办者、伦理委员会、政府管理部门按规定可以查阅参加试验的受试者资料。

8. 如发生与试验相关的损害时,受试者可以获得的治疗和相应的补偿。

9. 说明参加试验是自愿的,可以拒绝参加或有权在试验的任何阶段随时退出试验而不会遭到歧视或报复,其医疗待遇与权益不会受到影响。

10. 当存在有关试验和受试者权利的问题,以及发生试验相关伤害时,有联系人及联系方式。

内容的完整性是知情同意书的最基本要求,只有全面的信息,才能保证受试者能够理解知情同意书的内容。知情同意书设计应注意信息量及其复杂性,太过冗长的知情同意书和过分简化的知情同意书都不是合格的知情同意书,确保内容覆盖完整并且语言简洁,让受试者能得到他们需要的信息,理解是知情同意书设计的目标。语言的可阅读性是知情同意书设计时经常被忽略的部分,可阅读性好的知情同意书,才能帮助受试者理解研究的目的、风险、获益、选择和要求。可阅读性最基本要求是使用拟招募人群的母语,尤其在少数民族较多的研究中心设计的知情同意书可能需要设计多语言版本,同时由通晓该语言的委员来审核知情同意书,确保不同版本知情同意书的一致性。知情同意书是受试者了解试验内容的第一手资料,专业晦涩的医学术语或科技名词,将影响受试者的理解程度,受试者可能无法全面了解研究及相关风险。减少专业术语或附有解释,由非医学的伦理委员来确认知情同意的整体通俗易懂程度是提高可阅读性的有效举措。

自愿选择是知情同意书中必不可少的告知内容。即使已经将风险充分告知受试者,知情同意书也签署完整,在出现不良事件甚至严重不良事件等风险时,受试者可能还会发现,他们之前并未意识到风险相对于潜在获益和补偿款才是首位的。因此,知情同意书应告知受试者自愿参加和随时退出的权利,不能含有任何放弃自身应有权益/权利的描述语言。受试者的决定会受到很多因素的影响,但知情同意书中明确告知其选择和拒绝的权利,是维护其自主性的重要举措。

BE 临床试验的知情同意书设计有几个常见问题需要避免,如需避免夸大语言,如"试验用药品安全性很高""试验用药品无任何不良反应",而应用事实和数据说话,不良反应情况可用客观百分比来描述。BE 的知情同意书应明确告知受试者无直接获益,仅有潜在的社会获益,对于受试者关心的采血情况和住院天数等情况应有清晰描述。对于保密性的描述应清晰告知,用于避免受试者对于参加试验导致社会不良印象的焦虑和担忧,对于筛选期需要检测法定报告的传染病如获得性免疫缺陷综合征(AIDS)应在知情同意书中注明。为防止重复参与临床试验,如果要上传身份信息进行验证和比对等情况、上传受试者管理系统的软件名称等情况,也需在知情同意书中注明。此外,还应避免诱导性描述,例如:"试验的补偿金额高达××元",BE 临床试验的受试者有其正当的营养补贴和交通补贴等,应描述在知情同意书的补偿或相关费用的条款,而非在获益部分描述可获得××元报酬。同时,知情同意书中对于费用的金额和支付方式应明确告知,费用描述尽量"以每次访视或每个采血点的补贴为××元"的方式告知受试者,不应描述为完成临床试验后方可获得××元的补偿款,导致受试者可能因为金钱原因,降低了随时退出临床试验的自主性。

二、知情同意的实施

在临床研究中,应该把知情同意书看作一个过程,包括信息给予、商讨、选择与参与,受试者自愿确认其同意参加该项临床试验的过程,须以签名和注明日期的知情同意书作为文件证明。伦理委员会审查内容之一,即为对知情同意书签署过程的审查,包括明确由谁负责获取知情同意,以及签署知情同意书的规定。知情同意书中告知信息充分和获取知情同意过程符合规定是批准一项临床研究的前提。知情同意过程是一个在研究者和预期受试者之间发生的信息交换的过程,除了发生在研究开始之前的知情同意之外,研究过程之中,甚至是研究结束之后都可能需要进一步的知情同意。知情同意的信息包括了受试者招募信息、研究者解释或回答试验内容的信息、研究过程中的沟通信息以及研究结束后的延伸信息。知情同意是尊重患者自主权的体现,它强调人的尊严、人格和自由必须受到尊重,尊重受试者的个人及其选择不受任何干预。其伦理基础在于强调个人自主权的不可替代性,即使在事关生死的重大抉择上,也应当给予每个人充分的时间、尊严和机会来自愿做出决定。由于双方信息严重不对称的客观现实,作为强势一边的研究者,在同受试者签署同意书时,应尽可能地承担起更多的义务,真正做到以受试者的利益为中心,详细告知充分真实的信息,不应因个人小利而有所隐瞒或刻意夸大。

知情同意的实施通常由具有资质的授权研究医生执行,研究医生应当按照知情同意书内容向受试者逐项说明,其中包括:受试者所参加的研究项目的目的、意义和预期效果,可能遇到的风险和不适,以及可能带来的益处或者影响;有无对受试者有益的其他措施或者治疗方案;保密范围和措施;补偿情况,以及发生伤害的补偿和免费治疗;自愿参加并可以随时退出的权利,以及发生问题时的联系人和联系方式等。项目研究者应当给予受试者充分的时间理解知情同意书的内容,由受试者做出是否同意参加研究的决定并签署知情同意书。

知情同意的伦理基础是尊重人的原则。有能力的个人有权自由选择是否参与研究,并在充分了解研究需要的基础上作出决定。对于缺乏提供知情同意能力的儿童或成人,应授权由其法定代理人/监护人作出决定。伦理委员会应审查注意拟招募人群是否有独立完成知情同意过程作出决定的能力,对于无行为能力或限制行为能力的受试者应对知情同意书的形式和知情同意的对象提出建议。对于 BE 临床试验来说,通常纳入的都是成年健康受试者,无特殊理由不应纳入限制行为能力的受试者,应要求受试者本人作出是否参与临床试验的决定。

BE 临床试验具有其特殊性,通常有至少 18~24 例受试者批量筛选、入组,知情同意书的过程也具有其特殊性。通常 BE 临床试验的知情同意过程分为两部分,集中宣讲和单独签署。集中宣讲和单独签署这两部分的知情同意过程,均应由授权的研究医生完成。研究者应提前将知情同意书发放给受试者,保证受试者有足够的阅读时间,可以了解知情同意书的内容,待受试者初步了解知情同意书的要求后,研究医生应就知情同意书的内容,逐项予以宣讲,尤其是受试者配合的住院时间、各类研究流程和风险,如受试者有共性问题且不涉及个人隐私,可集中予以答复。知情同意书宣讲结束后,可按照受试者报名顺序或受试者自愿顺序进行知情同意书签署过程。知情同意书签署应有独立空间,保障受试者隐私,环境相对舒适,缓解受试者紧张情绪,签署之前研究医生应主动向受试者核实是否对于研究内容有疑问,确认受试者对知情同意书的理解程度。单独签署的过程应确保告知受试者自愿参加的权利,充分解答受试者的疑问,在受试者完全自愿的情况下,签署知情同意书。由于 BE 研究的知情和筛选过程通常在一天内完成,知情同意书发放时间应有记录,知情同意书签署建议明确具体时刻,确保知情同意签署轨迹可追溯。

临床试验的招募广告是通过一定的媒介和形式介绍所发起的临床试验,以协助招募合格受试者的宣传方法。招募广告是受试者知情同意的第一步,故伦理委员会应严格审核招募的方式、招募广告的内容和发布范围,国内外法规均对招募资料提出了伦理审查的要求。一方面,招募广告属于广告的一种,必须遵守《中华人民共和国广告法》的规定;另一方面,招募广告又必须符合与人体试验相关的法规指南的规范,其原则应符合《赫尔辛基宣言》的精神,其内容与形式应符合我国《药物临床试验质量管理规范》和《涉及人的生物医学研究伦理审查办法》等法规的要求。

然而目前我国法规对于招募广告的具体审查要点缺少相关规定,可以参照 FDA 的相关指南。FDA 对于伦理委员会审核受试者招募广告的要求为:

1. 研究者必须将所有招募广告资料递交伦理委员会,不同发布形式对所递交资料有不同的要求,主要包括以下内容(但不仅限以下内容):纸媒发布的广告需要递交印刷形式资料,如报纸、杂志、布告栏、海报和单页;电台发布的广告需要递交磁带和印刷手稿;电视发布的广告需要递交录像带和印刷手稿;网络发布的广告需要递交网络清单的复印件;电话招募广告需要递交电话手稿。

2. 广告形式审查及其基本要点

临床研究者或研究机构的名称、地址以及研究条件、研究目的、入选标准、获益列表、受试者需要花费的时间和履行的义务、研究场所是否具备条件、招募联系人及其联系方式。

3. 广告内容的审查及其基本要点

广告中采用的表达方式是否恰当;将用于招募患者的广告材料能否给受试者提供足够的保护;广告中是否明确说明这是一项"临床研究"或"临床试验";广告中是否带有误导或强制性的语言。

此外,伦理委员会应注意招募广告中是否含有以下任何一条违反规定的内容:①是否含有任何明确宣称或含蓄表达临床研究的药物有明确疗效或安全的语句。②是否宣称临床研究药物可能等于或者超过其他药物。③是否强调"免费治疗""研究相关的"治疗。④招募广告可以说明受试者参加试验后可得到的报酬,但是报酬不应该以加大、加粗或其他方法来特别强调,如把"免费"或货币符号、数量等字样设定为大号黑体字,加下划线加以突出等。受试者补偿费通常包括受试者在参加试验时产生的一切费用,如:交通费、停车费、误餐费和托儿费等。补偿金额不能太高,否则就有诱导进行试验的嫌疑。⑤是否宣称本研究"可以(而不是'可能')改善病情"。⑥是否公开宣称或含蓄表达本研究是卫生行政管理部门批准的。⑦是否在"药物、治疗"前面加上定语"研究用、试验用"。⑧是否有语句表明药物尚未得到当局卫生部门批准正式用于临床治疗等。

三、受试者安全保障

人体临床试验的特征之一,即受试者需要承担危害生命健康的生存风险,研究各方应共同加强受试者的风险控制,强化受试者的安全保障。首先将受试者人身安全、健康权益放在优先地位,其次才是科学和社会利益,研究风险与受益比例应当合理,力求使受试者尽可能避免伤害。受试者的安全保障,应是研究者、申办者、伦理委员会、药监管理部门等研究各方共同关注的最基本也是最首要的问题。

BE 临床试验的申办者必须对于方案设计和执行层面进行风险控制,如原研药的不良反应,制订方案时设计相应的观察指标和可预知风险的控制措施,如降糖药应根据药物代谢规律多次设计血糖监测,制订低血糖的处理预案。申办者和研究团队应在方案设计时就讨论可能出现的不良事件,不同严重程度的不良事件应有不同的处理措施。研究者是实施临床试验并对临床试验的质量及受试者安全和权益负责的人员,合格的研究者对整个临床试验的质量保证起着至关重要的作用。试验团队除了熟悉临床试验,更应具有急救和抢救能力,定期考核和模拟训练。试验过程需要严格监护,给药当天应重点监控。试验病房应配备完善的抢救设备,建立严格的抢救流程。研究团队需重视试验药物的全过程管理,还应严格按照药物储藏要求的条件存放并定期检查。伦理委员会作为药物临床试验的监督方对受试者权益保护也承担着监督的职责,包括知情同意制度的执行、补偿与医疗救治、隐私权保护、试验方案的安全性审查等多方面的内容。

受试者权益的保护仅仅依靠试验研究人员的道德自律是不够的,只依靠伦理的约束也显得苍白无力,而管理和监督也无法避免试验研究者发生违规行为。因此,必须是道德、伦理、管理监督、医学伦理审查、法律的综合措施,共同发挥作用。法律是强制的,是不可逾越的底线,是保护受试者的最后一道防线。法律使试验研究者轻易不敢突破这个底线,应积极吸收国外的先进立法经验,推动我国受试者权益保护立法。目前在国际和国内已制定了一些有关科研方面的法律法规、伦理准则和规范,我国 2016 年发布的《涉及人的生物医学研究伦理审查办法》规定:"违反本办法规定的机构和个人,给他人人身、财产造成损害的,应当依法承担民事责任;构成犯罪的,依法追究刑事责任。""对于医疗卫生机构未按照规定设立伦理委员会擅自开展涉及人的生物医学研究的,逾期不改的,由县级以上地方卫生计生行政部门予以警告,并可处以 3 万元以下罚款;医疗卫生机构及其伦理委员会违反本办法规定,可根据情节轻重给予通报批评、警告;对机构主要负责人和其他责任人员,依法给予处分";"项目研究者违反本办法规定,有下列情形之一的,由县级以上地方卫生计生行政部门责令限期整改,并可根据情节轻重给予通报批评、警告;对主要负责人和其他责任人员,依法给予处分。"

（赵秀丽　李雪宁）

参考文献

［1］钱薇,郑林海,杨迪,等. 人体生物等效性临床试验风险伦理评估要点初探. 中国临床药理学与治疗学, 2017,22(9):1077-1080.

［2］Yu L X,Li B V. FDA bioequivalence standards. New York:Springer New York,2014.

［3］加林,OGNIBENE,时占祥,等. 伦理与法规. 北京:科学出版社,2013.

［4］Council for International Organizations of Medical Sciences. International ethical guidelines for health-related research involving humans. Geneva:WHO Press,2016.

［5］World Health Organization. Standards and operational guidance for ethics review of health-related research with human participants. Geneva:WHO Press,2011.

［6］汪秀琴. 临床研究的伦理审查—跟踪审查. 中国医学伦理学,2011,24(5):677-678.

[7] 张冬林,刘东,方淑贤,等. 新药Ⅰ期临床试验过程中受试者的安全问题与管理. 医药导报,2009,3: 389-390.

[8] 钱薇,杨劲,陈磊,等. 人体生物等效性试验设计的伦理思考. 中国临床药理学与治疗学,2007,12(3): 349-351.

[9] CYNTHIA M D,GARY C. Protecting study volunteers in research:a manual for investigative sites. Boston: Centerwatch,2004.

[10] 汪秀琴,熊宁宁,刘沈林,等. 临床试验的伦理审查:风险与受益分析. 中国临床药理学与治疗学,2003, 8(6):718-720.

第四章 生物等效性试验的临床实施

生物等效性试验的临床实施是获得药物的药动学和安全性数据的核心环节。BE研究室应配备符合生物等效性试验实施要求的研究人员、环境与设施、仪器设备与材料、管理制度和标准操作规程,并具有完善的质量管理体系。在生物等效性试验启动前的准备、受试者的招募及管理、试验用药品的管理、试验生物样本的管理中,研究人员严格按照管理制度、标准操作规程和临床试验方案实施临床试验是项目质量合格的重要保障。

第一节 生物等效性试验的质量体系要素

生物等效性试验必须严格遵循《药物临床试验质量管理规范》,实施生物等效性试验的研究病房(BE研究室)应建立完整的质量管理体系。质量管理体系应当覆盖临床试验的全过程,以确保受试者保护、试验数据和结果的可靠性,以及临床试验遵守相关法律法规。一个良好的质量管理体系包括研究室人员资质及培训,研究室环境及设施、仪器设备与材料、管理制度、标准操作规程及质量保证制度。

一、研究人员资质及培训

BE研究团队人员包括研究室负责人、主要研究者、研究医生、研究护士、研究药师、质控保证和质量控制人员、研究助理等其他人员。药物临床试验是一个系统性的工作,上述人员均对质量负责。研究室应当建立以主要研究者(PI)为主导,质量保证员(QA)和质量控制员(QC)为核心,其他研究人员协助的人员要素管理模式。

BE研究室应建立人员档案管理制度,包括研究人员最新履历和资质证书、日常工作培训和GCP培训记录、主要研究者(PI)对研究者进行能力评估记录等。QA应对研究室所有人员档案进行定期的更新和检查。

BE研究室应有相应的人员培训和考核管理制度。培训内容包括临床试验相关的法律法规、规范性文件和相关的技术指导原则,专业知识和技能,管理制度、技术规范、标准操作规程,临床试验方案等。确保参与临床试验的人员都有与其所承担的工作相适应的资质和能力。当临床试验相关的政策法规、指导原则颁布及研究室管理制度、SOP更新时,研究人员应及时培训。

(一) 研究室负责人

研究室负责人总体负责研究室的管理工作,保障受试者的权益与安全。研究室负责人

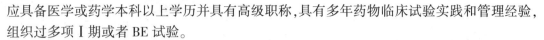

应具备医学或药学本科以上学历并具有高级职称,具有多年药物临床试验实践和管理经验,组织过多项Ⅰ期或者 BE 试验。

（二）主要研究者

主要研究者在整个项目研究团队中起主导作用,负责组建研究团队并对团队人员进行授权分工,对 BE 试验的全过程进行管理,确保试验顺利进行。主要研究者须为医学或药学本科以上学历并具有高级职称,具有系统的临床药理专业知识,至少参加过 3 项以上Ⅰ期或者 BE 试验的经历。研究室负责人和主要研究者可以是同一人。

（三）研究医生

根据开展试验的规模配备足够的专职和/或兼职研究医生,研究医生应具备执业医师资格,具有医学本科或以上学历,有参与药物临床试验的经历,具备急诊和急救等方面的能力。研究医生负责整个研究过程的医学判断和临床决策,凡所涉及的医学判断和临床决策均须由其作出。

（四）研究护士

研究护士负责试验过程中的护理工作。其须具备执业护士资格,有相关的临床试验能力和经验。研究护士承担临床操作工作及医疗操作记录,研究护士负责病房和受试者管理工作。试验病房配备的研究护士中至少有 1 名具有重症护理或急救护理经历的专职护士。

（五）研究药师

研究药师负责试验用药品的管理等工作,包括试验药物的接收、保管、配制、发放、返还、留样等工作,保证试验药物满足临床试验及相关法规要求。研究药师应具备药学本科或以上学历,具有临床药理学相关专业知识和技能,了解《中华人民共和国药品管理法》及试验药物管理的相关要求,有药品调剂、配制及药品贮存管理的经历。

（六）研究助理

研究助理在试验项目实施的过程中协助研究者工作。其须具有医学、药学或相关教育背景;具有 GCP 培训证书;具有良好的沟通能力及团队协作能力。

试验启动前,研究助理协助准备和递交药物临床试验机构和药物临床试验伦理委员会所需文件;协助研究者准备试验过程中所需要的试验表格、标签等工作。试验进行中,协助进行受试者管理,包括受试者情况登记、协助知情同意过程、受试者的检查安排、访视预约等;及时准确填写病例报告表(case report form,CRF),协助完成检查报告的判断和结果录入;获知不良事件与严重不良事件时及时告知研究者,协助处理并上报;协助研究者配合监查员工作,对监查报告问题进行核对与确认。

（七）质量保证部门人员

研究室的质量保证部门人员包括质量保证员(quality assurance,QA)与质量控制员(quality control,QC)。其中 QA 独立于项目执行团队,直接对研究室负责人负责。

1. 质量保证员

QA 负责临床试验全程质量保证工作,应在临床试验中建立有计划的系统性措施,以保证临床试验的实施和数据的生成、记录和报告均遵守试验方案、GCP 和相关法律法规。质量保证员制订系统质量管理年度计划和项目计划并予以实施,详细记录审查的内容、发现的问题、采取的措施等,跟踪不符合内容的整改,对研究室年度质量评审提出改进建议,不断完善质量体系;审核研究室试验项目开展的相关部门,如放射科、心电图室、检验科、B 超室、财务部、信息工程部、重症监护室、急救室等；审核研究室制定的其他各项管理制度、SOP、设计规范等；对执行过程中发现的问题，进行反馈、修正；组织试验人员参加培训以保障研究团队人员符合临床试验质量体系的要求。

2. 质量控制员

QC 负责对试验项目全覆盖、全过程的质量控制，通过具体实施系列技术和活动，以验证临床试验所有相关活动是否符合质量要求。质量控制员在熟知试验方案的基础上，详细列出试验可能存在的风险点，制订出质控计划表。

在试验开展前，QC 须检查试验相关资料是否准备齐全、试验药品情况、试验相关物资情况等。在试验过程中，质量控制员应对项目进行全过程质控，完成质量追踪。

质量控制员须通过对在研项目的受试者原始病历的质控，检查研究者是否严格执行试验方案，做好相关质控记录；对完成的研究病历和系统原始记录进行检查，确认记录是否完整、规范、真实，病例报告表填写是否正确。对发现的问题及时与研究者沟通，提出改正方案和措施，督促研究者整改。发现重大问题及时向主要研究者和 QA 报告，跟踪质量检查发现问题的改进情况。

二、研究室环境及设施

（一）研究场所

BE 研究室应有满足 BE 试验需要的场所，为受试者、工作人员和申办方代表提供良好的试验和工作条件。BE 试验期间受试者同期入组人数较多，为了科学合理地使用空间和有利于试验有序开展，研究室的大小、布局、位置应合适。

研究室应具有相对独立的、安全性良好的病房，病房的床位设计不可过于拥挤，以便紧急情况下的床旁抢救或转移，同时尽可能保证受试者的私密性；护士工作站应便于护士观察试验区的全部活动。研究室配备抢救室，确保受试者能得到及时抢救。

BE 研究室应设有资料室、药物储存和准备室、生物样本处理和保存室。除医护人员工作区以外，还应设有专门的受试者接待室、医学检查区、活动室、配餐室、寄物柜、监查员工作区。试验区、办公区、餐饮区和活动区应有足够程度的分隔及安全保障，相邻区域内进行不相容活动时，能有效隔离，并采取措施防止相互干扰或交叉污染。

（二）试验环境

研究室应制订措施或专门的程序，确保研究室各区域有良好的内务管理，对影响受试者或试验质量的有关因素如温度、湿度等，应进行控制和记录。研究室设立门禁系统，限制进入受试者试验区的人员，避免受试者进入如资料室、药物储存和准备室、生物样本处理和保存室等不允许进入的区域，以保证受试者的安全及试验过程不受外界干扰。研究室可在适当区域安装视频监控系统，视频监控系统在保护受试者在试验期的安全的同时，能确保关键试验过程可溯源。

研究室应保持整洁、有序、安静、卫生，对试验中产生的医疗废弃物应严格控制并妥善处理。

（三）试验设施

研究室的基础设施如供电、环境条件等应能保障 BE 试验的正确实施，病房有基础设施能保证环境温、湿度适宜，保证受试者起居及试验质量，重要设备（如抢救设备、监护设备、样本贮存、数据采集等）应保证在异常断电情况下能继续良好运行；试验区域内应配备相应的应急设施(如紧急呼叫、监控系统、防火设备等),以保障受试者安全;试验病床应有床头设备带(供氧、负压吸引、呼叫系统等)、足够的电源插头及输液设施,床体可移动并能调节高度和倾斜度,病房应保障受试者的安全性及私密性;与医院急救科室的绿色通道应保持畅通,并有移动平车、轮椅等转移受试者的运送工具。

样本处理和保存室应配备生物样本分离、储存、转运设备及监控设施,确保符合相关要求;试验用药品保存室应配备不同贮存条件的药物存贮、分装、配制及监控设施,确保试验药物质量。

受试者饮食应由营养师制定,保证受试者的饮食科学、安全,排除食物对试验结果的干扰。应为受试者提供专用厕所、饮水机、洗浴及洗衣设施、娱乐设施(舒适的座位、电视、网络、报纸、杂志、书籍、棋牌等),为受试者提供轻松舒适的试验环境。

资料室的空间和设施应能安全存储档案。档案室应有合理的安全(防盗、防火、防水、防虫害)、环境(温度和湿度)监控措施及定期检查记录;用于电子数据储存的计算机房须有防火、防水、安全门等防护设施。研究室具有安全良好的网络和通讯设施。

研究室应配备安全消防器材,并定期检查更新,研究人员定期进行安全消防培训,并保留检查记录及培训记录;研究室区域应保持紧急疏散通道畅通,并有明确疏散标识,消防安全通道保持畅通。研究室产生的医疗废弃物应按相关文件要求进行管理及处置,并保留处理记录,避免造成环境污染及人身侵害。

三、仪器设备与材料

(一)试验用仪器设备

研究室应配备能正确进行 BE 试验所需要的所有医学检查、监护、抢救、紧急转运、生物样本处理与保存、试验药物保存与准备等的仪器设备。

(1)试验用基础设备:身份证识别器或指纹扫描系统、体重称/身高测量仪、体温计、血压计及听诊器、心电图机、酒精测试仪、时间同步显示装置、紧急呼叫系统、特殊区域监控系统。

(2)抢救设备:试验病房应配备具有生命体征监测与支持功能的设备,如心电监护仪、除颤仪和呼吸机等,并具有供氧和负压吸引装置,具有可移动抢救车(配有抢救药品和简易抢救设备)、紧急转移用平车和轮椅。

(3)生物样本处理及保存设备:普通离心机、低温离心机、4℃、-20℃及-80℃冰箱、制冰机等。

(4)试验药物保存及分装设备:药品贮存柜、药品贮存冰箱、超净工作台等。

(5)临床试验全程数据采集系统:随着中国临床试验信息化的发展,国家监管部门、申办方、CRO 及其他临床试验参与方,均对数据质量提出了更高的要求。目前临床试验数据采集主要依赖人工记录和输入,在数据采集效率与可靠性上有一定局限性。因此,信息系统管理成为药物临床试验发展的必然趋势。采用临床试验全程数据采集系统,并与医院信息管理系统对接,可实时进行试验过程数据采集、电子 eCRF 表的生成。全程无缝衔接的信息化管理系统,可解决临床试验数据的实时采集和管理问题,符合国际标准、减轻工作量、提高效率确保试验过程数据的真实性和可溯源性。

(二)仪器设备的管理

科学、高效地管理研究室的仪器设备是保证受试者安全、获得可靠的有效数据的保障。

研究室负责人应指定专人负责仪器设备的管理,确保适时对试验仪器设备进行质量检查,确保研究室的仪器设备符合相关要求。

临床试验中使用到的临床仪器设备可按照医院设备管理部门的模式和要求进行管理,包括安装、维护、校准等,研究室可以在此基础上,结合临床试验的实际情况,制定科学、合理的设备管理、使用及维护等相关标准操作规程(SOP)。

研究室应确保所有仪器设备安装在适当的场所或区域。每台设备都应有清晰的标签,能清楚地显示其状态,包括设备编号、型号、状态、负责人员等信息。研究室应加强对工作人员的技术培训,按照产品说明书、技术操作规范等要求使用医疗设备,操作人员应及时填写设备使用记录。设备在使用过程中如出现故障或损坏,应立即停止使用,并及时通知仪器设备管理员组织维护或维修。

仪器设备管理员应定期检查仪器设备的状态,并组织相关人员进行仪器设备的校准、保养、维护工作,确保医疗设备处于良好状态,保障使用质量。仪器设备管理员应对设施设备建立档案,保留所有仪器设备的购买、安装、使用、校准以及维护的所有相关记录。

(三)试验关键耗材的管理

试验关键耗材包括但不限于采血管、留置针、冻存管、特殊检查相关试纸/试剂盒等。临床试验中使用到的试验材料可按照医院采购及物质管理部门的模式和要求进行管理,研究室可以在此基础上,结合临床试验的实际情况,制定科学、合理的相关标准操作规程(SOP)。

研究室自行采购的试验材料应制定相应的采购、领取、验收、储存、使用的管理制度和标准操作规程。研究室均应有专人负责试验材料的管理工作,对供应商的资质、产品质量、服务进行考察评估,并建立合格供应商目录。常用耗材可按照实际使用量设定最低库存,并确定合理的采购数量,防止实验室耗材短缺或囤积。

试验关键耗材进入研究室时,研究者应仔细核对耗材的型号、规格、数量等内容与项目要求是否一致。具有有效期的耗材,如生物样品采集管、检测试纸等,应检查其质保期,确保在有效期内。各类材料应根据其说明书的保存要求存放在合适的地点。试验关键耗材的采购或领取、储存应有记录。

四、管理制度和标准操作规程

研究室应建立健全生物等效性试验相关的质量体系文件,以保证临床试验质量及保障受试者安全。质量体系文件包括管理制度、标准操作规程(SOP)、技术规范性文件和应急预案等。

(1)管理制度:包括研究室设施与环境条件控制的管理制度、人员培训以及考核管理制度、BE 病房管理制度、质量控制与质量保证制度、试验文件管理制度、试验用药品管理制度、试验设施设备管理制度、安全管理制度等。

(2)标准操作规程:包括与试验操作流程、质量控制相关的 SOP。

试验操作流程相关的 SOP 需要覆盖试验全过程的每一个环节,包括受试者招募、知情同意、试验筛选期、辅诊和检验实施、试验期间相关操作(给药、采样、样本处理等)、急救、受试者随访、受试者管理、项目管理及各种仪器操作等相关的 SOP。

质量控制相关的 SOP 包括制定 SOP、质量控制、试验方案讨论、启动、培训、不良事件、严

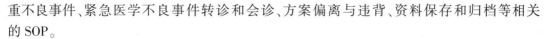

重不良事件、紧急医学不良事件转诊和会诊、方案偏离与违背、资料保存和归档等相关的 SOP。

（3）技术规范性文件：包括临床试验方案设计、病例报告表设计、总结报告等规范性文件。

（4）应急预案：应针对药物临床试验中可能出现的医疗不良事件制定相应的应急预案。

研究室应建立质量体系文件的制定、审核和批准、实施以及修订与废止的管理制度并遵照执行。研究室的所有管理制度与 SOP 有统一格式和编码，内容应在遵循临床试验相关法律法规、规范性文件和技术指导原则的基础上，结合本研究室的具体情况做到合理可行；质量体系文件起草后，应对草稿进行审阅和讨论，保证文件简练、易懂、完整和清晰，具有逻辑性和可行性，与已生效的其他文件具有兼容性。审核后确定的文件，应规定生效日期，并由研究室负责人签署批准；质量体系文件生效后应立即执行，所有工作人员必须接受对相关文件的培训，更新相关文件时，需进行针对性培训。研究室需要对管理制度和 SOP 进行定期和不定期检查，确定是否需要修订或废止，并将相关信息记录在案。废止的文件需归档保管并有作废标记，以保证现行所用的管理制度与 SOP 为最新版本。

五、质量管理体系

完善的临床试验质量管理体系是保证临床试验高质量的重要前提，是临床试验中心内部建立的、为实现质量目标所必需的、系统的质量管理模式。一套完善的质量管理体系通常可通过以下几方面进行建立。

1. 制定研究室质量手册

研究室质量手册是对研究室临床试验质量体系作概括表述、阐述及指导质量体系实践的主要文件，是研究室质量管理和质量保证应长期遵循的纲领性文件。质量手册是由研究室负责人批准发布的，证明具有质量保证能力的书面证据，它具有权威性，是团队实施各项质量管理活动的基本法规和行动准则。同时质量手册也作为向申办方或第三方监查/稽查/核查部门证明研究室质量体系的存在性文件，是取得第三方信任的手段。研究室质量手册不仅为协调质量体系有效运行提供了有效手段，也为质量体系的评价和审核提供了依据。

质量管理手册内容通常包括研究室简介、质量政策及质量管理职责、设施设备及人员组成、质量保证及质量管理体系、临床试验操作流程、保密原则、持续改进政策等，并包含相关支撑附件。

2. 建立受控的文件管理体系

临床试验文件受控是保证临床试验过程所用文件得到规范化、条理化、统一化和明确化的管理，也是保证临床试验数据真实性的重要手段。所有文件应经相关部门的准备、审核、批准后方可使用。QA 部门负责对临床试验过程中所需文件进行统一控制和分发。受控的文件除了包括 SOP、表格、台账等文件外，还应包括研究过程中的研究方案、特定研究计划/程序、知情同意文件、病例报告表以及在临床、统计和其他研究阶段提供指导的任何其他文件。QA 部门可根据文件的类型制定不同的受控方式，并在文件管理相关 SOP 中明确文件受控的具体方式、流程和要求。临床操作部门应按照文件受控 SOP 的要求进行所需文件的领取、使用、归还和销毁。

3. 定期进行体系评估

QA 部门除了对具体临床试验进行质控外，还应每年定期进行研究室内部体系评估。体系评估是常规性的、非研究性的，旨在监查和评估体系运作（包括设施、设备和人员）是否符合内部操作流程及国内外相关法规指南要求。体系评估一般至少一年 1～2 次，QA 部门应提前制定每年的体系评估计划，并将体系评估计划发送至各部门。体系评估结束后，QA 部门应将发现的问题进行分类汇总并出具评估报告。各部门相关人员应在规定的期限内对评估报告中发现的问题进行整改及培训，QA 部门应对整改后的内容进行追踪。

QA 部门除了执行常规的年度体系评估外，还应针对通过试验质控过程中或趋势分析过程中发现的问题采取纠正和预防措施（corrective actions and preventive action，CAPA）。CAPA 是指对存在的或潜在的问题进行调查分析，采取措施以防止问题再发生或避免发生。CAPA 目的是从根本上消除产生问题的原因，可应用于整个临床试验各项操作过程中，是维持临床试验质量体系正常运行的重要手段。

4. 开展试验项目的质量控制

质量控制是为验证临床试验所有相关活动是否符合质量要求而实施的技术和活动。项目的质量控制包括两个方面：一是 QA 对试验关键环节进行的现场质控，二是 QC 对试验全过程的质量控制。

在试验开展之前，QA 应提前制订项目质控计划，质控实施应该按照质控计划执行。对于生物等效性试验，QA 的质控通常包括试验过程中和回顾性质控两阶段。试验过程中的质控通常只在受试者知情同意、试验给药等试验关键操作环节进行，回顾性质控是在试验某阶段完成后对数据及相关文件的回顾性质控。QA 对质控过程中发现的问题进行分类汇总，并以质控报告形式发送至试验相关人员；相关人员应在规定的期限针对质控报告的问题进行整改，并向 QA 提供质控报告的回复。QA 应对相关问题进行追踪直至问题解决。

QC 应对试验项目进行全覆盖、全过程的质量控制。在试验开展前，QC 须检查试验相关资料是否准备齐全、试验药品情况、试验相关物资情况等。在试验过程中，质量控制员应对项目进行全过程质控，完成质量追踪。对发现的问题及时与研究者沟通，提出改正方案和措施，督促研究者整改。发现重大问题及时向主要研究者和 QA 报告，跟踪质量检查发现问题的改进情况。

5. 外部监查、稽查、核查

申办者应任命合格的监查员（CRA）对试验过程进行监查，监查的目的是为了保证临床试验中受试者的权益受到保障，试验记录与报告的数据准确、完整无误，保证试验遵循已批准的方案和有关法规。监查的频率和性质应根据试验的实际情况而定。监查的工作包括受试者知情同意是否规范；是否严格执行入排标准；是否遵循随机原则；给药、样本采样及处理环节是否遵守 SOP；试验期间受试者饮食、饮水管理是否遵循方案；不良事件的发生、处理、判断是否规范；CRF 与原始记录的一致性等。CRA 应如实记录监查过程中发现的问题，及时与研究人员沟通，并采取适当措施防止再次发生，确保试验人员正确执行。

申办者可委托稽查人员对临床试验相关活动和文件进行系统性检查，以评价试验是否

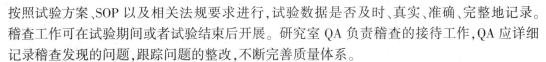

按照试验方案、SOP 以及相关法规要求进行,试验数据是否及时、真实、准确、完整地记录。稽查工作可在试验期间或者试验结束后开展。研究室 QA 负责稽查的接待工作,QA 应详细记录稽查发现的问题,跟踪问题的整改,不断完善质量体系。

国家监管部门可对试验设施、记录和其他方面进行核查,核查可以在试验现场、申办者或者合同研究组织所在地等其他场所进行。

第二节　生物等效性试验的临床实施过程

一、试验启动前的准备

生物等效性试验实施前应有充足的准备以保证试验的合规性以及试验的顺利进行。保证临床试验合规方面的准备工作包括获得伦理委员会批准、签署临床试验协议,如果涉及在中国境内从事的中国人类遗传资源采集、收集、买卖、出口、出境等事项的国际合作项目,需按要求获得人类遗传资源审查批准。此外,申办方需按规定在"化学仿制药生物等效性与临床试验备案信息平台"进行试验备案。保证试验顺利实施方面的准备工作包括试验用物资(例如仪器设备、试验耗材、试验药物、试验文件等)、试验环境、研究团队的培训以及授权分工等各方面的准备。

(一) 生物等效性试验备案与登记

1. 生物等效性试验备案规定

2015 年 12 月 1 日,国家食品药品监督管理总局发布了《化学仿制药生物等效性试验备案管理规定》,该规定优化了仿制药审批流程,BE 试验由审批制改为备案管理。该规定指出以药品注册、仿制药质量疗效一致性评价为目的开展化学仿制药 BE 试验,申请人在化学仿制药物研究过程中,应在国家食品药品监督管理总局(现为国家药品监督管理局)指定的信息平台按照要求提交备案资料,获得备案号后自行开展并完成 BE 试验的全过程;申请人应按照药品注册的相关法律法规和技术要求开展 BE 试验研究,确保研究的科学性,伦理合理性,研究资料的真实性、准确性,以及研究过程的可追溯性。该规定公布了BE 试验备案的适用范围以及需要按照《药品注册管理办法》的有关规定申报受理和审评审批的药物类别。

2. 生物等效性试验备案流程

备案前试验方案需经药物临床试验机构伦理委员会伦理审查并签署 BE 试验合同,注册申请人在试验开展前 30 天登录"化学药 BE 试验备案信息平台"填写备案信息及提交备案资料,获取备案号。

BE 备案的材料主要包括但不限于:注册申请人信息、产品基本信息、处方工艺、质量研究和质量标准、参比制剂等基本信息;稳定性研究、原料药物、试验方案设计、伦理委员会批准证明文件等。

国家药品监督管理局对注册申请人的备案资料进行分析和技术评估,对备案资料存在明显缺陷和安全性存在较高风险的,及时告知注册申请人,终止 BE 试验。

3. 临床试验登记

注册申请人应在第 1 例受试者入组前在国家药品监督管理局药物临床试验登记与信息公示平台完成临床试验登记。临床试验登记主要资料包括但不限于:临床试验信息登记表、临床试验方案、伦理委员会批件、知情同意书。

1年内未提交受试者入组试验信息的,须说明情况;2年内未提交受试者入组试验信息的,所获得备案号自行失效。试验过程中,参比制剂、原料药、制剂处方、工艺等发生变更,注册申请人应停止试验,通过备案平台提交试验中止的申请,待提交备案变更资料,生成新的备案号后重新开展BE试验。BE试验完成后,注册申请人应当在BE试验完成或因故终止一年内,在备案平台提交BE试验的总结报告或情况说明。

(二)人类遗传资源管理规定与申报流程

人类遗传资源包括人类遗传资源材料和人类遗传资源信息。人类遗传资源材料是指含有人体基因组、基因等遗传物质的器官、组织、细胞等遗传材料。人类遗传资源信息是指利用人类遗传资源材料产生的数据等信息资料。为了规范和促进我国人类遗传资源的保护和利用,增强我国生物和医药科技的研究开发能力,保障人民身体健康,国家卫生健康委员会、国家科学技术部制定了一系列规定对人类遗传资源的保护和管理做出明确规定,要求凡涉及在中国境内从事的中国人类遗传资源采集、收集、买卖、出口、出境等事项的国际合作项目,需按要求进行人类遗传资源采集、收集、买卖、出口、出境审批或备案流程。审批或备案材料包括申请书、组织机构代码证、知情同意书文本、伦理委员会批件、采集、收集、转运合作协议文本草案、国际合作协议文本草案、国家药品监督管理局出具的临床试验批件或相关文件、法律法规要求的其他材料。

2017年,国家科学技术部制定了针对为获得相关药品和医疗器械在我国上市许可,利用我国人类遗传资源开展国际合作临床试验的优化审批流程,其中药品临床试验包括Ⅰ期、Ⅱ期、Ⅲ期以及生物等效性临床试验,该审批流程自2017年12月1日起施行。新的审批流程规定由具有法人资格的合作双方,即中方单位和外方单位共同申请,合作发起方同临床机构协商决定填报主体;鼓励多中心临床研究设立组长单位,一次性申报;临床试验成员单位认可组长单位的伦理审查结论,不再重复审查;调整提交伦理审查批件、国家药品监督管理局出具的临床试验批件的时间,由原来的在线预申报时提交延后至正式受理时提交;取消省级科技行政部门或国务院有关部门科技主管单位盖章环节等规定。

2019年5月28日,国务院颁布了《中华人民共和国人类遗传资源管理条例》。该条例中规定对重要遗传家系和特定地区人类遗传资源实行申报登记制度,自2019年7月1日起开始施行。该条例规定为获得相关药品和医疗器械在我国上市许可,在临床机构(是指所涉及的人类遗传资源仅在临床机构内采集、检测、分析和剩余样本处理等;或者所涉及的人类遗传资源在临床机构内采集,由临床机构委托的单位进行检测、分析和剩余样本处理等)利用我国人类遗传资源开展国际合作临床试验、不涉及人类遗传资源材料出境的,不需要审批,但是,合作双方在开展临床试验前应当将拟使用的人类遗传资源种类、数量及其用途向国务院科学技术行政部门备案。在国际合作活动结束后6个月内共同向国务院科学技术行政部门提交合作研究情况报告。凡涉及在中国境内从事的中国人类遗传资源采集、收集、买卖、出口、出境等事项的国际合作项目,确需将我国人类遗传资源材料运送、邮寄、携带出境的,须经国务院科学技术行政部门审批;在国际合作科学研究过程中,若合作方、研究目的、研究内容、合作期限等重大事项发生变更的,应当办理变更审批手续。

（三）合同与协议

试验开展前,申办者和研究方应签署具有中国法律约束力的委托合同。在合同中明确试验内容和进度、双方责任和义务、委托研究经费额度,此外还应关注保密原则、受试者保险、受试者补偿或赔偿原则、试验暂停和终止的原则和责任归属、知识产权界定、发表论文方式等。

研究室不可将试验工作转包;如果不能完成部分工作,应事先由申办者与其他相关机构签署相关委托合同。

研究室不应擅自增加试验内容和改变试验方法。申办者如要求进行附加服务,双方应于相关工作开始之前签署附加协议,并承诺工作不与临床试验方案相冲突、不损害受试者的权益与安全。

（四）试验用物资准备

1. 试验用仪器设备的准备

仪器设备管理员或被授权使用仪器设备的研究者检查试验所用的全部仪器设备,确认仪器设备处于可正常使用状态,仪器设备的计量合格证在有效期内,并落实备用仪器设备的状况,以便设备出现故障时的及时使用。

研究团队在试验前应对该试验项目的风险进行评估,若制订了特定的应急预案,除了常规的急救仪器设备和急救药品的准备之外,研究人员还应参照该应急预案核对准备相应的急救仪器设备以及急救药品。

2. 试验用耗材的准备

BE试验中的常用耗材包括与药物相关的:药物分装袋、药杯、水杯、量筒等;与生物样本有关的:留置针、持针器、一次性使用静脉采血针、棉签、碘酒、负压采血管、实验室检查标签、尿杯、滥用药物检测试纸、尿样采集桶、一次性吸管、样本冻存管、样本保存盒、样本标签等。应根据试验方案要求确定所需的耗材种类和数量,应关注方案是否有对耗材的特殊要求,如负压采血管的抗凝剂及相应规格;生物样本冻存管是否需要避光等。

应确保试验用耗材得到妥善的保管,对于保存条件有特殊要求的耗材,应根据其说明书中推荐的条件进行保存。

3. 试验用文件准备

研究者根据方案中所需样本量及预估备份量与申办者商定需要印刷的空白原始记录、空白知情同意书的份数。研究者在接受文件时应关注文件版本号及版本日期是否为当前伦理批准的最新版本,并及时做好交接记录。若试验采用电子数据捕获(electronic data capture,EDC)系统,应在试验开始前完成EDC的线上测试。

研究者应与申办者确认试验过程原始记录文件的格式,例如与受试者相关的筛选入选表、出入院记录表、受试者补偿费签收记录表等;与样本相关的样本处理记录、冰箱冻存记录表等;与药品相关的药品接收、保存温湿度的记录、出入库记录、药品使用记录表等。

（五）试验环境准备

做好充足的试验环境准备是保证试验过程有序进行的必备条件。BE试验往往需要筛选充足的受试者才能保证合格的入组人数,研究团队应根据试验筛选和试验入组的人数做好试验环境的准备工作,确保试验期间的研究者有适宜的工作环境、受试者有干净舒适的生活环境,该准备工作包括受试者病房的清洁、消毒、通风等,特殊药物如某些内源性药物等还需考虑到病房环境的温湿度监控;受试者就餐室的及时清洁,保证受试者有一个良好的就餐环境;受试者活动室进行规整,并对活动室的娱乐设备进行清点及维护,确保受试者拥有舒适的活动场所。

(六) 启动会及研究者授权分工

研究项目经过伦理委员会批准、签署试验合同、完成 BE 试验、备案信息并获取备案号、获得中国人类遗传资源管理的批件(必要时)后,主要研究者和申办方确定召开启动会的时间。启动会上,除对试验方案进行培训外,还应让所有研究人员充分了解试验过程中可能存在的不良反应风险并掌握相关应急预案。此外,还应对试验项目中涉及新的仪器操作或试验操作进行培训,必要时组织研究团队对整个试验流程进行模拟演练,熟悉流程,同时发现问题并解决问题以确保正式试验的顺利进行。

主要研究者针对研究者资质进行授权分工,应授权足够多的研究者以满足试验要求,授权分工内容应涵盖试验过程可能涉及的所有试验程序,各试验程序的授权分工对象应合理准确,例如研究医生应具备医师资格证书和医师执业证书,有相应临床医疗经验,并具备一定的不良事件处理能力。试验过程中主要负责相关医学操作和医学判断等;护士应具备护士资格证书和护士执业证书,试验过程中主要负责标本的采集、受试者护理相关的监护管理等工作。

二、受试者的招募及管理

(一) 受试者招募

研究者是否能按照试验计划和试验方案,在一定时间内招募足够多的受试者对试验效率和质量至关重要。

招募受试者前,主要研究者应指定负责受试者招募的研究者,该研究者应制订招募计划,按照试验日程安排,依据试验方案中的入组受试者例数,男女比例和入选、排除标准,预计筛选成功率,确认筛选日期以及预估招募来研究机构筛选的受试者数量。若研究者评估受试者招募将影响试验进度时,可以在事先获得伦理委员会批准的前提下,采用招募广告招募受试者。此外,研究者也可以在事先获得申办者书面同意的前提下委托第三方公司,如临床机构管理组织(site management organization, SMO)等协助招募受试者。招募受试者的程序及方式应符合伦理原则且可操作。不论采用何种募集方式,受试者必须是在自愿的前提下被募集的,不得有强迫、不当诱惑或欺骗行为。

(二) 受试者数据库建设与管理

为完善对受试者参与试验的管理,保障受试者权益,提高临床试验质量,建立、更新受试者数据库并对其合理应用,可极大程度上辅助后续试验的筛选及管理工作。

受试者联网数据库可以避免受试者短期内在不同研究机构多次参加试验,选择使用数据库时需考虑数据库的覆盖程度。目前不同的研究机构在使用不同的数据库,其中使用最广泛的是"全国临床研究志愿者数据库",该数据库是 2014 年在北京市科学技术委员会的领导下建立,逐步在北京地区和全国范围内安装使用,至今已有近 300 家 I 期临床试验机构安装并使用。该联网系统通过扫描身份证、指纹采集、图像识别的方式将受试者信息上传到该联网系统中,根据受试者在联网记录中的全部参与试验情况所做出的判断,系统提示可否进入筛选检查。

为了更好地对受试者进行管理,除了使用受试者联网数据库外,建议 I 期临床试验研究室建立本研究室的受试者数据库。

应遵循临床试验中受试者隐私和保密性的法律法规,保护鉴别受试者身份的记录。对数据库中任何与受试者相关的信息均需要保密,经授权的研究人员方可查看该数据库。

(三) 受试者筛选期管理

受试者筛选是决定 BE 试验进度的一个关键步骤。为减少不同批次入组对试验结果造成的影响,往往采取同一批次入组所需全部健康受试者。因此,如何快速、高效地完成受试者筛选是对研究者的一个重大考验。

受试者参加 BE 试验的知情同意过程已在第三章描述。在受试者签署知情同意书之后,给予受试者筛选号,筛选期应对受试者身份进行鉴别(照相、指纹等),以便在后续访视中验证其身份;并采用适当的方式(例如腕带)标记受试者的筛选号,以便筛选过程中其他研究者核对该受试者的筛选号,确保采集的数据以及样本来自于该筛选号的受试者。

为确保数据的准确性,筛选期的数据收集应尽量采用客观生成的数据进行评价。受试者检查项目顺序尽量遵循先无创后有创的原则,如任何一个环节不符合入组标准,在获得受试者同意后,可及时停止后续筛选程序,避免占用受试者更长时间或因相关检查给受试者带来的风险和不适。

研究医生应及时确定符合入组试验的受试者,对入组试验的受试者,研究人员应通知入住时间,并告知准备试验期间的个人物品以及入住前的生活注意事项;对未入组受试者,研究人员应告知不能入组试验的原因。

(四) 受试者试验期管理

1. 受试者的生活限制及管理

经筛选符合入组试验的受试者入住试验病房时,研究者应进行身份核对并核实受试者是否携带试验违禁品。试验前,应对受试者进行适当培训,使其充分了解病房管理制度、试验流程及方法、样本采集情况、紧急呼叫器的使用方法、试验全程的注意事项及试验相关要求等。

试验期间受试者应给予某种形式的身份识别,如衣服上或胳膊上(腕带)标明受试号码和试验代码,以便在给药、采集生物样本等所有试验操作前对受试者的身份进行核对。

受试者分组遵循随机原则,按照试验方案的规定以及统计部门提供随机表进行分组。对受试者的临床观察记录与生物样本采集记录均应准确、完整、真实。

试验期间,受试者的饮食、饮水、活动等应符合方案要求,研究者依照方案制订食谱并给受试者供餐,按方案要求选定合适时间发放食物,应关注并记录受试者禁水时间以及进食时间和食用比率等。生物等效性研究中受试者在各周期的食谱应一致,以避免饮食对药动学的影响。试验过程中允许受试者进行正常活动,但应避免剧烈运动和重体力活动。

BE 试验的洗脱期在受试者离院时,对受试者宣教离院后注意事项,如活动、饮食、睡眠、避孕和身体不适时的处理方式及联系人等。

试验过程中,研究者应尊重受试者,应保持与受试者良好沟通,以提高受试者的依从性,对待受试者应有足够的耐心、爱心、责任心。

2. 保护受试者的安全

保护受试者的安全是研究者的重要职责之一。参与临床试验的医护人员应具有应对紧急事件、抢救的能力。所有参与临床研究的人员应在试验开始前经过培训,了解有关试验药物的特点及不良反应,熟知不良事件报告程序的标准操作规程。

试验期间,研究者应告知受试者在整个研究期间与其健康相关的数据将会被收集,并向其解释安全信息报告程序和重要性。试验过程中,研究人员应密切观察或通过询问了解受试者的健康状况,在不良事件询问过程中应采用中立性的语言,避免诱导性的提问。在临床试验和随访期间,对于受试者出现与试验相关的不良事件,包括有临床意义的实验室异常时,研究医生应及时掌握该不良事件的详细情况,及时给予适当的医疗处理措施,并判断该受试者是否继续参加试验或退出。研究医生应追踪观察、治疗发生不良事件的受试者,除发生失访情况外,应追踪直到不良事件妥善解决或病情稳定,若实验室检查异常应追踪至正常或异常无临床意义。若发生严重的不良事件时,研究医生应判断是否需要联系其他科室医生到研究中心参与救治;若研究中心的抢救设施及抢救条件无法满足当前不良事件的评估及抢救时,应及时转运到其他科室进行救治。

当临床试验过程中发生需住院治疗、延长住院时间、伤残、影响工作能力、危及生命或死亡、导致先天畸形等事件时则被认为是严重不良事件,当研究者判断某不良事件为严重不良事件时,在对受试者采取紧急抢救措施的同时,应根据相关规定,研究者应当立即向申办者书面报告所有严重不良事件,随后应当及时提供详尽、书面的随访报告。申办者收到任何来源的安全性相关信息后,均应当立即分析评估,包括严重性、与试验药物的相关性以及是否为预期事件等。申办者应当将可疑且非预期严重不良反应快速报告给所有参加临床试验的研究者及临床试验机构、伦理委员会;申办者应当向药品监督管理部门和卫生健康主管部门报告可疑且非预期严重不良反应。

三、试验用药品的管理

在生物等效性试验中,试验用药品包括受试制剂和参比制剂。其中参比制剂来源于市售产品,受试制剂和参比制剂的制备,都应当符合《药品生产质量管理规范》。研究中所用的受试制剂批次样品的批量应符合监管部门相关规定的要求。

在临床试验实施前,申办者负责对临床试验用药品作适当的包装与标签,并标明为临床试验专用,在参比制剂的外包装上粘贴的标签不应掩盖原包装上的内容。

(一) 试验用药品的运输和交接

依照试验用药品保存地点的不同,药品可以由药物临床试验机构临床试验药房的药品管理员或者 BE 研究室的药品管理员负责接收。药物管理员负责药物的接收和日常管理,并保存药物的药检报告,药品运输过程中应有温度监控。

药物运达后,药物管理员确认试验用药品标签正确无误、试验用药品包装完好、无污损变质、运输过程中的条件是否与储存条件一致,核对试验用药品的名称、数量、规格、批号等,并与药检报告、研究方案上的信息进行核对。验收合格后,在药物交接单上签字确认,并将药物及时入库保存并做好记录。若药物验收不合格,如有破损、批号等信息不一致,应及时与申办方沟通处理。

（二）试验用药品的留样

根据《生物利用度和生物等效性试验用药品的处理和保存要求技术指导原则》要求,研究中心在生物等效性试验中应当对试验用药品进行留存。药物留样的工作由研究中心完成,申办者将试验用药品提供至研究中心之前,不得从试验用药物中分出留存样品。留样药物和试验用药品的批号应一致,且应保存在申办方的原包装容器中。药物管理员根据随机表随机抽取研究药物和留存药物,并做好相关记录。

当提供给研究中心的同一批试验用药品是用于一项以上研究时,仅需保存一份足量的试验用药品作为留存药物,并说明其为用于若干研究中的同批试验用药品。但是,临床研究若需多次提供试验用药品来进行相同的研究或其他研究时,研究中心对后续提供的试验用药品也应抽取足够数量的留存药物。采用上述方法的目的是确保留存样品与申办方提供给研究中心进行临床研究的药品是同批产品。

留存样品的数量应足够进行 5 次按质量标准全检的要求。对于口服固体制剂（如片剂、胶囊）,试验制剂及参比制剂分别提供 300 个单位（片/粒）应可满足 5 次全检量的要求。

留样药物需严格按保存条件存放于药物储藏室中,留样药物亦可保存在独立的第三方机构,前提是申办者和研究机构需确认第三方机构应具有按照试验用药品标签上所标示的条件进行贮藏的设备。留样药物转移过程中,应确保其处于可控状态。

临床试验机构至少保存留样至药品上市后 2 年。临床试验机构可将留存样品委托具备条件的独立的第三方保存,但不得返还申办者或者与其利益相关的第三方。

（三）试验用药品的保存

试验用药品应在药物保存室内分类贮存,由授权药师负责试验用药品的管理,并监控、检查、记录存放区的温湿度等。试验用药品摆放整齐有序,标识清楚。各种不同的药物建议分盒存放,并贴好标签注明醒目的项目编号,严防混淆。

常温保存的药物温度须控制在 10~30℃,阴凉保存的药物温度不高于 20℃,冷处保存的药物温度为 2~10℃。药物保存期间若温度出现异常变化,应及时采取应对措施并记录。药物保存过程中,若发现研究药物不适合使用（例如产品召回、保存温度偏离、超过有效期）,应隔离保存药物。

药物管理员对药物管理的全过程均要做好记录。

（四）试验用药品的使用

对受试者的正确给药是试验的关键步骤之一,在此过程中,研究者应予以足够重视,给药过程应有研究者进行核对。

药品管理员应在确认试验用药品的保存条件和有效期后,才可发放试验用药品。研究者应按照试验方案和随机服药顺序表分装试验药或对照药,分装或配制药物应在规定条件下进行。药物分装后,应妥善保存,避免洒落等情况造成受试制剂与参比制剂的混淆。对有特殊保存条件的试验用药品,应尽量缩短药物分装至受试者服药之间的时间。

给药前研究者需要再次核对受试者身份,并确认其已按照方案完成给药前的所有程序。需要用水送服口服固体制剂,应按照方案要求的用水体积准备温度适宜的纯净饮用水。除非药品有特殊要求,通常情况受试者要将药品整片吞下,不能嚼服。特殊的剂型则按照说明书和操作手册进行。口腔崩解片放在口腔内不得与水同服,并同时观察药物在口腔中的崩解时限、沙粒感等情况;说明书中仅要求咀嚼吞咽的咀嚼片,需咀嚼后吞咽给药;混悬剂需充分考虑给药剂量的准确性,吸入制剂应考虑受试者吸入技术及交叉污染等。

研究者要确保受试者已正确服用/使用试验药品。受试者服药后要检查其口腔、服药杯和水杯,确认药品已送服。服药后应密切观察受试者的状态,关注是否出现不良事件以及主观原因的呕吐药物。

研究者必须保证所有试验用药品仅用于该临床试验的受试者,研究者不得把试验用药品转交任何非临床试验参加者使用。

(五)试验用药品的回收及销毁

一般来说,BE试验运送到研究中心的试验用药品,试验结束后的剩余药物应连同留样药物一起保存于研究中心或者独立的第三方机构,不涉及试验用药品的回收或销毁。

如申办者决定回收除留样药物之外的剩余药物时,药物管理员应与监查员一起核对剩余药物数量,并将剩余临床研究药物返还给申办方,由申办方负责销毁,并填写销毁记录,销毁记录应至少包含销毁日期、销毁方式、药物名称、药物批号、药物规格、药物数量等,由销毁人签字,研究中心应保存一份销毁记录复印件。

四、试验生物样本的管理

生物样本分为用于评估安全性的实验室检查生物样本和用于评估药动学特征的PK样本,BE研究室要确保试验过程中不同受试者不同时间点的生物样本按照方案要求完成采集、离心、保存,任何环节的失误均可能对测定数据造成影响,进而影响安全性评估或改变生物等效性的判定结果。

(一)生物样本的标签设计

所有试验生物样本均有一个独立的标签,在设计生物样本标签时应同时考虑到临床试验人员和生物样本测试机构的使用舒适度,而且要保证生物样本的唯一性,因此每个生物分析实验室或者研究中心需要根据自身的实际情况来设计生物样本标签。

在设计标签时,需要注意几点:保证所有生物样本的编号在本机构内具有唯一性,无论是在临床研究中心还是生物样本检测机构;标签的材质必须适合生物样本所需要长期保存的温度,并做到字迹清晰、不褪色、不脱落,特别要确保生物样本管在反复冻存后生物样本标签上的编号仍然易于分辨;生物样本标签的内容可以根据每个机构的实际情况进行设计,建议至少包括以下内容:①项目编号;②受试者编号,通常为入组号;③试验周期;④采血时间点(具体采血时间点或采血序号);标签不宜覆盖整个样本保存管的外围,以利于检测人员取样。

(二)生物样本的采集

应采用符合试验方案规定的、适宜的医用器具、材料等采集并收集人体生物样本。实验室标本的采集、送检应根据医院检验科相关规定进行,注意不同标本的采集及送检时间要求,以确保检测样本质量。采集标本时,应采取适当的措施,确保所采集的标本来源为受试者本人。

试验观察期,PK生物样本常见的生物基质为血清、血浆、全血及尿样,基质的采集要求必须在临床试验方案中明确,包括采集的种类、采集方式、采集体积、生物样本采集的时间窗等,药动学生物样本采集管基质种类必须与生物样本检测方法学验证时所采用的基质一致。

PK样本采集前应按照一定顺序排列采血管以保证采集过程有序。对于方法学验证结果显示光照、温度会影响药物或其代谢产物稳定性的品种,在采集时应考虑避光、采集完后及时置于冰水浴中、全血中添加稳定剂等操作方式。具体操作方式应在临床试验方案或生物样本采集处理手册中进行规定,生物样本采集人员必须严格按照要求进行采集。

生物样本采集情况应有相应的表格进行记录,内容至少应该包括生物样本采集时间、生物样本编号、采集人员,复核人员等。若同一时间点有多项试验操作时,可根据其余各项试验操作的时间窗调整各项操作的先后顺序,应优先确保PK生物样本采集在理论时间范围内。生物样本采集过程中所发生的与临床试验方案或生物样本采集手册不一致的情况必须详细记录,例如生物样本采集时间发生偏差等。

药动学血样采集必须由研究护士执行。通常药动学血样采集时间点比较密集,为减少多次采集血样对受试者带来的不适,研究护士可在试验前给受试者埋置静脉留置针,并告知有关静脉留置针的相关注意事项。由于留置针中通常会留有封管液,因此在生物样本正式采集前需要额外废弃一部分血液,以保证留置针内封管液体积不会造成血液样品稀释使其浓度下降。留置针一般可使用72~96h,或根据受试者实际情况决定留置针使用时间。

尿样的留取通常分时间段,每个时间段留在不同的容器中,必须测量和记录每个时间段的总体积或重量,再取出用于生物样本检测的体积后,其余的尿样可以丢弃。

（三）生物样本的分离

根据生物样本基质的不同,通过不同的操作方式进行分离,分离的过程同样也需要在临床试验方案或生物样本采集手册中明确规定。分离的方式有以下几种:

尿样:直接吸取尿样至保存管中留存。

全血:采集管摇匀后,直接转移至保存管中留存。

血浆:采集管摇匀后,放入离心机中离心后,取上层血浆转移至保存管中留存,摇匀时必须轻柔,防止溶血,离心机的设置需包括温度、离心力、离心时间等,通常离心力的范围1 500~2 500g,离心温度为2~8℃,离心时间为5~10min。具体参数的设置应在临床试验方案或生物样本采集手册中进行规定。

血清:通常与血浆操作基本一致,但是由于血清容易凝结,不易收集,因此不建议使用血清作为最终检测基质。

分离过程中也应该考虑到稳定性问题,是否需要低温分离。此外,所有分离后的生物样本应一式二份进行保存。

分离过程必须有相应的记录,内容应包括样本离心条件、离心时间、样本分取时间、放置冰箱时间、分离操作人员、复核人员等信息。分离过程中发现的异常必须详细记录,如是否有溶血、是否是脂血等,具体异常情况记录内容应充分考虑到样本分析方法学的验证结果。

（四）生物样本的保存

生物样本保存应在临床试验方案中明确,包括长期保存的温度,是否需要避光等。临床试验方案中生物样本的保存条件必须与生物样本检测机构所考察的稳定性条件一致,保存时所采用的容器材质也必须与稳定性考察时使用的容器材质一致。

生物样本保存中有以下几点需要注意：

生物样本保存冰箱必须进行温度监控，并且定时检查记录温度波动情况，如有异常须及时处理，并将异常温度情况告知生物样本检测单位和申办方，以便做好超温对样本影响的评估。使用温度监控系统时，应预先设置适宜的报警温度，以便及时将异常情况通过短信发送给相关人员。

条件允许的情况下，检测生物样本与备份生物样本尽量放置于不同的保存柜中，降低保存柜故障导致所有生物样本失效的风险；同一项目生物样本相对集中放置，生物样本保存盒有明显标识，便于查找。

生物样本保存时须注意记录的完整性，应记录生物样本进出保存柜时的生物样本编号、放入时间、取出时间等信息。

（五）生物样本的转运

生物等效性研究生物样本的转运一般分为二个阶段，第一阶段，也是最重要的阶段，指从临床研究中心转运至生物样本检测机构，此时的生物样本还未检测，正确的转运方式，对于最终生物样本测定结果的质量非常重要。第二阶段为从检测机构转运至第三方保存机构，此时的生物样本已检测完毕，转运过程对检测质量没有影响，但仍要求保持记录的完整性。

1. 第一阶段的生物样本转运

生物样本在临床研究中心采集后需要转运至检测机构进行检测，转运期间最重要的是确保生物样本在正确的温度下进行转运。负责联系转运过程的人员须在转运前充分了解生物样本在不同的温度条件下的稳定性，选择最适合的温度条件进行转运。为保证转运温度符合要求，转运过程需进行全程温度监控。

转运有几点需要注意：检测生物样本与备份生物样本不得同时运输，避免温度失控时2份生物样本同时失效；及时读取温度曲线，如发生温度失控，超出稳定性考察范围，及时与申办方沟通，协商解决方案；生物样本交接过程需有详细记录，包括生物样本数量、生物样本编号、是否有缺失、交接人员、交接时间等。

2. 第二阶段的生物样本转运

测定完成后生物样本备份管的保存方式应该在项目方案或者合同中明确注明，可以由检测机构保存，也可以转运至第三方进行保存，不能由申办方保存。

该阶段的生物样本转运仍然需要在符合样本稳定性条件的温度条件下转运，主要需要关注的是记录的完整性，需要详细记录生物样本转运时间、数量、转运方式等。因为已经完成检测，因此此时检测生物样本与备份生物样本可以一起转运。

（六）生物样本的销毁

用于BE研究生物样本一般在药物上市后2年后才可以进行销毁，国家药品监督管理局药物临床试验数据核查时对研究生物样本也会进行核查。一般情况下，研究人员不得擅自进行销毁，应由主要研究者书面或邮件形式通知申办方，由申办方以书面或邮件形式通知主要研究者剩余生物样本处理形式，例如，由申办方自行处理，或由研究人员根据《医疗废物管理条例》等相关条例进行销毁。

研究人员应将相关书面通知放于项目文件夹内。销毁生物样本时，应填写销毁记录，记录应至少包含销毁日期、销毁方式、项目编号、申办方名称、生物样本数量、销毁人员等。

五、文件管理

临床试验文件是指评估临床试验实施和数据质量的单独的、集成的文件。这些文件用于证明研究者、申办者和监查员在临床试验过程中遵守了 GCP 和相关药物临床试验的法律法规要求。临床试验文件是申办者监查和稽查、药品监督管理部门核查临床试验的重要内容,并作为确认临床试验实施的真实性和所收集数据完整性的依据。

(一) 资料室及资料管理员

研究室应有安全的保存文件资料的场所,具备防止光线直接照射、防水、防火、防虫条件,有利于文件的长期保存。资料室空间布局合理,环境整洁卫生,应配备足够数量的资料柜(最好是防火防水材质),具有符合档案管理的消防装置(避免喷淋系统),环境温湿度条件符合资料储存要求。

研究室应至少配备 1 名资料管理员管理在研项目档案,资料管理员应熟悉药物临床试验文件管理流程及存档要求,接受过 GCP 方面培训。不得将临床试验项目资料外借给与该项目无关的人员,在项目相关人员借阅可借阅的档案时,应要求借阅人填写借阅记录。

(二) 文件分类管理

文件资料应分类保存,包括外部文件、质量体系文件、临床试验项目文件。研究室应当制定文件管理的标准操作规程。被保存的文件需要易于识别、查找、调阅和归位。纸质文件分类分区存放。电子文件应确保在留存期内保存完整和可读取,并定期测试或检查恢复读取的能力,免于被故意或无意更改或丢失。

1. 外部文件

外部文件包括国家药品监督管理局、国家药品监督管理局药品审评中心、国家药品监督管理局食品药品审核查验中心、国家其他有关部门发布的各项法律法规指导原则、参考标准。本单位各级行政部门发布的各种相关管理文件也应纳入外部文件管理。

对于外部文件应制订外部文件查新计划,对技术标准或规范通过互联网或与制定、发布技术标准规范的单位联络等方式查核。QA 或其他研究人员查新后如有新出台或作废的技术标准或规范,将更新的外部文件交资料管理员负责相关文件的保存增删。

2. 质量体系文件

质量体系文件包括了机构的相关管理制度、研究室的质量手册、管理制度及 SOP、员工档案、仪器设备管理档案、研究室体系评估文件以及与 CAPA 相关的文件等,建议分类或按年度归档管理。例如员工档案中包含研究人员的简历、执业证书、职称证明、GCP 证书及其他培训记录、员工档案应及时更新。又如仪器设备的管理档案的内容应包括仪器的唯一的编码、安装调试记录、仪器设备的校准或计量、操作人员的培训和定期维护保养等记录等。

3. 临床试验项目资料

临床试验项目资料是指临床试验前至临床试验完成后形成的、需要保存的所有资料。试验开始前,研究室的资料管理员应对试验项目指定专柜保存,研究人员应当建立该项目档案目录,项目档案目录可参考《药物临床试验质量管理规范》分为临床试验准备阶段、临床试验进行阶段、临床试验完成后阶段的三阶段制订。

所有临床试验的纸质或电子资料(医院病历,医学图像,实验室记录,受试者日记或者评估表单,发药记录,仪器自动记录的数据,受试者文件,药房、实验室和医技部门保存的临床试验相关的文件和记录等)应当被妥善地记录、处理和保存。研究过程产生的文件应及时归入项目档案的相应目录下保存,以保证项目资料的完整、有序。临床试验结束时,资料管理员应当审核确认该项目所有文件已被妥善地保存在该档案卷宗内。

研究室可按在研项目与已结题项目管理临床试验项目的资料。已结题项目资料按归档目录整理好后归档存放。用于申请药品注册的临床试验,必备文件应当至少保存至试验药物被批准上市后 5 年;未用于申请药品注册的临床试验,必备文件应当至少保存至临床试验终止后 5 年。

(三) 临床试验记录的规范性

任何临床试验活动若没有记录在案,则可被监管机构和申办者认为所述活动从未发生,相关的研究结果会由于未满足药政法规要求而被视为无效。所以,所有与临床研究有关的活动,都需要有相应的记录。

文件记录应当真实、准确、完整、规范,保证每个临床试验项目在总结报告中的信息能够通过审阅支持性文件而加以证实、还原。临床试验记录应清楚反映出何事、何时、何地、何人所做。预先记录即将完成的可预知事件或在事件完成长时间后再记录事件的行为是不可接受的。

应规范文件记录填写的一些通用内容,如签名和日期必须同时存在和完成。如果使用缩写签名(如名字的首字母)代替全签名,则缩写签名必须预先在授权表或签名样章中记录,以便可以追溯确认缩写签名的拥有者。

文件记录的填写应使不知情的读者从中能得到有用的信息、理解相关细节、再现现场情形。每份文件或记录表格的所有部分均全部填完,如果某一部分不适用或没有资料可填,未填写部分可画一斜杠或填写不适用(NA),并签名和注明日期。如文件、记录中需要更改,使用划改方法划掉不正确的内容,并在旁边写出正确内容,必要时注明修改原因,应保留原记录清晰可辨,签上修改者姓名及修改日期。使用黑色签字笔或钢笔填写记录表格。如果某些文件无法长期保存,例如热敏纸,则需要把原始文件复印,且复印件和原件同时保存。

(四) 电子数据文件的管理

数据以电子文件形式产生、记录、处理、存储时,应采用经过验证的计算机系统、信息系统或软件,以保证试验数据的完整、准确、可靠,并保证在整个试验过程中系统始终处于验证有效的状态。

在研究室使用计算机或自动设备记录 BE 试验数据时,应事先建立相关标准操作规程,所有使用计算机化系统的人员应当经过培训,确保数据录入(或采集)、存储、转移和处理的完整性和保密性,避免丢失或被改动。应制订数据备份程序或措施,保证数据在系统升级、机器故障乃至重大事故中完整无损。

计算机化系统数据修改的方式应当预先规定,其修改过程应当完整记录,原数据(如保留电子数据稽查轨迹、数据轨迹和编辑轨迹)应当保留。研究室应保证电子数据系统的安全性,对研究相关人员设置各级权限,未经授权的人员不能访问、录入、修改数据。

(崔一民　刘泽源　赵　侠　胡　伟　余　勤　贾晶莹)

参 考 文 献

［1］国家药品监督管理局,国家卫生健康委员会. 药物临床试验质量管理规范. (2020-04-23)［2020-04-23］. http://www. nmpa. gov. cn/WS04/CL2138/376852. html.

［2］国家市场监督管理总局. 药物临床试验质量管理规范(修订草案征求意见稿). (2018-07-17)［2020-04-23］. http://www. nmpa. gov. cn/WS04/CL2101/329610. html.

［3］国家食品药品监督管理局. 药物Ⅰ期临床试验管理指导原则(试行). (2011-12-02)［2020-04-23］. http://www. nmpa. gov. cn/WS04/CL2196/323872. html.

［4］国家食品药品监督管理总局. 关于发布药物临床试验数据现场核查要点的公告. (2015-11-10)［2020-04-23］. http://www. nmpa. gov. cn/WS04/CL2138/300066. html.

［5］国家食品药品监督管理总局. 药物临床试验机构资格认定检查细则(试行). (2014-09-05)［2020-04-23］. http://www. ccd. org. cn/ccdweb/kindeditor_file/1/file/1409908480. 66. doc.

［6］国家食品药品监督管理总局. 以药动学参数为终点评价指标的化学药物仿制药人体生物等效性研究技术指导原则. (2016-03-18)［2020-04-23］. http://www. nmpa. gov. cn/WS04/CL2093/229256. html.

第五章　生物等效性试验生物样本检测

药物临床试验生物样本(以下简称生物样本)是指按照药物临床试验方案的要求、从临床试验受试者采集的需要进行分析的材料(如血浆、血清、尿液、粪便、组织和细胞等)。其中,血浆、血清、尿液是生物等效性试验中的常见生物样本。

生物样本检测在临床试验中扮演着重要的角色,是仿制药生物等效判定及注册上市的主要依据。开展用于支持新药注册的生物样本检测工作,需要考虑技术和法规两方面的要求,前者是解决检测过程中的各类技术问题,后者是确保所出具数据符合药政管理部门的法规要求。2015 年 7 月,CFDA 启动了延续至今的临床试验数据核查工作,结果显示我国的生物样本分析质量还存在很大的提高空间。本章将从生物样本分析质量体系要素、生物样本检测方法的选择、生物样本检测方法学验证、生物样本检测及生物样本和物料管理等 5 个方面进行介绍,旨在为建立符合国际规范、能够提供高质量研究数据的生物分析技术平台提供借鉴和参考。

第一节　生物样本分析质量体系要素

一、建立质量体系的重要性

临床试验是药物研发过程的最后阶段,也是获取人体数据的重要阶段。而生物样本分析则在临床试验中扮演着重要的角色,是仿制药生物等效判定及注册上市的主要依据。生物样本分析不仅要解决生物样品中药物准确定量的技术难题,还要符合监管层面政策法规的严格要求,因此,建立规范化的生物分析实验室质量体系至关重要。质量体系是从检测计划、实施、记录、监督到实验报告等所有涉及实验室检测工作的系列规范化质量管理措施,其主要目的是严格控制生物样本检测的各个环节,控制可能影响实验结果准确性的各种主客观因素,降低试验误差,提高检测质量,确保实验结果的真实性和准确性。体系目标是建立一套以质量、可信性和完整性为基础的标准,做到结论是可检验的,数据是可追踪的。体系要素主要包括人员资质和培训、环境设施设备及物料管理、质量保证政策、项目管理等。以下将重点阐述体系要素的相关要求。

一个运行良好的实验室包括如下基本要素(但不限于):组织结构、人员资质、场地设施、设备条件(如分析测试设备、电脑或计算机化系统)、材料等。

1. 组织结构及人员配置

(1)组织结构图及负责人:实验室应设有主要负责人,全面负责实验室建设。实验室负责人应该具备相关专业背景和业务能力,能够有效组织和指导实验室生物样本检测工作。实验室应该建立清晰的管理体系,通过组织结构图详细列出实验室各部门关系、实验室主要负责人与其他员工的职责关系。

(2)实验室员工:实验室应有合理的人员配置,除实验室负责人外,还应包括项目负责人、检测人员、样本管理员、耗材管理员、QA、QC、档案管理员 IT 和系统管理员、安全员等。每个岗位都应有详细的岗位描述,人员应具备承担每个岗位的资质和业务能力,并由实验室负责人授权。实验室人员应该接受相应的培训,包括相关 SOP、技术培训等,通过考核后才能够上岗,所有的培训应有记录以证明其通过了培训。

2. 实验室场地、设施及物品管理

生物分析实验室应有足够的空间和清洁的环境,且整体布局合理。确保样品分析流程顺畅。实验室应该设置不同的功能区,包括生物样本接收保存、标准品及化学试剂存放、精密称量、溶液配制、样本前处理、仪器检测、档案存放、机房及废弃物存放等区域。为了保证实验室的正常运转和安全,避免交叉污染,实验室的不同功能区都要满足检测项目对环境和安全的相应要求,对不同仪器承重、所需的电压和电流、仪器运行时的噪声及产热、环境的温度和湿度等因素应该充分考虑并加以控制。

(1)生物样本储存区域应由专人进行管理其储存设备应有温度监控和报警功能,以确保样本的稳定性和安全性,并配备有相应的设施防止生物样本的交叉污染。样本接收、转运、领取、归还及储存环境都应有相关记录,确保生物样本管理流程的可溯源性。

(2)标准品、试剂等存放应由专人负责。标准品和试剂采购、接收、储存、分发和使用都应有记录,特别是危险化学品、易制毒类物质、麻醉药品、精神药品、放射性物质的存放和取用应符合《危险化学品安全管理条例》《麻醉药品和精神药品管理条例》《放射性药品管理办法》等相关规定。标准品应有分析证书(COA)或其他证明性文件,配制的溶液应规定有效期,并在标签上标明名称、浓度、储存条件、配制人和日期、有效期等。标准品和试剂必须在有效期内使用。

(3)天平称量区域应该在独立、安静、恒温恒湿的相对封闭区域进行,应该配备稳定、具有相当重量的天平台,以避免空气流动、震动、温湿度对于称量工作的影响。

(4)检测分析区域应有保证检测完整性、准确性及生物样本、数据安全性的条件,避免在检测期间造成样本混淆、污染、降解、丢失等风险。分析过程中涉及的设备如质谱仪、天平、离心机、移液器、冰箱和其他关键设备,应配置仪器设备管理员,按照 SOP 的要求进行校验和维护。关键设备的使用、维护和校验均应有详细记录。

(5)档案室和机房是实验室的安全重地,需长期保存项目及机构相关的纸质和电子数据资料,应具有安全防护功能,如门禁、防火、防盗、防水、防虫、防磁等,只有授权人员可以进出,其他人员进出应登记记录。

(6)实验室应具备备用电力系统(如不间断的电源、备用发电机等),以保证在电力突然中断的情况下仪器可以正常运转。

(7)实验室废弃物垃圾(如生物危害物、化学试剂及含化学试剂的废物等)应按《医疗废物管理条例》《实验室生物安全通用要求》的规定妥善处理。

(8)实验室应配备安全防护和消防设施。如安全眼镜、手套、口罩、实验服等个人防护措施,以及通风橱、淋浴、洗眼器及灭火器等。实验区域应具有逃生通道。

3. 实验设备

实验室应配备与工作相匹配的仪器设备,仪器的量程、精度、分辨率等应达到相应的技术要求,并由专业技术人员根据 SOP 定期维护和校验。所有生物分析实验室中使用到的仪器设备都应具有购置、安装、验收、使用、校正、维护等的详细记录并存档。

实验设备根据用途,需要对直接产生数据的关键仪器进行安装验证(installation qualification,IQ)、运行验证(operation qualification OQ)、性能验证(performance qualification,PQ)及账户管理。通常,仪器设备可以根据其功能进行分类:A 类包括最简单的标准仪器,如磁力搅拌器或涡流搅拌器,这类仪器没有测量能力,也不需要用户进行校准。通过观察可以确保此类仪器的功能,不需要进一步的审查活动。B 类包括可能提供影响测量的测量或实验条件的仪器,例如 pH 计或烘箱。这组仪器的正常功能可能只需要例行校准、维护或性能检查。一般来说,这些仪器的固件可能需要用户更新,但软件无此需求。C 类包括高度计算机化的精密分析仪器,如高压液相色谱仪和质谱仪。必须考虑所有的合格要素,包括软件验证,以确保这组仪器的正常运行。对于产生数据的计算机系统应经过验证,并具有系统自动生成的稽查踪迹,对数据的所有修改都自动保留更改痕迹。

实验室中的仪器设备应有明显的状态标识,对不合格、待修、待验的仪器,应及时联系相关技术人员进行处理;根据相应的用途使用仪器设备,使用人应经过培训,考核合格后方可上岗,并严格执行相关标准操作规程。

4. 标准操作规程的制定和实施

标准操作规程(standard operation procedure,SOP)是用于实验室的一种详细的、书面性的指导操作文件,其目的是达到完成特定工作的一致性。SOP 提供了标准工作的工具,以使质量体系管理和技术活动文件程序化。建立和运用 SOP 是质量体系的一个重要部分,因为它提供了执行日常工作或完成一个项目所需的信息,是保障检测质量一致性和完整性的重要支持。通常,SOP 可以分为以下几类:

(1)人员管理:人员资质要求及相关培训、机构组织架构、员工岗位职责、员工个人信息等。

(2)仪器管理:仪器设备(如天平、离心机、移液器、纯水机、分析仪器、软件系统等)的使用操作、校准、验证、维护、保养等。

(3)环境设施管理:环境监控、设施维护等。

(4)安全管理:实验室安全操作规范、人员防护、防火、防电、易燃易爆物品、职业危害、生物/化学危害垃圾处理等。

(5)项目管理:标准品或对照品、生物样品、重要耗材、试剂标签、检测操作流程、分析或检验方法学、样品分析、样品重分析、重现性样品分析、数据管理、实验方案、实验报告、项目管理等流程。

(6)质量控制:质控人员的工作职责、工作流程、报告流程、机构检查、项目检查、偏离报告、纠正和预防维护措施(CAPA)、法规检查、外部审计、供应商管理等。

(7)计算机系统:计算机系统验证、计算机账户管理、计算机报废、数据备份和恢复等。

(8)通用文件:SOP 管理、档案室管理、实验记录管理、合同的制订及审查等。

实验室对 SOP 的管理,应该涵盖 SOP 制定、批准、分发、归档、更新和废止的各个环节,通常会在一个管理型 SOP 中进行具体规定。SOP 制定的原则要满足相关的法规要求并符合行业规范和共识。SOP 内容要清晰明确,具有可执行性,但应避免过于详细而难以完全遵

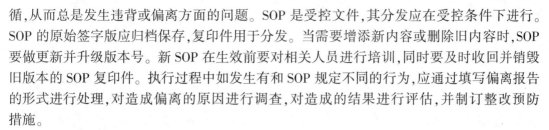

循,从而总是发生违背或偏离方面的问题。SOP 是受控文件,其分发应在受控条件下进行。SOP 的原始签字版应归档保存,复印件用于分发。当需要增添新内容或删除旧内容时,SOP 要做更新并升级版本号。新 SOP 在生效前要对相关人员进行培训,同时要及时收回并销毁旧版本的 SOP 复印件。执行过程中如发生有和 SOP 规定不同的行为,应通过填写偏离报告的形式进行处理,对造成偏离的原因进行调查,对造成的结果进行评估,并制订整改预防措施。

5. 项目管理

生物分析实验室的项目管理周期是从合同的签订开始,一直持续到生物样本的销毁。

一个高质量的生物分析项目离不开可靠的生物分析技术,符合法规要求的规范性操作以及有效的项目管理。因此,生物分析实验室应配备专职项目管理人员。决定项目管理质量的关键因素包括项目管理人员的经验,项目负责人的经验,质量控制人员的经验,以及完善的支持体系和质量管理体系。

项目管理内容包括合同的洽谈和签订、项目建立、检测计划撰写和批准、生物分析方法学开发和验证、生物样本采集及运输条件的确认、样本的接收入库、样本分析等相应实验记录、数据的计算及审核、分析报告的撰写和审核、报告签署及相关文件归档管理,以及后期样本的保存及销毁等。

检测分析开始前应先撰写检测计划,并制定接受标准。制订的计划及标准应合理、描述清晰,并得到项目负责人的确认和批准。当一个检测项目完成后,应及时汇总结果,撰写分析报告。分析报告应由负责人审核、签字/批准,以确认该项检测的实施及报告遵循了相关的 SOP 及法规要求。

应妥善保存研究过程中产生的记录、数据及文件。仪器的维护记录也会为结果的评估提供证据支持。

6. 生物样本管理

生物分析实验室的目的是要测定药物和代谢物在生物样本中的浓度,通常是临床试验终点指标的关键数据。实验室应有一套严谨的样本管理系统,以确保样本的安全和在保存期间的稳定性。

(1)样本管理轨迹:生物样本的管理轨迹要具有可溯源性,无论是手工记录的纸质文件,还是采用条形码技术完成的电子记录,均需要能够真实反映生物样本的接收、处理、储存等环节。不同实验室保证样本追踪的程序可以有所不同,但这些程序都必须能够保证分析数据和产生数据的样本之间的正确关联。即生物样本的最初来源须有清晰的记录,分析数据能正确的关联到最初的样本。

(2)样本接收:样本接收区域应有足够的空间接收、放置、处理样本,并能保证样本处理流程的正常进行。接收样本时,接收人员应查看样本转运记录,确认样本在送达检测实验室前的保存条件。准确记录样本在接收时的状态、样品发送人、接收人以及中间进行过交接的相关人员信息,核对实际收到的样本数量与发货单/快递清单中记录的样本数量是否一致,及时对收到的样本进行检查、入库,将样品储存在正确的条件下。如果检测实验室有关于样本运输条件的 SOP,确认样品转运过程符合 SOP 的规定。如有解冻的样本,需有样本冻融的方法学验证数据支持。

(3)样本处理:实验室应按照研究方案中的要求处理样本。如果分析物对光敏感,现场应采取避光措施以保证研究样本不受光照影响。标准品也应在该条件下进行处理。实验室应记录样本自冷冻冰箱中取出的次数,实际冻融的次数不应超出方法学冻融实验验证的次数。

(4)样本储存:样品存储需要进行控制管理,只有授权人员才可进行样品的取出和归还。样本储存条件应符合研究方案规定或 SOP 规定。保存样本的冰箱或者冷库应配置温度监控和备用电源,以保证样本在冰箱或供电出现异常时依旧安全。储存室(冷藏室和冰箱)还应装有报警系统,当电源故障、设备故障或超温时,报警系统会向管理员发出警报。

存储研究样本的冰箱应有温度记录,记录的时间应能涵盖样本从接收到完成分析的整个周期。温度变化不能超出规定的样本储存温度。温度超出预设范围、设备维修或故障时,应及时记录并采取相应措施,并对该事件造成的影响进行评估。

7. 数据管理

数据在药物研发过程中意义重大,特别是在临床研究中,生物分析数据直接决定药物在体内的代谢行为,因此保证数据的安全、可靠和溯源是每个实验室的基本要求。实验室中的数据传递流程为:数据采集→数据管理→数据分析→数据报告→数据归档。

(1)源数据(source data):源数据又叫原始数据,是指尚未处理,能够成为有意义的信息而得到使用的数据。原始数据的记录(纸质或电子格式)内容应可反映和复原研究的过程、条件及结果,如色谱图、仪器产生的读数等。

原始数据及其更改需有追踪记录,实验室应有系统或管理措施以防止对原始数据的任意删除或更改,并有 SOP 规定如何记录、溯源原始数据,并能遵循 SOP 执行。

(2)审计追踪(audit trails):用于原始数据的采集、处理、报告和存储的计算机软件系统应该经过验证,并具有系统自动生成的审计追踪功能。在样本检测期间,应确认启用了审计追踪,并确定审计追踪的功能有效,对数据的所有修改都能自动保留更改痕迹。。

(3)数据安全(data security):实验室应该制定相关 SOP 以保证数据在采集、存储、备份、传输和存档流程中的安全性。在检测的每个阶段,应有系统性的防范措施,保证数据的安全。如采集阶段,应及时保存原有数据,并根据实验室的 SOP 要求再定期备份到服务器或者其他方式的存储介质中。产生数据的操作系统、计算机等应进行账号、密码及使用权限的管理,也包括对数据的创建、集成、修改、恢复、删除、传输和报告的权限管理。电脑的锁定设置应能避免未经授权的人员打开工作站或查看数据。系统设置上应避免数据覆盖和删除。

在数据传递链中,和数据相关的计算机系统(质谱软件、实验室信息化系统、数据统计分析等)均应该经过验证,并开启审计跟踪(audit trail)以记录数据的产生、处理、保存、更改等操作。

数据在项目结束后应及时归档,可以考虑采用刻盘的方式,并保存在防磁,防火柜中。如果采用光盘形式进行归档,应定期对光盘的可读性进行复核。备份在服务器和其他介质上的数据也应进行定期复核。存放数据的机房应防止未授权的人员进入,应该有防火、防水、防虫害的措施,并对机房进行温湿度监控。

(4)数据报告(data reporting):实验室应有质控程序保证存储数据结果与递交注册的数据报告一致。应该在研究报告中提交所有的分析数据,包括失败批次的数据。对于失败批次,在报告中应注明失败原因;如有待测样本复测,需注明复测原因,并确保报告的终浓度汇报符合 SOP 规定。

8. 文档和记录保存

实验室应保存实验室相关的各类资料,包括但不限于:实验方案、方法及相应的修订案,样本及标准品管理相关记录,原始数据,报告,SOP,人员详细档案,实验设备的相关安装、校正及维护记录,计算机系统验证文件,实验室设备使用记录及温湿度监控记录,组织架构图,QA 相关文件等。这些原始文档和记录可为后续评估提供支持,是数据监管核查的需要。

原始文档和记录应该在受保护的(防篡改)环境中存储,确保资料的安全性。一般情况下上述资料至少要保存到药品上市后 5 年。

二、质量体系的实施和保证

为确保数据和结果的可靠性、完整性和科学性。生物分析实验室应建立完善的质量管理体系,对分析工作的全过程进行质量控制。实验室应有独立的质量保证部门,且制订相应的计划对实验人员、实验室设施、仪器设备、计算机系统、实验材料和试剂、实验方案、分析方法、实验记录、分析报告,以及质量控制程序等进行稽查。质量保证人员应具备相应资格,且独立于其所稽查的工作;可以聘请实验室以外的专家进行稽查工作。如果实验室条件有限,也可以委托第三方具备资格的人员进行稽查。

(一)质量保证员的职能

质量保证员(quality assurance,QA)主要从事质量体系运作的日常管理工作,其职能重点在对于实验室整体系统进行稽查和审核,检查体系中可能的疏漏,期望降低错误的发生概率。QA 稽查范围包括但不限于项目审核、实验机构审核、计算机系统(软件系统)审核、供应商审核等。对于项目审核,QA 的审核范围涵盖分析方案、样品接收、实验操作现场和仪器设置、数据和报告审核、项目归档审核等。QA 审核的目的是确保实验人员的操作符合实验室的 SOP 及遵循计划书的要求开展实验。对于实验室机构审核包括 SOP 的管理、组织架构图、人员培训和资质、样品和标准品的管理、仪器设备管理、档案室管理、项目管理、实验室运营管理、实验室安全管理、IT 支持管理、工程部支持管理等。对于计算机化系统的审计应涵盖系统验证方案审核、安装验证(installation qualification,IQ)、运行验证(operation qualification OQ)、性能验证(performance qualification,PQ)、测试方案和报告审核、系统验证报告审核、验证文件归档情况审核等。对供应商或提供服务的外包商审核时应根据已确认供应商的清单制订审计计划用途,设定审核周期,通过问卷审核或者现场审核的方式,并最终生成审核报告。

QA 审核的基本流程通常需要先制订年度稽查计划,按照计划开展稽查,完成后撰写分发检查报告,和实验室负责人及相关人员沟通制订整改方案并跟踪完成情况,关闭审核报告。根据每项工作的内容和持续时间制订稽查计划并实施稽查,并向实验室负责人和项目负责人报告发现的问题,制订整改措施,填写偏离报告,并跟踪问题的整改。在整改完成以后,将 QA 检查报告归档。

(二)质量控制员的职能

质量控制员(quality control,QC)的主要职能是复核实验操作及分析方法/确证样品分析产生的数据,保证结果的准确性和完整性。QA 关注的焦点是"系统",而 QC 关注的焦点是"数据"。QC 的工作程序包括对数据、仪器系统及实验流程的检查等。近年,电子实验记录本(ELN)已被越来越多的实验室采用。ELN 不仅对生物分析实验室的规范性有很多帮助,而且还可以充当复核 QC 的功能。

第二节　生物样本检测方法的选择

生物样本分析是生物等效性研究中至关重要的环节,生物基质(如全血、血清、血浆、尿)中的药物浓度是开展生物等效性评价的关键数据。生物样品定量分析方法验证和试验样品分析应符合相应指导原则的技术和法规要求,本章主要介绍生物样本检测的技术方法。

一、生物样品前处理

常见的生物样品包括血液(血浆、血清、全血)、尿液和唾液等。多数情况下,血浆和血清中的药物浓度是一致的,但血浆分离更快,占比更大;血浆比全血更易储存,故一般采用血浆进行药动学研究。采用尿样进行药物浓度的测定,通常用于研究药物的物料平衡、尿药清除率等。目前,生物等效性研究中最常用的生物样本是血浆样品。

大部分生物样品在没有前处理的情况下,不能直接进行仪器检测,这是由于生物样品成分复杂、内源性干扰物质多,待测物浓度低,必须经过一定的前处理,使待测物得到纯化和富集之后才能进行分析检测。生物样本前处理可以实现下列目标:提高分析仪器的耐受程度,改善分析结果的准确度与精密度,延长色谱柱的寿命;通过排除生物基质的干扰而改善分析方法的选择性;通过将待测组分浓集,提高分析组分的可测性;可通过将待测组分进行化学衍生化,从而改善组分的色谱行为和仪器响应。常用的生物样品前处理方法包括沉淀蛋白法、液-液萃取法、相萃取法和化学衍生化法等。

(一)沉淀蛋白法

沉淀蛋白法(protein precipitation,PPT)是指通过加入水溶性的有机溶剂(乙腈、甲醇或醇等)、强酸(6%高氯酸溶液或0%三氯乙酸)、中性盐或金属离子(饱和硫酸铵、硫酸镁或氯化钠)等使蛋白质变性析出,从而除去生物样品中大部分蛋白质的前处理方法。PPT具有操作简单、适用性强的特点,但处理后的样品保留除蛋白外的多数内源性成分,所以选择性差,易产生基质效应。

(二)液-液萃取法

液-液萃取法(liquid-liquid extraction,LLE)的原理是基于待测物在互不相溶的溶剂之间分配系数不同,将待测物从水相中萃取至与水不相溶的有机溶剂中。常用的有机溶剂有乙醚、二氯甲烷、乙酸乙酯、甲基叔丁基醚等,也可用两种或多种有机溶剂混合。LLE的优点在于可将被测药物及其代谢物自大量共存物中分离出来,避免杂质对测定的干扰,同时可以通过蒸去溶剂使待测组分浓集,增加测定的灵敏度,并且成本较低、重现性较好,但LLE不适用于亲水性的待测物。另外,LLE需要使用较大量的化学试剂,对于环境存在一定污染。

(三)固相萃取法

固相萃取法(solid phase extraction,SPE)是将生物样品加至带有键合固定相吸附剂的提取小柱上,待测物通过与SPE柱上的键合相发生相互作用而被保留,干扰基质则在上样过程中直接流出或在淋洗时被洗脱,从而达到分离、纯化的目的。SPE从技术上讲其实是一种低压色谱,根据柱子填料的不同,SPE可分为反相SPE、正相SPE和离子交换SPE。SPE具有良好的选择性,且适用性强,适用于各种类型的化合物,包括极性或非极性化合物、小分子或大分子化合物、酸或碱化合物等。目前,采用全自动固相萃取仪等自动化设备能够很大程度地提升生物样本的处理效率,可以实现样品的高通量处理和检测。

（四）化学衍生化法

对于部分难以检测的药物，可以考虑在样本前处理过程中进行化学衍生化。

化学衍生化法主要是通过化学反应的方式将物质转化为易于分析的物质，使待测物有利于色谱分离或质谱检测。大多数的衍生化试剂都带有离子化基团、疏水基团及适合质谱检测的结构，这些试剂能够提高离子化效率，有效地提高检测灵敏度。比如，2-肼基-1-甲基吡啶常用于酮类和醛类的衍生化反应，丹磺酰氯可用于酚类和醇类的衍生化反应。需要指出的是，采用化学衍生化的方法处理生物样本，一定要保证配制样本(标准曲线、质控)与临床试验样本在处理过程的一致性。必要时，需要在全血稳定性考察时对各种条件进行充分评估。

二、分析方法

在生物样本分析中，目前常用的分析方法主要有色谱法、色谱-质谱联用法和免疫学方法。

（一）色谱法

色谱法主要包括气相色谱法和液相色谱法。

气相色谱法是以气体作为流动相的色谱分离方法，其分离原理是基于待测物的沸点、极性及吸附性质的差异来实现待测物的分离。气相色谱法主要应用于气体和易挥发待测物的分析，适用范围窄。

液相色谱法是以液体作为流动相的色谱分离方法，与气相色谱法相比，它应用范围较广。根据分离机制不同，液相色谱可分为：液-固吸附色谱、液-液分配色谱、化学键合色谱、离子交换色谱以及分子排阻色谱等类型。

（二）色谱-质谱联用法

色谱-质谱联用法包括气相色谱-质谱联用法(gas chromatography-mass spectrometry，GC-MS)和液相色谱-质谱联用法(liquid chromatography-mass spectrometry，LC-MS)。GC-MS是最早商品化的联用仪器，适宜分析小分子、易挥发、热稳定、能汽化的化合物，应用范围窄。LC-MS是近年来发展起来的，可基本解决所有药物的分析，它在生物样品分析技术中占有非常重要的地位。

LC-MS集液相色谱的高分离能力与质谱的高灵敏度、高专属性以及极强的组分鉴定能力于一体，已成为药品质量控制、体内药物分析和药物代谢研究中的主流方法。LC-MS的优点非常显著，它可以实现小分子药物、蛋白肽类药物、高分子辅料等化合物的快速、精准分析，可同时分析多个化合物，具有高精确度、高分辨率和高灵敏度的特点。

与GC-MS相比，LC-MS大大拓宽了分析物的范围；与紫外、荧光等检测器相比，质谱仪在分辨率、准确度、灵敏度和通量几个方面具有更大的优势。下面将从色谱分离和质谱检测两个方面详述LC-MS。

1. 色谱分离

色谱分离是样品处理与质谱检测的重要纽带。色谱分离的主要目的是将待测物与内源性干扰物或其他干扰组分等实现完全分离。

(1)内标的选择：在质谱检测时，待测物的前处理过程或基质效应等原因难免会造成待测物的损失或信号的波动，使用内标能够提高定量分析的准确度、精密度和方法的稳定性，所以内标的选择对于生物样品分析至关重要。

通常,内标分为结构类似物内标和稳定同位素标记内标。结构类似物内标应与待测物具有相同的关键化学结构和官能团,且不应与药物在体内生物转化产生的任何代谢产物相同,否则会产生严重干扰;稳定同位素标记内标与分析物待测物几乎有相同的物理和化学性质,是消除基质效应影响的一种重要方式,所以相对于结构类似物内标有更好的分析准确度与精密度,在定量分析时应尽可能使用稳定同位素标记内标。

在生物分析中,内标应在样品前处理的阶段加入。内标的浓度应考虑以下几个因素,如基质效应、待测物与内标之间的交叉干扰、内标在仪器上的响应和灵敏度等。如果内标的浓度不合适,分析方法的线性、准确度和精密度就会受到影响。

(2)色谱柱的选择:色谱柱是色谱分离技术的关键核心,是生物分析方法开发中的一个重要环节。按键合相种类不同,色谱柱可分为反相色谱柱、正相色谱柱、离子交换色谱柱和手性色谱柱。反相色谱柱是以键合非极性基团的载体为填充剂而形成的色谱柱。常见的载体有硅胶和聚合物复合硅胶,常用的填充剂为十八烷基硅烷键合硅胶(C_{18})、辛烷基硅烷键合硅胶(C_8)等。在反相色谱分离体系下,样品流出色谱柱的顺序为:极性较强的物质最先被冲出,而极性弱的组分会在色谱柱上有更强的保留。正相色谱柱是用硅胶填充剂或键合极性基团的硅胶填充而成的色谱柱,在使用正相体系时,一般都采用弱极性的溶剂作为流动相,此类极性固定相也可使用含水的流动相,此时化合物的保留随着流动相中水的比例增加而减弱,这种分离模式也称作亲水作用液相色谱(hydrophilic interaction liquid chromatography,HILIC)。

色谱柱的参数有很多,例如色谱柱填料的基质、类型、柱长、直径、孔径、粒径、比表面积等,这些因素都会影响色谱柱的性能,而如何选择合适的色谱柱,取决于样品分析物的性质。在生物样品分析中,反相色谱柱是应用最广泛的一种。采用反相色谱柱分离弱极性的分析物时,C_{18}色谱柱比C_8色谱柱具有更强的保留能力;色谱柱越长,粒径越小,柱效和分离度越高,但柱压也会更高,分析待测物所需要的时间会更长;色谱柱的孔径大小必须和待测物的分子大小相匹配。

2. 质谱检测

(1)离子化方式的选择:目前,生物样品分析中应用最多的离子化方式是电喷雾离子化(electrospray ionization,ESI)、大气压化学离子化(atmospheric pressure chemical ionization,APCI)和大气压光离子化(atmospheric pressure photospray ionization,APPI)。

ESI 在 LC-MS 分析中占有主要地位,它的离子化效率较高,可产生单电荷或多电荷离子。ESI 适合分析强极性化合物,如杂原子化合物和蛋白肽类、低聚核苷酸等生物分子,它是最常用的软电离方式。

APCI 适合分析中等极性或弱极性的化合物,与 ESI 互补,拓宽了可分析待测物的范围。APCI 的原理是先将样品雾化,再用电晕放电针放电,产生高压电弧后电离样品,使其形成离子。由于它只能产生单电荷峰,故适合分析分子量小于 1 500Da 的化合物。与 ESI 相比,APCI 对溶剂的选择、流速和添加物的依赖性较小。APCI 适合分析脂肪酸,邻苯二甲酸等中等极性或弱极性的小分子,这些小分子的质子亲和力低,不能在溶液中形成质子化的阳离子或去质子化的阴离子。

APPI 的原理是待测物通过紫外线(UV)辐射将其离子化,适合分析不能有效离子化的弱极性化合物。APPI 流动相的选择比 ESI 和 APCI 更有限。如果待测物不吸收 UV,可以在流动相中加入一种含有 UV 发色团的试剂作为助剂,通常加在色谱柱后面。与 ESI 和 APCI

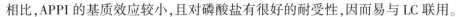

相比,APPI 的基质效应较小,且对磷酸盐有很好的耐受性,因而易与 LC 联用。

(2)三重四极杆串联质谱仪:三重四极杆串联质谱仪是生物样品分析中最常用的质谱仪,它是由 3 个四极杆质谱仪串联而成的。多级反应监测(multiple reactionsmonitoring,MRM)是三重四极杆串联质谱仪中最常用的定量分析扫描方式,选择性好、灵敏度高。MRM 的原理为第一级质谱(Q1)选择母离子,第二级质谱(Q2)使母离子碎裂成子离子,然后第三级质谱(Q3)选择用于定量的子离子。

(3)四极杆-线性离子阱串联质谱仪:四极杆-线性离子阱串联质谱仪将四极杆与线性离子阱质谱技术结合在一起,既保留了串联四极杆质谱仪的优点,如 MRM 的定量功能,又克服了传统 3D 离子阱质谱仪的缺点,如低质量截止点(1/3 效应)、空间电荷效应、碰撞效率低和定量性能差等。传统的三重四极杆串联质谱中的 Q3 四极杆仅具有扫描离子的功能,离子阱相当于在 Q3 两端加上一个轴向电压,从而具有了分离、碎裂、阱集和扫描的功能,这种设计可实现三级反应监测(mass spectrometry with triple stage fragmentation,MS³)扫描。MS³ 的原理是 Q1 选择母离子,Q2 使母离子碎裂成二级碎片,然后在离子阱中阱集、碎裂来自 Q2 的二级碎片,最后扫描产生的三级碎片。MS³ 可进一步减少 MRM 的内源性背景噪音干扰,提高信噪比。

(4)离子淌度-串联质谱仪:离子淌度(differential ion mobility spectrometry,DMS)是基于离子在飘移管中与气体碰撞时的截面积和偶极矩的不同,对空间结构和电子云分布等物理性质不同的待测物进行分离,它是一种不同于质谱和色谱的新分离手段。

DMS-MS/MS 对于用常规质谱方法不能区分的异构体、内源性干扰极强的待测物的分析具有独特优势。通过 DMS 的预分离,可以得到更低的检测限和更高的信噪比。DMS-MS/MS 为内源性干扰极强、体内含量极低的化合物分析提供了一种新的解决方案。DMS 可以有效地降低背景噪音,提高信噪比。例如,利马前列腺素是人工合成的一种前列腺素 E1 类似物,内源性干扰极大,采用传统的 LC-MS/MS,每个样品的分析时间长达 50min,无法满足本品生物等效性试验的分析需求。采用 DMS-MS/MS 可将利马前列腺素在生物样品中的分析时间压缩到 15min,同时降低干扰,满足本品生物等效性试验的分析需求。

(三)免疫学方法

免疫分析法是基于抗原和抗体特征性反应的原理进行定量检测的一种分析技术,主要适用于生物大分子药物的检测。根据标记物的不同,免疫分析主要分为放射免疫分析、酶联免疫分析、化学发光免疫分析、荧光免疫分析法等。放射免疫分析特异性强,灵敏度高,但会产生放射性污染,使用范围受限。酶联免疫分析法有效地避免了同位素污染,且标记物稳定,有效期长,在蛋白和多肽药物的生物等效性研究中应用广泛。化学发光免疫分析和荧光免疫分析灵敏度较高,但应用范围窄。与色谱和色谱-质谱法相比,免疫分析法的特点是灵敏度高、检测速度快、前处理简单、易操作、反应速度快,适于大批量生物样品分析。但缺点是分析用的抗体容易变性,且易受具有相同抗原表面标志物的内源性物质或代谢物的干扰,产生部分交叉反应,导致假阳性结果。

第三节　生物样本检测方法学验证

一、指导原则

准确测定生物基质(如全血、血清、血浆、尿)中的药物浓度,对于药品研发、药品安全性和有效性的评价非常重要。生物样本检测方法学验证是为了证明使用特定方法测定某种生物基质中分析物浓度是否具有可靠性。在当前的生物分析领域,主要的检测方法是色谱分析方法和对配体结合分析方法。鉴于本书主要是针对化学药物生物等效性试验,本节将主要介绍色谱分析方法。

生物分析方法学验证包括完整验证、部分验证和交叉验证。一般应对每个新建立的分析方法和新的分析物进行完整验证。本节重点介绍完整验证,文中所采用的法规标准主要来自《中国药典》(2020 年版)中的《9012 生物样品定量分析方法验证指导原则》,并适当补充美国 FDA 和欧盟 EMA 的相关规定。部分方法学验证和交叉验证的内容可以参照相关指导原则。

二、基本考察项目

生物样本检测方法学验证包含的基本考察项目有:选择性、定量下限、标准曲线、准确度和精密度、基质效应、提取回收率、残留、稀释可靠性及稳定性等。此外,在方法学验证过程中,建议根据需要,增加验证内容以确保检测方法的可靠性和适用性,例如储备液配制比对、系统适应性考察、批容量考察、重新进样的重现性等。

三、评价方法和接受标准

(一) 选择性

选择性是将通过分析不含待测物和内标的空白生物基质样品与最低定量下限比较来评估。《中国药典》(2020 年版)规定:"应该使用至少 6 个受试者的适宜的空白基质来证明选择性,它们分别被分析并评价干扰。当干扰组分的响应低于分析物最低定量下限响应的20%,并低于内标响应的 5% 时,通常可以接受。"

在进行选择性评价时,可以考虑采用每一个来源的空白基质分别配制和测定双空白样品(不含目标药物和内标)、单空白样品(含内标)和定量下限样品。按照上述标准对实验结果进行评价,并在研究报告中提供上述样品的典型色谱图。

(二) 残留

"应通过在注射高浓度样品或校正标样后,注射空白样品来估计残留。高浓度样品之后在空白样品中的残留应不超过定量下限的 20%,并且不超过内标的 5%。"如果发现残留,应该采取措施避免或减少残留,例如更换进样器、优化洗针液等。如果残留不可避免,应考虑特殊措施,例如在高浓度和低浓度样品之间增加额外空白样品。这些特殊措施在方法验证时应该进行检验并在试验样品分析时加以应用。

(三) 定量下限

定量下限(lower limit of quantification,LLOQ)是标准曲线的最低点,代表可以准确定量测定到的最低浓度水平。LLOQ 的评价和接受标准,详见下文"标准曲线"和"精密度和准确度"部分。

(四) 标准曲线

标准曲线反映了测定物质浓度与仪器响应值之间的关系,一般用回归分析法所得到的回归方程来评价。应根据特定研究中预期的浓度范围选择合适的定量范围和质控样品的浓度。在没有稳定性数据支持的情况下,建议使用新鲜配制的样品建立标准曲线。应该使用至少 6 个非零浓度校正标样,随行不参与计算标准曲线参数的空白样品,包括双空白样品

(不含目标药物和内标)、单空白样品(只含内标,不含化合物)、双空白和单空白样品。如果生物样本有多个待测药物,则必须分别建立和测定标准曲线。在方法验证过程中,每种分析物、每一分析批都应该至少随行评价一条标准曲线。

《中国药典》(2020 年版)规定的接受标准如下:"在方法验证中,至少应该评价 3 条标准曲线。校正标样回算的浓度一般应该在标示值的±15%以内,定量下限处应该在±20%内。至少 75%校正标样,含最少 6 个有效浓度,应满足上述标准。如果某个校正标样结果不符合这些标准,应该拒绝这一标样,不含这一标样的标准曲线应被重新评价,包括回归分析。"

(五)精密度和准确度

分析方法的准确度是描述该方法测得值与分析物标示浓度的接近程度,《中国药典》(2020 年版)规定计算公式为:(测得值/真实值)×100%;精密度是描述分析物重复测定的接近程度,定义为测量值的相对标准差(变异系数)。通过质控样品的测定结果来评价准确度和精密度。质控样品的配制应该与标准曲线样品分开进行,使用另行配制的储备液。

批内精密度和准确度:是指同一批次质控测定结果的精密度和准确度。应取一个分析批的定量下限及低、中、高浓度质控样品,每个浓度至少用 5 个样品来评估批内精密度和准确度。

批间精密度和准确度:是不同批次间质控测定结果的精密度与准确度。通过至少 3 个分析批,且至少两天进行,每批用最低定量下限以及低、中、高浓度质控样品,每个浓度至少 5 个测定值来评价批间精密度和准确度。

《中国药典》(2020 年版)规定的接受标准如下:"准确度均值一般应在质控样品标示值的±15%范围内,对于定量下限,应在标示值的±20%范围内";对于精密度,"批间变异系数一般不得超过 15%,定量下限的变异系数不得超过 20%。"

(六)稀释可靠性

样品稀释不应影响准确度和精密度。为了证明稀释的可靠性,应配制高浓度的稀释质控(浓度必须高于定量上限),以相同的空白生物基质稀释该样品,每个稀释因子至少 5 个测定值。稀释因子可以是多个,但每个稀释因子必须分别考察,且不能执行向上或向下的外推。如果能够证明其他基质不影响精密度和准确度,也可以使用其他空白基质。

(七)基质效应

当采用质谱方法进行检测时,应该考察基质效应。使用至少 6 批来自不同供体的单个空白基质。如果基质难以获得,可以使用少于 6 批基质,但应该说明理由。提取后,向空白基质样品添加待测物和内标使其最终浓度分别与低和高浓度质控样品一致,对于每批基质,应该通过基质存在下的峰面积(由空白基质提取后加入分析物和内标测得),与不含基质的相应峰面积(分析物和内标的纯溶液)比值,计算每一个分析物和内标的基质因子。进一步通过分析物的基质因子除以内标的基质因子,计算经内标归一化的基质因子。从 6 批基质计算的内标归一化的基质因子的变异系数不得大于 15%。

除正常基质外,还应关注其他样品的基质效应,例如溶血的或高血脂的血浆样品及其他特殊人群的空白基质等。

(八)稳定性

稳定性考察是方法学验证中的重要部分,必须确保检测的各个步骤不会影响样本的稳定性。用于考察稳定性的质控样本应该与实际试验样品保持相似的处理、储存条件。需要说明的是,用文献报道的数据证明稳定性是不够的。

《中国药典》(2020 年版)中的《9012 生物样品定量分析方法验证指导原则》关于稳定性

的评价方法规定如下："采用低和高浓度质控样品(空白基质加入分析物至定量下限浓度 3 倍以内以及接近定量上限),在预处理后以及在所评价的条件储存后立即分析。由新鲜制备的校正标样获得标准曲线,根据标准曲线分析质控样品,将测得浓度与标示浓度相比较,每一浓度的均值与标示浓度的偏差应在±15% 范围内。"

"应通过适当稀释,考虑到检测器的线性和测定范围,检验储备液和工作溶液的稳定性。稳定性检查应考察不同储存条件,时间尺度应不小于试验样品储存的时间。通常应该进行下列稳定性考察:分析物和内标的储备液和工作溶液的稳定性、从冰箱储存条件到室温或样品处理温度,基质中分析物的冷冻和融化稳定性、基质中分析物在冰箱储存的长期稳定性。此外,如果适用,也应该进行下列考察:处理过的样品在室温下或在试验过程储存条件下的稳定性、处理过的样品在自动进样器温度下的稳定性。"

"在多个分析物试验中,特别是对于生物等效性试验,应该关注每个分析物在含所有分析物基质中的稳定性。应特别关注受试者采血时,以及在储存前预处理的基质中分析物的稳定性(即全血稳定性),以确保由分析方法获得的浓度反映受试者采样时刻的分析物浓度。可能需要根据分析物的结构,按具体情况证明其稳定性。"

美国 FDA 规定,如果储存条件发生变化,或者在已验证的储存条件之外进行样品分析,则应在新条件下重新建立稳定性。另外,FDA 还规定了一些考察稳定性的具体操作,如评估基质中待测物的冷冻和融化稳定性应至少反复冻融循环 3 次。

(九) 提取回收率

《中国药典》(2020 年版)虽然未规定提取回收率的评价方法和接受标准,但是在 FDA 指导原则中对此指标进行了明确规定。目标分析物和内标的提取回收率将通过在分析中使用的浓度水平来确定:分别配制低、中、高浓度质控样品,并同时提取既不含待测物也不含内标的空白样品。提取液中加入待测物和内标的浓度保证与提取后的低、中、高浓度质控样品浓度一致。

提取回收率通过比较对加入待测物和内标进行提取的单个质控样品的峰面积和加入待测物和内标的空白提取物样品的平均峰面积来评估。由于使用了内标,可以使用内标校正回收率进行评估。内标校正回收率是通过待测物与内标峰面积比来计算回收率的。低、中、高浓度质控样本的提取回收率应该一致、精确并且可以重现。

(十) 其他

生物分析方法的开发和验证的最终目标是保证临床样本的准确测定。在满足基本考察项目的基础上,可以根据临床和实验室的实际情况,增加方法学验证内容和关注重点。包括但局限于下列内容:对照标准物质、储备液比对、系统适应性考察、批容量考察、重新进样的重现性、积分等。下面以对照标准物质、储备液比对、系统适应性、积分等为例加以说明。

1. 对照标准物质

根据《中国药典》(2020 年版) 四部《9012 生物样品定量分析方法验证指导原则》规定,"应该从可追溯的来源获得对照标准物质,应该科学论证对照标准物质的适用性。分析证书应该确认对照标准物质的纯度,并提供储存条件、失效日期和批号。对于内标,只要能证明其适用性即可。"

当在生物分析方法中使用质谱检测时,建议使用稳定同位素标记的内标。它们应具有足够高的同位素纯度,并且不发生同位素交换反应,以避免结果的偏差。建议在方法开发阶段,评价待测物对照品、内标对照品的相互干扰情况。实验过程中对照品更换批号建议进行相互验证。

2. 储备液

储备液的准确称量和配制是方法验证的重要基础。应该分别称量配制两份储备液,其中一份用以配制标准曲线样品,另外一份用以配制质控样品。建议在开始正式的方法学验证工作之前,对配制的储备液进行比对。

3. 系统适用性

如果在分析前需要对系统适用性进行评估,应在具体的实验方案或 SOP 中对系统适用性的评估方式进行预先规定。

系统适用性通常用于评估进样前仪器设备的状态。应选择独立于进样批中标准曲线和质控样本的样品对系统适用性进行评估,不允许使用未知样品作为系统适应性样品。对于连续提交进样的分析批次,系统适用性只需在第一个提交的批次前进行评价即可。

4. 色谱积分

根据《中国药典》(2020 年版)四部《9012 生物样品定量分析方法验证指导原则》规定,"应在标准操作规程中描述色谱的积分以及重新积分,任何对该标准操作规程的偏离都应在分析报告中讨论。实验室应该记录色谱积分参数,在重新积分的情况下,记录原始和最终的积分数据,并在要求时提交。"

通常情况下建议同一分析批采用相同的积分参数。对于手动积分,各分析机构都应在分析方案或者标准化操作规程中建立相关的操作指南。

对于多个分析物的同时测定,验证和分析的原则适用于所有涉及的分析物。

四、方法学验证计划及报告的撰写

(一)方法学验证计划的撰写

生物分析方法学验证计划的目的是说明方法学验证的考察内容、考察方式、计算方法及接受标准。一般包括研究目的、适用范围、职责分工、遵循的法规制度、方法学验证项目及接受标准、汇报方式等。

生物分析方法学验证的主要目的是,证明特定方法对于测定在某种生物基质中分析物浓度的可靠性。此外,方法验证应采用与试验样品相同的抗凝剂。一般应对每个物种和每种基质进行完整验证。

(二)方法学验证分析报告的撰写

《中国药典》(2020 年版)中的《9012 生物样品定量分析方法验证指导原则》关于方法学验证报告的撰写规定如下:"如果方法验证报告提供了足够详细的信息,则可以引用主要分析步骤的标准操作规程标题,否则应该在报告后面附上这些标准操作规程的内容。"

全部源数据应该以其原始格式保存,并根据要求提供。应该记录任何对验证计划的偏离。

方法验证报告应该包括至少下列信息:

(1)验证结果概要。

(2)所用分析方法的细节,如果参考了已有方法,给出分析方法的来源。

(3)摘要叙述分析步骤(分析物,内标,样品预处理、提取和分析)。

(4)对照标准品(来源、批号、分析证书、稳定性和储存条件)。

(5)校正标样和质控样品(基质、抗凝剂、预处理、制备日期和储存条件)。

(6)分析批的接受标准。

（7）分析批：所有分析批列表，包括校正范围、响应函数、回算浓度、准确度；所有接受分析批的质控样品结果列表；储备液、工作溶液、质控在所用储存条件下的稳定性数据；选择性、定量下限、残留、基质效应和稀释考察数据。

（8）方法验证中得到的意外结果，充分说明采取措施的理由。

（9）对方法或对标准操作规程的偏离。

所有测定及每个计算浓度都必须出现在验证报告中。

第四节　待测生物样本检测

一、指导原则

生物样本检测指导原则的目的是规定对生物样本检测试验的设计、规范、实施及评价的相关要求，保证生物样本检测数据的准确性及可靠性。在相应的生物样品分析中应根据相关法规要求遵守 GLP 及 GCP 原则。

二、分析批的设置

《中国药典》（2020 年版）中的《9012 生物样品定量分析方法验证指导原则》关于生物样本检测分析批规定如下："一个分析批包括空白样品和零浓度样品，包括至少 6 个浓度水平的校正标样，至少 3 个浓度水平质控样品（低、中、高浓度双重样品，或至少试验样品总数的 5%，两者中取数目更多者），以及被分析的试验样品。所有样品（校正标样、质控和试验样品）应按照它们将被分析的顺序，在同一样品批中被处理和提取。一个分析批包括的样品在同一时间处理，即没有时间间隔，由同一分析者相继处理，使用相同的试剂，保持一致的条件。质控样品应该分散到整个批中，以此保证整个分析批的准确度和精密度。"

"对于生物等效性试验，建议一名受试者的全部样品在同一分析批中分析，以减少结果的变异。"可以在分析批次中分析来自多个受试者的研究样品，这取决于每个受试者采集的样品数量，样品采集时间和其他因素。分析前样品提取物的储存需要在验证过的提取物稳定性储存期内。

三、分析批的接受标准

《中国药典》（2020 年版）中的《9012 生物样品定量分析方法验证指导原则》关于分析批的接受标准规定如下："应在分析试验计划或标准操作规程中，规定接受或拒绝一个分析批的标准。在整个分析批包含多个部分批次的情况，应该针对整个分析批，也应该针对分析批中每一部分批次样品定义接受标准。"应该使用下列接受标准：

校正标样测定回算浓度一般应在标示值的 ±15% 范围内，定量下限应在 ±20% 范围内。不少于 6 个校正校样，至少 75% 标样应符合上述标准。应包含至少 6 个有效的非零浓度校正标样。如果校正标样中有一个不符合标准，则应该拒绝该标样，重新计算不含该标样的标准曲线，并进行回归分析。

质控样品的准确度值应该在标示值的 ±15% 范围内。至少 67% 的质控样品，且每一浓度水平至少 50% 样品应符合这一标准。在不满足这些标准的情况下，应拒绝该分析批，相应的试验样品应该重新提取和分析。

在同时测定几个分析物的情况下,对每个分析物都要有一条标准曲线。如果一个分析批对于一个分析物可以接受,而对于另一个分析物不能接受,则接受的分析物数据可以被使用,但应该重新提取和分析样品,测定被拒绝的分析物。

如果使用多重校正标样,其中仅一个定量下限或定量上限标样不合格,则校正范围不变。

所有接受的分析批,每个浓度质控样品的平均准确度和精密度应该列表,并在分析报告中给出。如果总平均准确度和精密度超过 15%,则需要进行额外的考察,说明该偏差的理由。在生物等效性试验情况下,这可能导致数据被拒绝。

根据欧盟 EMA 关于生物分析方法学验证指导原则(Guideline on bioanalytical method validation,2012)的规定,在样品分析过程中,若某个分析批最低浓度的标准曲线样品不符合接受标准,则可提高该分析批的定量下限至标准曲线的第二个最低浓度点,若某分析批最高浓度的标准曲线样品不符合接受标准,则可降低该分析批的定量上限至标准曲线的第二个最高浓度点。调整过的标准曲线范围应该能涵盖所有的质控样本浓度。

在样品分析过程中可适当增加质控样品的浓度点以保证至少有 2 个质控样品的浓度落在试验样品的浓度范围内。如果验证过的标准曲线范围对样品浓度检测不合适,可调整标准曲线的线性范围,并进行相应的方法学部分验证。

四、样本的复测

应该在试验计划或标准操作规程中预先确定重新分析试验样品的理由以及选择报告值的标准。在试验报告中应该提供重新分析的样品数目以及占样品总数的比例。

重分析的原因包括但不限于如下原因:仪器故障、样品处理错误、样品在提取的过程中丢失、色谱峰异常、干扰峰、内标信号响应异常、由于校正标样或质控样品的准确度或精密度不符合接受标准,导致一个分析批被拒绝、残留评估失败,在给药前样品或安慰剂样品中测得可定量的分析物,或未知样品浓度高于定量上限等。针对最后一种情况,应对样品进行适当稀释后复测。

对于生物等效性试验,通常不能接受由于药动学理由重新分析试验样品。

对于由于给药前样品阳性结果或者由于药动学原因进行重新分析的样品,应该提供重新分析样品的信息、初始浓度、重新分析的理由、重新分析获得浓度、最终接受浓度以及接受理由。

在仪器故障的情况下,如果已经在方法验证时证明了重新进样的重现性和进样器内稳定性,则可以将已经处理的样品重新进样。但对于拒绝的分析批,则需要重新处理样品。

对于重新进样的操作,建议实验室建立相应的 SOP 对重新进样的前提、流程和接受标准进行规定。

五、用于评价方法重现性的试验样品再分析

分析方法可靠性和可重复性的确证是进行临床药动学研究的重要前提和关键因素。为进一步确证分析方法在样品测定中的重现性,研究者们提出了临床药动学试验样品重现性再分析(incurred sample reanalysis,ISR)的概念,通过在不同天后,在另外一个分析批中中心分析试验样品,来评价实际样品测定的准确度。

(一)重现性分析样品的数量及选择

建议从试验组的受试者样品中进行选择;尽可能挑选多个剂量组、来自不同受试者和不同周期的样品;尽可能选择 C_{max} 附近和消除相的样品;浓度范围尽可能在 3 倍定量下限至

C_{max} 范围内。如有可能,所有性别都将包含在所选的样品中。在样品数不大于 1 000 个样品时,建议选取 10%样品作为 ISR 样品,如果样品总数超过 1 000,则超出部分重新分析 5%样品。

（二）重现性样品再分析的接受标准

对于至少 67%的重现性分析样品,原始分析测得的浓度和重新分析测得的浓度之间的差异应在两者均值的±20%范围内。偏差的计算公式如下:

偏差(%)= 2×(重复测量值－首次测量值)/(首次测量值+重复测量值)×100%。

若重现性样品再分析的结果未能满足接受标准,应该进行考察,采取相应的步骤优化分析方法。

至少在下列情形下,应该进行试验样品的重现性评估:毒动学试验,每个物种一次;所有关键性的生物等效性试验;首次用于人体的药物试验;首次用于患者的药物试验;首次用于肝或肾功能不全患者的药物试验。

对于动物试验,可能仅需要在早期关键性试验中进行实际样品的重现性评估,例如涉及给药剂量和测得浓度关系的试验。

根据美国 FDA 2018 年 5 月生物分析方法学验证指导原则的规定,检测机构应该建立完善的 ISR 评估的 SOP 来指导样品重现性分析的流程和失败情况的评估处理。法规建议,对于重现性样品再分析的评估最好在样品分析进行中执行;用于再分析测试的样品,应遵循该项目的分析方法和相关 SOP 的规定进行检测;试验样品再分析应与其初次分析在不同的分析批进行。初次分析的分析批接受后,方可进行其 ISR 分析批的进样分析。

ISR 未通过接受标准的原因可能包括:样品不稳定、代谢物-母药相互转化、仪器问题、样品处理方法问题等,应针对具体问题具体分析,并采取一定措施。

六、样本检测计划及报告的撰写

（一）样本检测计划的撰写

生物样本检测计划的目的是说明未知样品检测计划及接受标准。一般包括以下内容:

1. 研究目的
2. 适用范围
3. 职责分工
4. 缩略语表
5. 未知样品检测计划

包括受试者生物样本的分析、随行标准曲线和质控样本、采用与方法学验证不同检测条件的情况的处理方法、复测原则、试验样品重现性分析(ISR)、样品的稀释处理原则、数据采集等。

（二）样品分析报告的撰写

《中国药典》(2020 年版)中的《9012 生物样品定量分析方法验证指导原则》关于样品分析报告的撰写规定如下:样品分析报告应该引用该试验样品分析的方法验证报告,还应包括对试验样品的详细描述。

全部源数据应该以其原始格式保存,并根据要求提供。

应该在分析报告中讨论任何对试验计划、分析步骤或标准操作规程的偏离。

分析报告应至少包括下列信息：

1. 对照标准品。

2. 校正标样和质控样品的储存条件。

3. 简要叙述分析批的接受标准,引用特定的试验计划或标准操作规程。

4. 样品踪迹(接收日期和内容、接收时样品状态、储存地点和条件)。

5. 试验样品分析:所有分析批和试验样品列表,包括分析日期和结果;所有接受的分析批的标准曲线结果列表;所有分析批的质控结果列表,落在接受标准之外的数值应该清楚标出。

6. 失败的分析批数目和日期。

7. 对方法或标准操作规程的偏离。

8. 重新分析结果。

试验样品再分析的结果可以在方法验证报告、样品分析报告或者在单独的报告中提供。

对于生物等效性试验,应在样品分析报告之后按规定附上受试者分析批的全部色谱图(欧盟规定至少附上20%受试者在内的所有色谱图),包括相应的质控样品和校正标样的色谱图。

第五节 生物样本和物料管理

生物样本检测是生物等效性评价的物质基础,生物样本的管理是生物等效性评价质量控制的关键环节。众所周知,由于临床试验具有不可复制的特性,生物样本在临床试验中的重要性不言而喻。在生物等效性评价的整体过程中,生物样本管理是一个包括样本采集(在临床试验单位进行)、样本转运、接收、存储、取用、归还至销毁的全链条质量控制过程,任何环节的失误均可能对测定数据造成影响,进而改变生物等效性的判定结果。根据2015年国家食品药品监督管理总局颁布的《药物临床试验数据现场核查要点》要求,生物样本管理应该能够保证样品轨迹的可溯源性。

生物样本检测中的物料包括空白生物基质、试剂、对照标准物质等。在生物等效性研究中,应该确保对实验数据可能产生重要影响的物料具有来源上的可溯源性、使用上的可靠性、储存上的合理性。

一、生物样本管理

用于生物等效性评价的样品主要是来自受试者的血浆、血清、尿液等生物样本。鉴于生物样本的重要性和特殊性,生物分析实验室应该设置固定的样本管理人员,制订合理的标准操作规程(standard operation procedure,SOP),建立能够覆盖样品接收、存储、取用、归还至销毁整个过程的监管链。下面将就样本管理各个环节进行阐述。

(一)样本采集

临床试验方案应该明确描述样本采集的方法和步骤。以生物等效性试验中最常见的血浆样本采集为例,在方案中应至少提供下列信息:样本采集体积、采集和储存管类型、抗凝剂种类、离心条件(时间、温度、转速),是否需要特殊处理(例如,避光、加入稳定剂等)。另外,在开始临床试验前,研究人员应该获悉该药物的全血稳定性支持数据(即从全血采集至分离获得血浆的这段时间中,待测药物在全血中的稳定性),从而确定操作时间和条件(例如,是否需要冰浴处理等)。由于临床试验方案的篇幅所限,往往无法详细叙述样本采集过程。因此,建议向临床试验单位提供样本采集实验室操作手册,详细描述样本采集的上述信息。另外,在样本采集环节,应该使用标识明确的打印样本标签,严禁在临床采血过程中采用手写标签。样本标签应该体现唯一标识功能,至少包含下列信息:方案编号、受试者编号、试验周期/时间点、基质种类(基质类型、抗凝剂类型)等。标签应该使用可以耐受低温、耐受冻融不易脱落的标签纸,严禁在临床采血过程中使用手写标签。

样本采集后,必须储存在已知稳定或预期稳定(如果稳定性数据未知)的环境中。在多数情况下,样本应在尽可能短的时间内完成离心和冻存的过程。在临床试验单位,应该书面记录采集、避光或冰浴等特殊预处理(如果方案中有规定)、离心、储存等操作过程,从而确保样本采集过程的可溯源性。

(二)样本转运

样本应该在稳定的环境下进行运输,样本转运条件通常包括干冰、冷藏(冰袋)、室温等。如果样本的转运条件是室温,建议考察转运过程中当地的气候条件(例如,夏季的高温、湿度)的影响。另外,为了避免转运环节失误影响样本检测,建议将样本和备份样本在不同日期、分批次进行转运至检测单位。

我们知道,生物等效性试验通常涉及几十名受试者、近千个生物样本。为了避免样本混淆,样本转运必须随行配备样本运输单。样本运输单应该至少包含下列信息:样本唯一性标识(项目名称、方案编号、采血点等)、样本数量、样本状态(异常情况描述,如溶血、泄漏)、转运条件(冷冻/冷藏/室温)、样本发出单位/联系人信息、样本接收单位/联系人信息、转运单位/联系人信息、样本发出和接收时间等。建议选用专业的冷链运输公司,并在转运过程中进行温度的实时监控。

(三)样本接收

生物分析实验室接收临床采集的生物样本时,需保存生物样本接收、入库、存放的原始记录。样本管理员可以按照下列步骤进行样本接收,在样本交接单上记录下列关键信息:

(1)样本转运状态确认:检查包装是否完好,记录送达时状态,如温度、避光条件、有无溢洒、有无破损等情况,并要求运输方提供完整的实时温度监控信息。

(2)样本信息核对:核对接收样本的来源、基质类型、标识和数量与运输单是否一致。任何偏差都应记录并及时反馈。

(3)样本接收:样本管理员在样本运输单、交接单上分别签字确认并留存记录。在最短时间内将样本存储至合适环境,然后将样本信息及时录入至实验室样本信息管理系统,同时告知项目负责人。对于潜在危险的样品,例如含有病原体和/或放射性的样品,需要有适当的安全措施。

(四)样本存储

在完成样本接收后,样本管理员应该按照临床研究方案的相关规定(药物已知稳定的储存条件)存放样本,并记录存放位置和条件。建议采用条形码等信息化技术以提高样本管理的效率和准确度。存储样本的冰箱等应放置在安全(门锁监控)、固定且便于取用样本的空间内。实验室应该制订灾难恢复计划以随时解决故障设备,避免因断电和冰箱损坏而带来的无法挽回的损失。样本存储的其他建议如下:

(1)主管和备份样本应分别储存于同规格的不同冰箱内,降低意外风险。

(2)存储温度:应严格按照待测药物的稳定性数据进行样本存储。建议实验室制定相应的冰箱维护管理SOP,规定冰箱温度的可接受波动范围。例如,低温-20℃和超低温-70℃保存的样本要求其温差不超过±10℃;冷藏温度范围在2~8℃等。

(3)存储冰箱:冰箱应定期维修检查,并保存相关记录;应该配备实时温度监控系统。对于大容量的冰箱可以考虑安置多个温控探头,记录不同位置的温度变化。当冰箱实际温度超出设定范围时发出警报并自动发送信息至相关负责人员,在接收到报警信息后,相关负责人员应第一时间查看报警原因并采取相应措施,若短时间内无法排除故障,应将样本转移至相同规格的备用冰箱中,并做相应的记录和说明。

(4)其他:对于需要避光保存的样本,推荐采用不透光的容器盒或包装纸进行样本存储,避免使用冰箱过程中因光照引发药物的降解。

(五)样本的取用与归还

样本管理员负责样本的取用和归还,并记录生物样本的领取、存入轨迹。由分析人员向样本管理员提出样本使用申请(书面或电子申请),样本管理人员在收到申请后进行样本的取放。在样本交接时,双方应仔细核对样本的编号和数量。样本分析结束后,分析人员发出样本归还申请,由样本管理员接收并存放样本。

(1)记录样本取用后的存放条件,如室温、冰浴、避光操作等。

(2)样本取用后累积在室温或冰浴放置的时间不可超过样本室温/冰浴放置稳定性考察的时间期限。

(3)样本的取用冻融次数不可超过样本冻融稳定性考察的冻融次数。

(4)在取用过程中应避免样本的浪费及污染。

(六)样本处置(留存或销毁)

通常,生物样本保存以样本长期冻存稳定时间为限;超过保存期后,取得申办者书面同意后,应按照《医疗废物管理条例》和《医疗卫生机构医疗废物管理办法》的相关规定处理超过保存期的生物样本。上述内容在国家食品药品监督管理总局2011年颁布的《药物临床试验生物样本分析实验室管理指南(试行)》中有明确阐述。

然而,由于仿制药生物等效性试验的特殊性,必须确保生物样本的管理轨迹可溯源。在2015年国家食品药品监督管理总局颁布的《药物临床试验数据现场核查要点》中,对生物样本的留存有下列规定:"5.3.3 在规定期限内,该项目保存的生物样本留样及其原始记录;核查留存生物样本的实际数量及记录的原始性。"换言之,用于生物等效性评价的生物样本应该至少留存至核查结束。实验室应该制定关于临床生物样本处置(留存或销毁)SOP。超过实验室SOP规定的留存期限后,实验室应该书面通知申办方,协商样本处置:①继续在实验室留存(计费);或②申办方运走留存;或③转运至第三方机构留存;或④按照规定对样本进行销毁。上述过程均应有书面记录和说明。

二、物料管理

生物样本检测所需要的实验物料主要包括下列3类:①对照标准物质(待测药物、代谢物和内标);②空白生物基质,如血浆、血清、尿液等;③其他实验材料,如试剂、色谱柱、萃取板等。实验室应设置固定的管理人员负责物料管理。实验材料的采购、接收、储存和分发均应有详细记录,确保实验材料来源可追溯、在效期内使用、取用有记录。另外,检测实验室应该具备不同实验用品的储存设施,确保实验材料、试剂、标准物质等的储存符合相关要求;危险化学品、归属于麻醉药品和精神药品的物质、放射性物质的保管设施应符合《危险化学品安全管理条例》《麻醉药品和精神药品管理条例》《放射性药品管理办法》的相关规定。

（一）对照标准物质

根据《中国药典》（2020 年版）四部《9012 生物样品定量分析方法验证指导原则》规定，"应该从可追溯的来源获得对照标准物质，应该科学论证对照标准物质的适用性。分析证书应该确认对照标准物质的纯度，并提供储存条件、失效日期和批号。对于内标，只要能证明其适用性即可。"实验室应该建立对照标准物质管理 SOP，涵盖下列内容：

（1）对照标准物质的采购和接收：应根据分析工作需要，选择和采购相应对照标准物质，并建立管理记录。接收对照标准物质时，根据分析证书的稳定性信息，检查是否按有关要求运送样品，并按实际情况登记；详细记录对照标准物质信息，包括名称或代码、来源、转运人员信息、批号、重量、性状、纯度、保质期等参数。接收对照标准物质后须签字并注明接收日期。

（2）对照标准物质储存和取用：根据分析证书或供应方提供的稳定性和理化性质信息，管理人员分类存放对照品，不得与其他对照品和试剂混放；每种对照品存放地均应详细地登记在管理记录本上；使用情况也应及时登记，如使用人员的姓名、称取时间、用量、剩余量等；管理人员在相应对照品快要用完或接近保质期时应该及时提醒项目负责人等相关人员。

（二）空白生物基质

在进行生物等效性研究时，需要采用与临床样本相同的生物基质进行方法学验证和样本检测。国家颁布的相关指导原则对于方法验证和样本检测中空白生物基质的使用数量有明确规定，但对于基质获取渠道没有限定。以生物等效性评价中最常用的空白人血液基质（血浆/血清/全血）为例，目前国内空白人血液基质的来源如下：通过商业途径从国外购买；或委托国内医疗机构采集。鉴于生物基质的特殊性，无论采用哪种途径均应该符合下列要求：

（1）从国外购买：来源合法。符合国家关于血液制品进口的相关规定，提供相关支持文件。

（2）委托医疗机构采血：符合 GCP 要求。提供研究方案、知情同意书、伦理批准、健康志愿者筛选等。

实验室应该建立空白生物基质管理 SOP，记录采集、贮存和使用过程。分析人员需要在实验记录本中明确注明所使用生物基质（血浆、尿等）的来源。如果是来自志愿者献血，注明使用的血浆管或血清管编号，保证空白血浆/基质可以溯源。空白尿液信息需要记录采集日期及数量。

（三）其他实验材料

生物样本检测所需的其他实验材料包括但不限于下列内容：化学试剂、色谱柱、萃取柱/板、过滤器、商品化试剂盒等。这些实验材料的产品质量对于检测数据能够产生直接影响。建议实验室建立重要实验室材料供应商遴选制度，选择价格合理、质量可靠、产品可溯源的供应商。由于篇幅所限，本文仅就化学试剂的管理进行阐述和说明。

（1）化学试剂管理：生物分析检测常用的化学试剂包括甲醇、乙醇、乙腈、乙醚、叔丁基甲醚、三氯甲烷、二氯甲烷等液体试剂；甲酸铵、醋酸铵、氢氧化钠等固体试剂；甲酸、乙酸、盐酸、硫酸、三氟乙酸、氨水、氢氧化钠等酸碱试剂。化学试剂应有专人保管，分类存放（如酸碱试剂必须分开存放），并定期检查使用及保管情况；易燃、易爆、剧毒等化学试剂应该按照《危险化学品安全管理条例》严格管理,试剂柜上锁专人监管,并存放在阴凉通风处,使用时登记用量和剩余量等;配制的溶液应贴有标签,标明名称、浓度、贮存条件、配制日期、有效期及配制人员名字等必要的信息。建议制定有关配制溶液保质期的SOP,根据不同化学试剂性质和实验室使用情况,规定溶液配制后在不同温度条件下贮存的有效期。建议制定有关配制溶液保质期的SOP,根据不同化学试剂性质和实验室使用情况,规定溶液配制后在不同温度条件下贮存的有效期。

(2)废弃试剂处理:实验中不得使用变质或过期的试剂和溶液。按照国家相关规定进行废弃试剂处理,保留处理过期试剂的记录。

三、生物样本管理的信息化趋势

我们知道,经典的生物样本管理是通过制定可执行的SOP,由专人依据制度规定进行样本接收、入库、存储、取用、归还、销毁等操作,并以纸质记录上述流程。这样的管理方式需要投入较大的人力和时间成本,并且存在较高的失误概率。随着样本量增大和业务需求,目前国内许多单位开始采用条形码技术用于样本管理。将条形码标签贴在样本管上,通过软件管理系统扫码录入后形成一个对应的位置关系,然后将样本放入对应的存储位置。相比纸质记录的管理模式,条形码技术无疑明显提高了样本管理的准确度和管理效率,但是无法完全实现样本的实时定位。目前,随着网络信息化技术在医药领域的广泛应用,更加先进的基于智能芯片的样本管理系统已经出现,可以记录样本位置变化的动态数据,例如,某样本在何时从某冰箱的某个位置被转移至当前位置,又是在经过多长时间后被放回至原存储位置等,从而实现样本的实时定位和追踪。当然,由于智能芯片的成本较高,目前该类技术主要应用于特殊样本的管理。

(王洪允　顾景凯　李可欣　熊　茵)

参 考 文 献

[1] 国家食品药品监督管理局. 化学药物制剂人体生物利用度和生物等效性研究技术指导原则. (2005-03-18)[2020-06-01]. http://www. nmpa. gov. cn/WS04/CL2196/323492. html.

[2] 国家药典委员会. 药物制剂人体生物利用度和生物等效性试验指导原则//国家药典委员会. 中华人民共和国药典:四部. 2020年版. 北京:中国医药科技出版社,2020.

[3] SHI X, LIU M, SUN M, et al. Development of a LC-ESI-MS3 method for determination of nitrendipine in human plasma. J Pharm Biomed Anal,2011,56(5):1101-1105.

[4] 汤仲明,刘秀文,窦桂芳,等. 重组蛋白多肽药物生物等效性研究的必要性、可行性和方法学. 中国新药杂志,2001,10(9):646-650.

[5] Yu L X,Li B V. FDA Bioequivalence standards,chapter 16:bioanalysis. Springer New York,2014.

[6] EMA. Guideline on validation of bioanalytical methods//EMA. European Pharmacopoeia 8. 0(2013-07-01)[2020-06-01]. http://europepmc. org/article/MED/20790186.

[7] 国家食品药品监督管理总局. 药物临床试验数据现场核查要点. (2015-11-10)[2020-06-01]. http://www. nmpa. gov. cn/WS04/CL2138/300066. html.

[8] 国家食品药品监督管理局. 药物Ⅰ期临床试验管理指导原则(试行). (2011-12-02)[2020-06-01]. http://www. nmpa. gov. cn/WS04/CL2196/323872. html.

[9] 国家食品药品监督管理局. 药物临床试验生物样本分析实验室管理指南(试行). (2011-12-02)[2020-06-01]. http://www. nmpa. gov. cn/WS04/CL2196/323871_7. html.

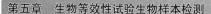

［10］国家药典委员会. 生物样本定量分析方法验证指导原则//国家药典委员会. 中华人民共和国药典：四部. 2020 年版. 北京：中国医药科技出版社，2020.

［11］国家食品药品监督管理总局. 以药动学参数为终点评价指标的化学药物仿制药人体生物等效性研究技术指导原则. (2016-03-18)［2020-06-01］. http://www. nmpa. gov. cn/WS04/CL2093/229256. html.

［12］US Department of Health and Human Services, Food and Drug Administration, Center for Drug Evaluation and Research, et al. Draft guidance for industry：bioanalytical method validation. 2013.

［13］European Medicines Agency. Guideline on bioanalytical method validation. (2012-02-01)［2020-06-01］. https://www. ema. europa. eu/en/documents/scientific-guideline/guideline-bioanalytical-method-validation_en. pdf.

第六章 生物等效性试验的数据管理与统计分析

数据管理与统计分析是生物等效性试验中的两大重要环节,国内外均有指导原则可寻且规范大致相同。本章就相关指导原则、统计分析方法和重要报告等一般要求进行描述,读者可据此制定自己的标准操作规程,从而规范地完成生物等效性试验的数据管理和统计分析工作,本章还提供了一些案例,供参考,但不是标准。

第一节 国内外相关指导原则

临床试验的数据管理与统计分析的规范在国际上已日益趋同,生物等效性试验亦然,其中数据质量是生物等效性分析的前提和基础,已有一系列的法规和指导原则,本节对此进行简介。

一、国内相关指导原则

数据管理的目的是确保数据的可靠、完整和准确。我国在药物临床试验数据的规范化管理方面起步较晚,临床试验数据管理质量良莠不齐,进而影响到新药有效性和安全性的客观科学评价,同时不利于我国创新药的研发及在国际市场的竞争力。2015 年 7 月,国家食品药品监督管理总局发布《关于开展药物临床试验数据自查核查工作的公告》并对临床试验数据进行了自查与核查,发现不真实不规范现象严重。应思考从根本上提高临床试验数据质量以建立科学的数据管理规范。规范国内药物临床试验数据管理工作,提升数据质量水平,已迫在眉睫。

为加强我国药物临床试验数据的规范管理,保证药物临床研究数据的质量,使药物的评价基于科学的实证,国家药品监督管理局(NMPA),即原国家食品药品监督管理总局(CFDA),以及国家药品监督管理局药品审评中心(CDE)结合当前临床试验数据管理现实颁布了一系列法规和指导原则。2012 年 CDE 颁布的《临床试验数据管理工作技术指南》首次对数据管理相关人员的职责、资质和培训,管理系统的要求,试验数据的标准化,主要工作内容,数据质量的保障和评估,以及安全性数据及严重不良事件六个方面进行全面阐释,对我国临床试验的数据管理工作起到规范化和指导性作用,有助于国内的临床试验水平早日与国际接轨。2013 年 CDE 制定的《规范药物临床试验数据管理工作的实施方案》是对规范数据管理工作的一项中长期规划与蓝图,加强临床试验全过程、动态的监督管理,从多层面规范我国临床试验数据管理工作,让业界更加清晰地了解和把握监管部门对该工作的整体思路及发展脉络。为明确数据管理计划和报告、统计分析计划和报告详细的技术规范和指导,

2016 年 CFDA 发布《临床试验数据管理工作技术指南》(2016 年第 112 号)、《药物临床试验数据管理与统计分析的计划和报告指导原则》(2016 年第 113 号),针对数据管理计划和报告、统计分析计划和报告进行了较为详细的介绍和阐述,并也对数据管理相关人员的职责、资质和培训,管理系统的要求,试验数据的标准化,数据管理工作的主要内容,数据质量的保障和评估,以及安全性数据及严重不良事件六个方面进行全面阐释,对我国临床试验的数据管理工作起到规范化和指导性作用,适用于以注册为目的的药物临床试验,对上市后临床试验以及其他类型试验也同样具有指导意义。CFDA 颁布的《药物临床试验的生物统计学指导原则》(2016 年第 93 号)、《药物临床试验的一般考虑指导原则》(2017 年第 11 号)均涉及数据管理和统计分析工作的主要环节。2020 年 4 月 NMPA 发布《药物临床试验质量管理规范》(Good Clinical Practice,GCP),也对临床试验数据管理提出了一些原则要求。2019 年 3 月 CDE 公开征求《eCTD 技术规范》和《eCTD 验证标准》意见,eCTD(电子通用技术文档)是用于药品注册申报和审评的电子注册文件,通过可扩展标记语言(extensible markup language,XML)将符合 CTD 规范的药品申报资料以电子化形式进行组织、传输和呈现,这也对数据提交的格式提出了更加规范和细致的要求。

《中国药典》(2020 年版)四部《9011 药物制剂人体生物利用度和生物等效性试验指导原则》中引入了特殊药物包括窄治疗指数药物生物等效性试验、高变异药物生物等效性数据处理的规定。2016 年 CFDA 颁布的《以药动学参数为终点评价指标的化学药物仿制药人体生物等效性研究技术指导原则》(2016 年第 61 号)对生物等效性试验实施过程及数据统计分析提出了具体要求,并附录一般试验设计和数据处理原则。在 2018 年 10 月国家药品监督管理局发布的《生物等效性研究的统计学指导原则》(2018 年第 103 号)中说明了以注册上市为目的的生物等效性研究的数据管理可参考临床试验数据管理相关技术要求。并规定生物等效性研究中生物样本分析等数据为外部数据,在样本分析及相关数据传输过程中应保持盲态,并按照提前制定的传输协议进行数据传输。试验涉及的生物样本分析、数据传输和统计分析相关的计算机化系统应经过验证并保持验证状态。

二、国际相关指导原则

国际上,人用药品注册技术要求国际协调会议的药物临床研究质量管理规范(ICH GCP)对临床试验数据管理有着原则性要求。第一版于 1996 年定稿,描述了所有参与者进行临床试验的责任和期望,2016 年对该指南进行了修订,ICH GCP 指导原则的目的是为欧盟、日本和美国提供统一的标准,以促进这些管理当局在其权限内相互接受临床数据。对开展临床试验的研究者、研制厂商的职责以及有关试验过程的记录、源数据、数据核查等都直接或间接地提出了原则性的规定,以保证临床试验中获得的各类数据信息真实、准确、完整和可靠。

各国也颁布了相应的法规和指导原则,为临床试验数据管理的标准化和规范化提供具体的依据和指导。如:美国 21 号联邦法规第 11 部分(21 CFR Part 11)对临床试验数据的电子记录和电子签名的规定(1997 年),使得电子记录、电子签名与传统的手写记录与手写签名具有同等的法律效力,从而使得美国食品药品管理局(FDA)能够接受电子化临床研究材料。据此,美国 FDA 于 2003 年 8 月发布了相应的技术指导原则,对 Part 11 的规定作了具体阐释,并在计算机系统的验证、稽查轨迹,以及文件记录的复制等方面提出明确的要求。

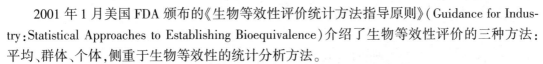

2001 年 1 月美国 FDA 颁布的《生物等效性评价统计方法指导原则》(Guidance for Industry:Statistical Approaches to Establishing Bioequivalence)介绍了生物等效性评价的三种方法：平均、群体、个体，侧重于生物等效性的统计分析方法。

2007 年 5 月，美国 FDA 颁布的《临床试验中使用的计算机化系统的指导原则》(Guidance for Industry:Computerized Systems Used in Clinical Investigations)为临床试验中计算机系统的开发和使用提供了基本的参照标准。

2010 年 1 月 EMA 颁布了《生物利用度和生物等效性研究指导原则》(Guideline on the Investigation of Bioequivalence)对既往指导原则做了修订。该指导原则仅适用于仿制化学药品的普通制剂，不包括调释制剂、透皮制剂、经口吸入制剂以及无法用药物浓度证明生物等效性，需要药效动力学或临床终点试验证明等效的药物制剂。同时对特殊药物包括窄治疗指数药物生物等效性试验、高变异药物生物等效性试验数据处理作出明确规定。

而且由国际上相关领域专家组成的临床试验数据管理学会(Society of Clinical Data Management,SCDM)还形成了一部《良好的临床数据管理规范》(Good Clinical Data Management Practice,GCDMP)，该文件为临床试验数据管理工作的每个关键环节都规定了相应操作的最低标准和最高规范，为临床试验中数据管理工作的实际操作提供了具体的技术指导。

综上可看出，国际社会和发达国家均已建立了临床试验数据管理与统计分析的若干法规、规定和技术指导原则，以保证试验数据的质量。随着我国经济的发展和制药工业的技术进步，人们期待着更高质量的药品。目前，我国生物等效性试验数据管理与统计分析指导原则正在全面接轨国际先进水平。随着固体制剂质量一致性评价等项目的广泛开展，实现上市药品生物等效的技术保障将日趋完备。我们要继续关注国际上制剂生物等效性研究和法规的新进展，借鉴发达国家的经验，为确保仿制药品的安全、有效和质量可控而不断努力。

第二节　常用统计分析方法与统计分析软件

一、统计分析方法

(一) 统计学模型

生物等效性数据的统计学分析是基于生物利用度测量指标的对数的统计学模型，例如 AUC 和 C_{max}。这个模型是一个混合效应模型或两级线性模型。每位受试者 j 理论上为每种制剂的对数转换生物利用度测量指标提供了一个平均值，μ_{Tj} 和 μ_{Rj} 分别表示受试制剂和参比制剂。该模型假设这些受试者特异的均值是分别来自群体均值 μ_T、μ_R 和受试者间方差 σ_{BT}^2、σ_{BR}^2 的分布。模型考虑到 μ_{Tj} 和 μ_{Rj} 间的相关性 ρ。处方和个体交互作用的方差分量 σ_D^2，与下述参数相关：

$$\sigma_D^2 = \text{variance of}(\mu_{Tj} - \mu_{Rj})$$
$$= (\sigma_{BT} - \sigma_{BR})^2 + 2(1-\rho)\sigma_{BT}\sigma_{BR}$$

对于一个给定的受试者，假设观察到的用于对数转换生物利用度测量指标的数据不受来自于均值 μ_{Tj} 和 μ_{Rj} 以及个体内方差 σ_{2WT} 和 σ_{2WR} 的分布的干扰。每个制剂的总体方差被定义为个体内和个体间分量的总和（即 $\sigma_{2TT} = \sigma_{2WT} + \sigma_{2BT}$ 和 $\sigma_{2TR} = \sigma_{2WR} + \sigma_{2BR}$ ）。当在交叉研究分析中评价生物等效性时，均值的构成会考虑周期和序贯的影响。

（二）生物等效性的统计学方法

FDA 将生物等效性评价指标进行分类包括药代动力学终点指标（pharmacokinetic endpoint）、药效动力学终点指标（pharmacodynamic endpoint）、临床终点指标（clinical endpoint）、体外终点指标（in vitro endpoint），其中以药代动力学终点指标最为常用。目前通用的评价方法是置信区间法，当主要药代动力学参数对数转换后几何均值比的 90% 置信区间在 80%～125% 内时，受试制剂吸收的速度和程度与参比制剂相当，视为生物等效。从等效性的程度来看有三种：平均生物等效性（average bioequivalence，ABE）、群体生物等效性（population bioequivalence，PBE）、个体生物等效性（individual bioequivalence，IBE）。

生物等效性标准的总体构架为群体测量指标的函数（Θ）应证明不大于给定值（θ）。运用统计学假设检验中的术语，由检验假设 $H:\Theta>\theta$ 相对 $H_A:\leqslant\theta$ 实现，预期的显著性水平通常为 5%。拒绝原假设 H_0（即估计值 Θ 在统计学意义上小于 θ），得到生物等效的结论。Θ 和 θ 的选择依平均、群体和个体生物等效性方法而不同。评价生物等效性的总体目的是比较服用受试制剂和参比制剂后的对数转换生物利用度测量指标。群体与个体方法是基于将受试制剂与参比制剂间的差异（期望平方距离）与服用两次参照药品（记为 R 和 R'）的差异间的对比。如果 T 和 R' 间的差异（即 $T-R'$）并不显著大于两次服用参比制剂 R 和 R' 间的差异（即 $R-R'$）时，则受试制剂（T）被认为是可接受的。在群体生物等效性和个体生物等效性方法中，这种对比被视为与参比制剂方差的对比，也被称为参比制剂方差标度。

群体生物等效性和个体生物等效性方法允许使用两种标度：参比制剂标度和常数标度，而平均生物等效性方法不允许使用两种标度。参比制剂标度意味着所用标准被按比例缩放至参比制剂变异性，这有效地放宽了变异性较大的药品的生物等效性限度。尽管一般情况下是合适的，但单独使用参照药品标度会不必要地收窄变异性低但有效治疗浓度范围宽的药物和/或药品的生物等效性限度。因此，确立生物等效性的指南推荐应用针对群体生物等效性和个体生物等效性方法的参比制剂混合标度法。

1. 平均生物等效性

平均生物等效性（average bioequivalence，ABE）是以试验制剂与参比制剂的生物利用度参数的平均值作为考察指标的一种生物等效性评价方法，是指当两制剂具有生物等效性时，他们相应的概率分布函数的平均数（或中位数）是相同的。FDA 颁布的指南规定，如果试验制剂与参比制剂的生物利用度参数（如 AUC），在把握度为 90% 时的均数比值在 80.00%～125.00%，则可认为试验制剂与参比制剂具有生物等效性，ABE 统计分析方法具体在本节（五）部分详述。

平均生物等效性是生物等效性研究应用最广的方法。但是 20 世纪 90 年代起，有的学者就指出用平均生物等效性方法评价生物等效性是有缺点的。其缺点表现在：平均生物等效性没有考虑所研究的生物利用度参数的分布类型；也没有考虑试验试剂与参比试剂的生物利用度参数在个体测量的变异，而只考虑生物利用度参数在群体测量的平均值；另外，也不能保证个体间生物利用度相近，而且对低变异和高变异药物设置的生物等效性标准一样。因此，提出了群体生物等效性和个体生物等效性的概念。

2. 群体生物等效性

群体生物等效性（population bioequivalence，PBE）是指试验制剂与参比制剂有关的概率分布函数是相同的。在正态分布假设时，试验制剂与参比制剂相应的分布特征相同，是指它们相应的均数和方差相等。PBE 评价的目的是为了获得某仿制药应用于人群的效果，不但

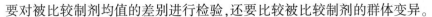

要对被比较制剂均值的差别进行检验,还要比较被比较制剂的群体变异。

对于两个被认为是群体等效的药品,群体差异率(PDR)应在允许限度内。2001年,FDA的指南提出了一种用于群体生物等效性标准(population bioequivalence criteria,PBC)的混合标度法。按照这一方法,指南建议如果参比制剂的总标准差(σ_{TR})大于一个具体的总标准差参数(σ_{T0}),则应用参比制剂标度法;如果参比制剂的总标准差(σ_{TR})小于或等于一个具体的总标准差参数(σ_{T0}),则应用常数标度法。

建议的标准为:

如果 $\sigma_{\mathrm{TR}}>\sigma_{\mathrm{T0}}$,则使用参比制剂标度

$$\frac{(\mu_T-\mu_R)^2+(\sigma_{\mathrm{TT}}^2-\sigma_{\mathrm{TR}}^2)}{\sigma_{\mathrm{TR}}^2}\leqslant\theta_{\mathrm{P}}$$

如果 $\sigma_{\mathrm{TR}}>\sigma_{\mathrm{T0}}$,则使用常数标度

$$\frac{(\mu_T-\mu_R)^2+(\sigma_{\mathrm{TT}}^2-\sigma_{\mathrm{TR}}^2)}{\sigma_{\mathrm{T0}}^2}\leqslant\theta_{\mathrm{P}}$$

式中,μ_T是对数转换后的受试制剂测量指标的群体均值,μ_R是对数转换后的参比制剂测量指标的群体均值,σ_{TT}^2是受试制剂的总方差(即个体内和个体间方差总和),σ_{TR}^2是参比制剂的总方差(即个体内和个体间方差总和),σ_{T0}^2为指定常数总方差,θ_{P}为群体生物等效限。

从临床意义来说,如果试验制剂与参比制剂具有人群生物等效性,医师在为患者第一次开处方时,就可以用试验药,这称为可开处方性(prescribability)。也就是说,当实验制剂与参比制剂具有人群生物等效性时,医师给患者开试验药处方,对于该类患者群体而言,试验制剂具有参比制剂同样的安全性和有效性。

3. 个体生物等效性

个体生物等效性(individual bioequivalence,IBE)是指如果受试制剂与参比制剂的生物利用度在大多数个体中都十分相近,那么,这两种药物具有个体生物等效性。IBE评价除了比较均值的差别,还要比较个体内变异,个体和制剂间的交互作用。

对于两个被认为具有个体等效的药品而言,个体差异率(the individual difference ratio,IDR)应在允许限度内。2001年指南 FDA Statistical Approaches to Establishing Bioequivalence提出了一个针对个体生物等效性标准(individual bioequivalence criteria,IBC)的混合标度法。如果参比制剂个体内标准偏差估计值(σ_{WR})大于个体内标准偏差的指定常数(σ_{W0}),则该方法使用参比制剂标度;如果参比制剂个体内标准偏差估计值小于或等于个体内标准偏差的指定常数,则使用常数标度。

推荐标准为:

如果 $\sigma_{\mathrm{WR}}>\sigma_{\mathrm{W0}}$,则使用参比制剂标度

$$\frac{(\mu_T-\mu_R)^2+\sigma_{\mathrm{D}}^2+(\sigma_{\mathrm{WT}}^2-\sigma_{\mathrm{WR}}^2)}{\sigma_{\mathrm{WR}}^2}\leqslant\theta_{\mathrm{I}}$$

如果 $\sigma_{\mathrm{WR}}\leqslant\sigma_{\mathrm{W0}}$,则使用常数标度

$$\frac{(\mu_T-\mu_R)^2+\sigma_{\mathrm{D}}^2+(\sigma_{\mathrm{WT}}^2-\sigma_{\mathrm{WR}}^2)}{\sigma_{\mathrm{W0}}^2}\leqslant\theta_{\mathrm{I}}$$

式中,μ_T是对数转换后的受试制剂测量指标的群体均值,μ_R是对数转换后的参比制剂测量指标的群体均值,σ_{D}^2为配方影响个体相互作用方差分量,σ_{WT}^2是参比制剂个体内方差,σ_{W0}^2为指

定常数个体内方差，θ_1 为个体生物等效限。

从临床意义来说，如果试验制剂与参比制剂具有个体生物等效性，这就为医师在为患者用药时提供了可转换性（switchability）或称为可替换性。也就是说，当试验药与参比药具有个体生物等效性时，医师给患者在已经使用参比药后，如果转换为使用试验药时，也能保证试验药在患者身上具有相同的安全性和有效性。

目前法规指南认为对 PBE 和 IBE 评价方法经验有限，而且目前大多数药物运用 ABE 评价方法即可满足要求，因此进行生物等效性评价一般采用 ABE。

（三）研究设计

1. 交叉设计

交叉设计是按事先设计好的试验次序，在各个时期对受试者逐一实施各种处理，以比较各处理间的差异。交叉设计的优势包括：可以有效减少个体间变异给试验评价带来的偏倚；在样本量相等的情况下，使用交叉设计比平行组设计具有更高的检验效能。如果需要准确估计某一制剂的个体内变异，可采用重复交叉设计。重复交叉设计包括部分重复（如两制剂、三周期、三序列）或者完全重复（如两制剂、四周期、两序列）。

2. 平行组设计

在某些特定情况下（例如半衰期较长的药物），也可以使用平行组设计。平行组设计因个体间变异给试验带来的影响较交叉设计大，应有更严格的受试者入选条件，如年龄、性别、体重、疾病史等，且需使用合理的随机化方案确保组间的基线水平均衡以得到更好的组间可比性。

3. 其他设计

如适应性设计等其他设计方法。适应性设计是指事先在方案中计划的在临床试验进行过程中利用累积到的数据，在不影响试验的完整性和合理性的前提下，对试验的一个或多个方面进行修改的一种设计。

（四）样本量

试验前需充分估计所需的样本量，以保证足够的检验效能，并在试验方案中详细说明样本量估计方法和结果。使用 ABE 方法进行生物等效性分析时，应基于明确的公式合理估计样本量。不同的设计，对应的样本量估计公式不同。

交叉设计的样本量需考虑的因素包括：①检验水准 α，通常为双侧 0.1（双单侧 0.05），其中 α 是犯 I 类错误的概率，即把实际无效误判为有效的概率；②检验效能 $1-\beta$，通常至少为 80%，其中 β 是犯 II 类错误的概率，也就是把实际有效误判为无效的概率；③个体内变异系数（within-subject coefficient of variation，$CV_W\%$），可基于文献报道或预试验结果进行估计；④几何均值比（geometric mean ratio，GMR）；⑤等效性界值。平行组设计的样本量估计可参考一般连续型变量的样本量计算公式。

如果使用的分析方法没有明确的样本量计算公式，也可以采用计算机模拟的方法估计样本量。为了避免研究过程中因受试者的脱落导致样本量不足，申请人在进行样本量估计时应考虑适当增加样本量。一般情况下，试验开始后不应再追加受试者。已分配随机号的受试者通常不可以被替代。

（五）ABE 统计分析方法

药物制剂的生物等效性评价是一个统计学概念。考察药物自制剂释放进入体循环的过程，比较受试制剂（T）与参比制剂（R）在机体内的暴露情况。必须事先应用统计学原理对试验相关的因素作出合理、有效的安排,最大限度地控制混杂与偏倚,减少试验误差,提高试验质量,并对试验结果进行科学的分析和合理的解释,在保证试验结果科学、可信的同时,尽可能做到高效、快速、经济。

因此,应根据研究目的、试验方案和观察指标的类型选择国内外公认的统计分析方法。常用的统计分析方法包括方差分析、双单侧 t 检验(two one-side t test)和 $(1-2\alpha)\%$ 置信区间法等。

1. 方差分析

方差分析是显著性检验,设定的无效假设是两药无差异,对主要药动学参数检验普遍采用对数转换后以多因素方差分析进行假设检验,检验两种药物是否有差异,方差分析的假设检验:

$$H_0: \mu_T - \mu_R = 0$$
$$H_1: \mu_T - \mu_R \neq 0$$

其中 μ_T 为受试制剂对数变换后药动学参数总体均数,μ_R 为参比制剂对数变换后药动学参数总体均数。对于这类差异性检验方法,如果接受 H_0,认为两制剂差异无统计学意义,则可能犯很大的假阴性错误,即患者风险增加,因此不可以直接使用方差分析评价受试制剂和参比制剂是否一致。但方差分析是双单侧 t 检验和 $(1-2\alpha)\%$ 置信区间的基础。

2. 双单侧 t 检验法

双单侧 t 检验法其基本思想是借用两次两个不同方向的单侧检验,达到等效性检验的目的,是目前大多数国家普遍遵循的进行平均生物等效性(average bioequivalence,ABE)评价的标准方法。原假设为两药不等效,受试制剂在参比制剂一定范围之外,若取 $\alpha = 0.05$,则 $P<0.05$ 时说明受试制剂没有超过规定的参比制剂的高限和低限,拒绝原假设,可认为两药等效。反之亦然。

双单侧 t 检验假设为:

原假设 $H_0: \mu_T - \mu_R \leq \theta_1$ 或 $\mu_T - \mu_R \geq \theta_2$

备择假设 $H_1: \theta_1 < \mu_T - \mu_R < \theta_2$

其中 μ_T 为受试制剂对数变换后药动学参数总体均数,μ_R 为参比制剂对数变换后药动学参数总体均数,θ 为生物等效性界值。在设定的检验水准下,若拒绝原假设 H_0,则表明生物等效。通常设定 $\theta_1 = \ln(0.8)$,$\theta_2 = \ln(1.25)$,即生物等效性要求受试制剂和参比制剂的 GMR 落在 $80.00\% \sim 125.00\%$ 范围内,该标准同时适用于 $C_{\max}$ 和 AUC。

检验统计量为:$t_1 = \dfrac{(\overline{Y}_T - \overline{Y}_R) - \ln\theta_1}{\hat{\sigma}_W \sqrt{0.5\left(\dfrac{1}{n_{TR}} + \dfrac{1}{n_{RT}}\right)}}$ 和 $t_2 = \dfrac{\ln\theta_2 - (\overline{Y}_T - \overline{Y}_R)}{\hat{\sigma}_W \sqrt{0.5\left(\dfrac{1}{n_{TR}} + \dfrac{1}{n_{RT}}\right)}}$

其中 $\overline{Y}_T$ 和 $\overline{Y}_R$ 为受试制剂和参比制剂的最小二乘均数;$\hat{\sigma}_w$ 为方差分析中的 MSe 的平方根,n_{TR}、n_{RT} 分别为两个序列的样本量。若 $t_1 \geq t_{1-\alpha, n_{TR}+n_{RT}-2}$,$t_2 \geq -t_{1-\alpha, n_{TR}+n_{RT}-2}$ 同时成立,则拒绝 H_0,接受生物等效性的假设 H_1。

3. $(1-2\alpha)\%$ 置信区间法

$(1-2\alpha)\%$ 置信区间法又称 90% 置信区间法,其与双单侧 t 检验法是一个统计结果的两种表达形式,用上述双单侧 t 检验计算的统计量,就可直接求算 $(1-2\alpha)\%$ 置信区间,假定 $\alpha = 0.05$,即 90% 的置信区间。

$$90\%CI = \exp\left(\overline{Y}_T - \overline{Y}_R \pm t_{1-\alpha, n_{TR}+n_{RT}-2} \times \hat{\sigma}_W \times \sqrt{0.5\left(\frac{1}{n_{TR}} + \frac{1}{n_{RT}}\right)}\right)$$

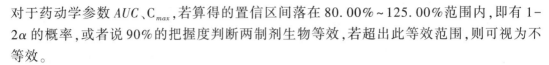

对于药动学参数 AUC、C_{max},若算得的置信区间落在 $80.00\% \sim 125.00\%$ 范围内,即有 $1-2\alpha$ 的概率,或者说 90% 的把握度判断两制剂生物等效,若超出此等效范围,则可视为不等效。

(六) 结果评价

生物等效性是指一种药物的不同制剂在相同的实验条件下,给予相同剂量,其吸收程度和吸收速度没有明显差异。故对受试制剂与参比制剂的生物等效性评价,应从药物吸收程度和吸收速度两方面进行,主要药动学参数 C_{max}、$AUC_{0 \sim t}$ 和 $AUC_{0 \sim \infty}$ 应同时适用于前述等效标准。当 T_{max} 与药物的临床疗效密切相关时,通常采用配对非参数方法对 T_{max} 进行差异性检验。

在生物等效性研究中,由于样本量较少,难以确定数据的分布。故在进行等效性检验前主要药动学参数应使用自然对数进行数据转换。选择的对数转换方式应在试验过程中保持一致,当数据有偏倚时经对数转换可校正其对称性。通常如果研究药物包含多个组分,则每个组分均应符合生物等效性标准。

一般情况下,若主要药动学参数(C_{max}、AUC)90% 可信区间在 $80.00\% \sim 125.00\%$ 范围内,则可认为参比制剂与受试制剂等效。而对于特殊类型药物如高变异药物、窄治疗窗药物,这个范围可能应适当地放宽或缩小,这时可采用参比制剂标度的平均生物等效性(reference-scaled average bioequivalence,RSABE)方法,将等效性判定标准在 $80.00\% \sim 125.00\%$ 的基础上适当放宽或缩窄,可减少不必要的人群暴露,达到科学评价不同制剂是否生物等效的目的。

(七) 特殊注意事项

1. 参比制剂标度的平均生物等效性

近年来,FDA 采用了一些针对特定药物构建生物等效性的方法,例如,高变异药物(highly variable drug,HVD)和窄治疗指数(narrow therapeutic index,NTI)药物。应用参比制剂标度的平均生物等效性评价方法,将生物等效性可接受范围依据参比制剂的变异按比例调整。具体见本书第二章的介绍。

2. 残留效应

使用交叉设计进行 BE 研究,通过每个受试者自身对照来增加比较的精度,其基本假设是所比较的制剂在下一周期试验时均不存在残留效应,或残留效应相近。如果交叉设计中存在不相等的残留效应,那么对于 GMR 的估计可能有偏差。研究设计时应避免发生残留效应。如果发现存在残留效应,申请人应当分析产生的可能原因,提供相应的判断依据,评估其对最终结论的影响。

3. 离群数据处理

通常不建议剔除离群值。必要时需要针对离群值进行敏感性分析,即评价剔除和不剔除离群值对生物等效性结果的影响。如果结论不一致,需解释说明并分析原因。

二、统计分析软件

生物等效性分析的核心是药动学参数计算和等效检验,另外尚有一些描述性统计分析,其中药动学参数的计算方法为统计矩方法。为了使读者全面了解分析软件,本节简要介绍国内外常用的药动学参数计算和统计分析软件及数据处理过程中的注意事项。

（一）WinNonlin 软件

WinNonlin 软件是国内外应用广泛的药动学/药效学（PK/PD）分析软件,可用于几乎所有的药代、药效及非房室模型的数据分析。其拥有友好的 Windows 操作界面、综合性的分析环境、标准化的 PK/PD 研究分析、高效的工作流程管理、高质量的结果输出、完整的内建模型库,并且支持用户自定义模型,符合美国 FDA 21CFR Part11 的规范。

WinNonlin 软件有标准版、专业版、企业版三个版本。标准版包含了药动学与药效学分析的各种工具,专业版和企业版较标准版增加了几个模块,其主要功能有:①计算分析功能,包括房室模型分析（compartmental modelling）与非房室模型分析（noncompartmental analysis）。②输入输出管理功能,通过和 EXCEL 兼容的工作表和工作簿文件来管理输入输出的数据,数据编辑能力很强。③统计功能,可进行常规以及加权等描述性统计,除常见统计功能外,还包括与药动学相关的统计功能,如交叉设计、双单侧 t 检验、置信区间估计等,用户还可自定义误差条件,生物等效性统计等。④工具箱（toolbox）功能及帮助功能,非参数重叠法（nonparametric superpositon）,用来预测多剂量用药后达到稳态的血药浓度;半房室模型法（semi-compartmental modeling）,用来估算给定时间和血浆浓度的效应地点浓度;交叉试验设计（crossover design）等;并提供了广泛的在线帮助（on-line help）和指导课（tutorial lesson）,为用户节省学习和使用软件时间。

（二）NONMEM 软件

NONMEM（non linear mixed effect model）程序是由美国加州大学 Lewis Sheiner 和 Stuart Beal 领衔的 NONMEM 课题组依据非线性混合效应模型理论,用 FORTRAN 语言编制成的计算机应用软件,在评估药动学参数和人口统计学数据（如年龄、体重、疾病状态）的关系方面十分实用,对平均群体动力学参数和组内方差都给予了充分的估计。程序可以拟合所有模拟样本的数据并预测其动力学参数与相关变量。这些药动学参数在以群体药动学为基础的个体化用药剂量估算方面十分有效,并将相应的风险性计算在内。在 ANSI（美国国家标准研究院）FORTRAN77 中编写了专为大型计算机使用的回归程序。

NONMEM 系统主要由三大模块组成:NONMEM 模块、PREDPP 模块、NM-TRAN 模块。NONMEM 模块是 NONMEM 的核心模块,用于拟合一般统计非线性回归型数据,能同时分析固定效应和随机效应。PREDPP 模块是群体药物代谢动力学房室模块,为 NONMEM 提供控制文件中指定的适合估算具体数据的房室模型模块,包括 Advan 1~13,分别表示线性药动学模型、非线性药动学模型,以及不同给药途径的药物代谢动力学模型。NM-TRAN 模块是 NONMEM 的控制文件和数据文件的翻译器、预处理器,它是独立于 NONMEM 的辅助程序,将用户编写的较自由式的控制文件和数据文件翻译为 NONMEM 必需的固定格式。主要组件的运行过程为首先用户创建 NM-TRAN 控制文件以及独立的数据文件,当调用 NONMEM 可执行文件时,用户文件通过 NM-TRAN 进行翻译,然后将其预处理为 NONMEM 允许的语法和格式,最后将每个文件转换为适合 NONMEM 的版本。NM-TRAN 调用相应的 FORTRAN 子程序将其发送到 FORTRAN 编译程序进行编译和加载。PREDPP 为 NONMEM 提供控制文件中指定的适合估算具体数据的房室模型模块,生成各种 NONMEM 输出文件。随着对 NONMEN 软件不断的研究和改善,其在学术界和制药行业得到了广泛的认可。目前由 Icon Development Solutions（Baltimore,MD）公司授权和管理。

（三）SAS 统计软件

SAS（statistics analysis system）系统具有完备的数据访问、数据管理、数据分析功能。SAS

系统是一个模块组合式结构的软件系统,其基本部分是 BASE SAS 模块。BASE SAS 模块是 SAS 系统的核心,承担着主要的数据管理任务,并管理着用户使用环境,进行用户语言的处理,调用其他 SAS 模块和产品。也就是说,SAS 系统的运行,首先必须启动 BASE SAS 模块,它除了本身所具有数据管理、程序设计及描述统计计算功能以外,还是 SAS 系统的中央调度室。它除了可单独存在外,也可与其他产品或模块共同构成一个完整的系统。各模块的安装及更新都可通过其安装程序比较方便地进行。

SAS 系统具有比较灵活的功能扩展接口和强大的功能模块,SAS Graph 可以绘制多维图,包括条形图、饼图、周线图以及各种其他图形。SAS 系统还设立有 STAT 模块,包涵各种"procs"(子程序)可以用于统计学运算与常规的线性与非线性回归模型。单变量的描述统计学有 80 多个程序:t 检验、卡方、相关性、自动回归、多组刻度尺、非参数检验、因素分析、判别式以及逐步分析,其中 proc glm、proc mixed 程序目前被 EMA 及 FDA 作为 BE 试验方差分析计算过程的推荐程序,在 EMA 及 FDA 相关指导原则中附有其推荐的 SAS 程序具体代码。

(四) Phoenix NLME 软件

Phoenix NLME(non-linear mixed effect model)为 Certara 的子公司 Pharsight 公司出品的群体药动学计算软件,NONMEM 软件的竞争软件。NLME 的特点是和 WinNonlin 共享操作界面,继承了 WinNonlin 友好的操作界面和较好的易用性,可以使用图形化的图形建模器构建模型,内置模型库建模和 PML 建模语言建模,极大地降低了群体 PK、PD 建模与仿真的操作难度。包含了广泛的非线性混合效应建模和群体药动学建模算法。可以说,NONMEM 中的 FO 和 FOCE 算法与 Phoenix NLME 存在不同的变异,可能产生不同的结果。与其他程序相比,用户界面采用可视化工作流程和图形引擎相结合使得 Phoenix NLME 相对易于学习和方便使用。

(五) DAS 软件

DAS 分析软件由孙瑞元教授等开发,是在 NDST 软件(New Drug Statistic Treatment,新药统计处理程序)的基础上发展起来的,基于 Windows 运行的专业统计软件包。DAS 沿袭了 NDST 的三项基本设计思想,即:①针对新药申报资料的特点;②不懂计算机的用户也能使用;③不精通医药统计的用户也能使用。在开发过程中紧扣"以人为本"原则,独创的"仿例输入"和"一键完成"的功能大大方便了用户的使用,确保 DAS 的易用性。DAS 4.0 版已被纳入群体药动学分析模块。

第三节　统计分析计划制订与报告的撰写

统计分析计划(statistical analysis plan,SAP)和报告(statistical analysis report,SAR)是生物等效性试验的两份关键性报告,SAP 在数据分析前定稿批准,SAR 根据 SAP 完成和撰写。

一、统计分析计划

统计分析计划是比试验方案中描述的分析要点更加技术性和有更多实际操作细节的一份独立文件,包括对主要和次要评价指标及其他数据进行统计分析的详细过程。临床试验的统计分析有其特殊性,统计分析计划应当由具有参与临床试验经验的统计学专业人员起草,要求全面而详细地陈述临床试验数据的分析方法和表达方式,以及对预期的统计分析结果的解释。统计分析计划初稿应形成于试验方案和 CRF 确定之后,在临床试验进行过程中以及数据审核时,可以进行修改、补充和完善,不同时点的统计分析计划应标注版本及日期,正式文件在数据库锁定之前完成并予以签署。如果试验过程中试验方案有修订,则统计分析计划也应作相应的调整。如果涉及期中分析,则相应的统计分析计划应在期中分析前确定。

统计分析计划的基本内容涵盖了试验目的、试验设计类型、随机方法与盲法、统计分析软件及版本、参与统计分析的参数及统计方法、数据集的定义、生物等效性计算过程及判断标准,以及安全性评价的详细计划、缺失值与离群值的处理等。

1. 试验概述

试验概述是试验方案中与统计学相关的部分,常可直接摘录。一般包括以下主要内容:

(1)研究目的。

(2)设计类型:如平行设计、交叉设计、重复交叉设计、两阶段设计等。

(3)随机化方法及其实施:明确随机化方法,如区组随机、分层随机及其分层因素等。

(4)样本量:计划入组的受试者数量及其计算依据。若采用两阶段设计应说明不同阶段的样本量。

(5)盲法及设盲措施:生物等效性试验通常要对生物样本检测分析人员设盲。

2. 评价指标

统计分析计划中应描述主要药动学参数指标的定义,通常为 $AUC_{0\sim t}$、$AUC_{0\sim\infty}$ 及 C_{max},在特殊情况下,还可以 $AUC_{0\sim 72h}$ 或截取 AUC(pAUC)作为评价指标。当 T_{max} 与药物的临床疗效密切相关时,还应考虑是否对 T_{max} 进行统计评价。

3. 分析数据集

一般情况下,BE 研究的数据集应至少包括药动学参数集(pharmacokinetics parameter set,PKPS)、生物等效性集(bioequivalence set,BES)。用于不同药动学参数分析的受试者数量可能不同。

药动学参数集(PKPS):包括接受过至少一次研究药物的受试者中获得的药动学参数数据集。本数据集的作用在于描述性统计受试者的药动学参数数据。

生物等效性集(BES):通常包括至少一个周期且具有至少一个可评价药动学参数的统计分析集。本数据集是推断受试制剂和参比制剂是否生物等效的主要数据集。

4. 离群值的处理

通常不建议剔除离群值。必要时需要针对离群值进行敏感性分析,即评价剔除和不剔除离群值对生物等效性结果的影响。并在统计分析计划中明确描述。

5. 统计分析方法

统计分析应建立在真实、准确、完整和可靠的数据基础上,应根据研究目的、试验方案和观察指标的类型选择国内外公认的统计分析方法。应给出不同类型资料的描述及统计推断方法,明确采用的单双侧检验及其水准,并说明所采用的统计软件及版本号。

(1)统计假设与推断:平均生物等效要求受试制剂和参比制剂的差异在一定可接受范围内,通过以下假设检验来进行统计推断。

原假设 H_0:$\mu_T-\mu_R<-\theta$ 或 $-\mu_T-\mu_R>\theta$

备择假设 H_1:$-\theta\leq\mu_T-\mu_R\leq\theta$

其中 μ_T 为受试制剂对数变换后药动学参数总体均数，μ_R 为参比制剂对数变换后药动学参数总体均数，θ 为生物等效性界值。通常设定 $\theta=\ln(1.25)$，$-\theta=\ln(0.8)$。该标准同时适用于 C_{max} 和 AUC。

对 T_{max} 的分析通常采用非参数方法进行差异性检验。

（2）统计分析内容

1）血药浓度-时间（c-t）数据分析：采用 PKCS，分别绘制个体和平均 c-t 曲线、半对数 c-t 曲线，同时计算各时间点算术均值、标准差、中分位数、最大值、最小值和变异系数。

2）PK 参数分析：采用 PKPS，由非房室模型计算各受试者的药动学参数，同时计算各参数算术均值、标准差、四分位数、最大值、最小值和变异系数。

3）主要评价指标分析：采用 BES，交叉设计建议使用线性混合效应模型进行分析计算，平行设计建议采用基于正态分布均数差值的置信区间构建方法。

4）次要评价指标：采用 BES，对 T_{max} 进行非参数检验。

（3）安全性分析：安全性分析的资料主要来源于受试者的主诉、症状、体征以及实验室检查结果等，所有的安全性指标在分析中都需要高度重视，应考虑对不良事件采用统一的编码词典进行编码。对于安全性数据的分析需说明所采用的统计学分析方法。

对不良事件的分析，应按事件发生的频数、频次和发生率描述，必要时进行组间发生率的比较。分析计划中需说明各种不良事件/反应的分类和汇总方式，以及所采用的具体不良事件编码词典名称及其版本号。

二、统计分析报告

统计分析报告是根据统计分析计划，对试验数据进行统计分析后形成的报告，是临床试验结果的重要呈现手段，是撰写临床研究报告（clinical study report，CSR）的重要依据，并与统计分析计划一起作为药物注册上市的申请材料提交给监管部门用于对临床试验结果的评价。

统计分析报告应提供：

1. 每个受试者给药后的检测成分浓度检测结果，使用原始数据展现。在附录中应同时给出算数坐标以及对数坐标下每个受试者给药后的药时曲线、不同药物制剂的平均药时曲线。

2. 每个受试者的药动学参数结果，也应使用原始数据展现。对药动学参数的描述应包括受试制剂和参比制剂的算术均值、几何均值、标准差和变异系数。

3. 包含序列内嵌套受试者、序列、周期和制剂因素的混合效应模型结果。若存在其他还需考虑的因素，也应包含在模型中。

4. 药动学参数几何均值比及其置信区间估计结果。

5. 敏感性分析结果（如有）。

6. 安全性结果。

7. 统计学结论。

附件 1：统计分析计划书参考内容

统计分析计划书内容一般包括但不限于研究目的、适用范围、职责分工、缩略语、统计分析及质控方法、随机表、统计分析结果（图表模板）、版本信息变更等。

1. 研究目的

说明研究的目的与总体试验设计。

2. 适用范围

规定统计分析计划所适用的基本范围。

3. 职责分工

说明统计分析工作人员职责分工。

4. 缩略语表

对统计分析计划中提到的缩略语进行注释。

5. 统计分析及质控方法

5.1 统计分析人群

对统计分析包涵的数据集、数据集的划分规则及适用范围进行详细规定,通常统计分析数据集包括:安全性数据集(SS)、药动学参数集(PKPS),生物等效性评价采用生物等效性集(BES)。

5.2 统计分析

规定统计分析涉及的数据类型,所采用的统计分析方法、药动学数据计算的具体参数及计算规则,包括数据的修约、等效性评价的界值等。

5.3 质控方法

规定具体拟采用的质控方法及质控过程。

6. 随机表

规定研究所采用的随机化方法、随机表的生成过程及分组的基本规定。

7. 数据及其统计分析结果

7.1 实际试验过程与方案的偏离情况

对以下情况进行规定:

7.1.1 统计分析数据集划分情况

规定统计分析数据及划分的规则。

7.1.2 脱落、剔除病例

规定脱落及剔除病例的原则和范围。

7.1.3 采血时间超窗

规定采血时间窗及超窗数据的处理方法,并规定是否均采用实际时间进行药动学参数的计算。

7.2 浓度检测结果

规定受试者血药浓度检测结果的数据格式、小数位等信息。

7.3 药动学参数

规定计算方法和所使用的软件及版本号;规定所要计算的药动学参数,通常单次给药应计算 $AUC_{0 \sim t}$、$AUC_{0 \sim \infty}$、$C_{\max}$、$T_{\max}$、λ_z、$t_{1/2}$,多次给药应计算 $AUC_{0 \sim \tau}$、$C_{\max, ss}$、$C_{\min, ss}$(给药间隔末的浓度)、$C_{av, ss}$(一个给药间隔的平均浓度),以及反映波动程度的参数 $[(C_{\max, ss} - C_{\min, ss})/C_{av, ss}]$ 和 $[(C_{\max, ss} - C_{\min, ss})/C_{\min, ss}]$ 等。规定需要计算的统计值,通常包括药动学参数的均数、标准差、变异系数、最大值、最小值、几何均数、四分位数等。

7.4 方差分析与等效性评价

规定主要药动学参数方差分析的模型、采用的软件及版本号、等效性评价需要考虑的相关界值。如果试验为特殊设计,应增加相关的统计因素进行分析,必要时需考虑两组间 T_{max} 的差异,详见表 7.4.1 和表 7.4.2。

表 7.4.1　$\ln(C_{max})$、$\ln(AUC_{0\sim t})$ 及 $\ln(AUC_{0\sim\infty})$ 的多因素方差分析结果(BES)

药动学参数	变异来源	SS	DF	MS	P 值	F 值
C_{max}	制剂					
	个体(给药顺序)					
	给药顺序					
	周期					
	误差					
$AUC_{0\sim t}$	制剂					
	个体(给药顺序)					
	给药顺序					
	周期					
	误差					
$AUC_{0\sim\infty}$	制剂					
	个体(给药顺序)					
	给药顺序					
	周期					
	误差					

表 7.4.2　C_{max}、$AUC_{0\sim t}$ 和 $AUC_{0\sim\infty}$ 的几何均数(最小二乘法)、几何均数比的 90%置信区间及事后把握度(BES)

药动学参数	几何均数 T	几何均数 R	GMR	GMR 90%置信区间下限	GMR 90%置信区间上限	把握度	个体内变异
C_{max}							
$AUC_{0\sim t}$							
$AUC_{0\sim\infty}$							

8. 安全性评价

规定受试者最终纳入安全性统计的规则、安全性评价的具体内容、评价方法具体图表的参考格式,涉及受试者退出、剔除的,需要说明原因。

9. 受试者个体药时曲线及平均药时曲线图

规定每位受试者的药时曲线图及平均药时曲线图的参考格式。

附录版本变更信息

对统计分析计划的变更情况进行具体描述,一般包括:变更内容、更新后内容、修改原因等。

附件2:统计分析报告参考内容

统计分析报告书内容一般包括但不限于研究目的、适用范围、职责分工、缩略语、统计分析及质控方法、随机表、统计分析结果(安全性和药动学参数)、统计附表和版本信息变更等。

1. 研究目的

说明研究的目的与总体试验设计。

2. 适用范围

说明统计分析报告所适用的基本范围。

3. 职责分工

说明统计分析工作人员职责分工。

4. 缩略语表

对统计分析报告中提到的缩略语进行注释。

5. 统计分析及质控方法

5.1　统计分析人群

对统计分析包涵的数据集、数据集的划分情况进行详细描述,包括:安全性数据集(SS)、药动学参数集(PKPS),生物等效性评价采用生物等效性集(BES)。

5.2　统计分析

说明统计分析涉及的数据类型,所采用的统计分析方法、药动学数据计算的具体参数及计算规则,包括数据的修约、等效性评价的界值等。

5.3　质控方法

说明实际统计分析工作中质控工作的开展情况,包括质控次数及质控问题的解决情况。

6. 随机表

说明产生随机表的单位、方法及结果。

7. 数据及其统计分析结果

7.1　实际试验过程与方案的偏离情况

说明试验过程中是否出现异常情况,并分析讨论其可能对生物等效性试验结果产生的影响。说明受试者完成试验情况。说明浓度检测情况,是否全部纳入分析计算。

7.1.1　统计分析数据集划分情况

说明受试者完成试验情况及纳入分析集

7.1.2　脱落、剔除病例

说明实际试验开展中发生的脱落、剔除病例情况。

7.1.3　采血时间超窗

说明实际采样时间点是否均在方案规定的范围内,是否均采用实际时间进行药动学参数的计算。

7.2　浓度检测结果

将最终锁定的样品浓度数据按试验项目、制剂、受试者编号和采样时间点顺序进行归纳总结,应包含给药前后的所有检测数据,数据统计分析项目应包括每个时间点浓度值的算数均数、标准差、变异系数、最大值、最小值等。如果超出方案规定的采样时间范围,则需要剔除该时间点的浓度数据后再进行上述描述性统计工作。如果测试数据编号和统计时的编号不一致,应说明编号的方法并列出对照表。

123

7.3　药动学参数

说明计算方法和所使用的软件及版本号；计算每位受试者的药动学参数，单次给药应报告 $AUC_{0\sim t}$、$AUC_{0\sim\infty}$、C_{max}、T_{max}、λ_z、$t_{1/2}$ 和 $AUC_{0\sim t}$ 与 $AUC_{0\sim\infty}$ 比值等，多次给药应报告 $AUC_{0\sim\tau}$、$C_{max,ss}$、$C_{min,ss}$（给药间隔末的浓度）、$C_{av,ss}$（一个给药间隔的平均浓度），以及反映波动程度的参数 $[(C_{max,ss}-C_{min,ss})/C_{av,ss}]$ 和 $[(C_{max,ss}-C_{min,ss})/C_{min,ss}]$ 等。

按制剂汇总分析每位受试者的药动学参数，统计报告其均数、标准差、变异系数、最大值、最小值、几何均数、四分位数等。

7.4　方差分析与等效性评价

提供 $AUC_{0\sim t}$、$AUC_{0\sim\infty}$、C_{max} 和其他相关参数（例如多次给药试验的 $AUC_{0\sim\tau}$、$C_{max,ss}$ 等）的多因素方差分析（ANOVA）统计分析结果，并说明用于统计分析的软件。根据统计分析结果说明是否存在药物制剂间、个体间、周期间和服药顺序间的差异，并分析差异对等效性评价的影响。

如果试验为特殊设计，应增加相关的统计因素进行分析。必要时比较两组间 T_{max} 的差异。

报告两制剂几何均值比值的 90% 可信限和双向单侧 t 检验结果，按照生物等效性判断标准，对试验制剂与参比制剂是否生物等效进行评价。

8. 安全性评价

对以下情况进行说明，并注明相应数据的表格编号：说明受试者筛查、入选及完成情况；说明受试者最终纳入安全性统计情况，试验中存在受试者退出、剔除的，需要说明原因（见 7.1.2）；入选受试者的人口学资料；受试者试验前、后的体检报告和实验室检查结果；报告研究期间的联合用药情况；按照试验药物的组别，采用规范的术语对身体各系统发生的不良事件进行汇总分析；按受试者编号列出各受试者试验过程中观察到的不良事件/反应情况、程度，并分析与试验药物的关系。说明对于不良事件的处理方法和结果。

9. 受试者个体药时曲线及平均药时曲线图

提交每位受试者的药时曲线图及平均药时曲线图。

其他附表

列出在正文中提到的其他统计分析相关数据表格。

附录版本变更信息

对统计分析报告的变更情况进行具体描述，一般包括：变更内容、更新后内容、修改原因等。

第四节　统计分析的若干重要环节

一、统计分析在生物等效性研究各阶段的主要工作

生物等效性研究作为临床试验的一种，除了遵循《药物临床试验质量管理规范》（GCP）以外，还必须事先应用统计学原理对试验相关的因素作出合理、有效的安排，最大限度地控制混杂与偏倚，减少试验误差，提高试验质量，并对研究结果进行科学的分析和合理的解释。因此，统计学是临床试验设计、实施和分析的有力工具，在生物等效性研究过程中发挥了不可或缺的重要作用。下面具体介绍统计分析在生物等效性研究各阶段的主要工作。

（一）设计阶段

1. 参与试验方案的起草

试验方案（protocol）是指说明临床试验目的、设计、方法学、统计学考虑和组织实施的文件。是用于指导所有参与临床试验的研究者如何启动和实施临床试验的纲领性文件,也是试验结束后进行资料统计分析的重要依据。临床试验方案是新药注册申请时的法定文件之一,同时也是决定一项新药临床试验能否取得成功的前提和关键要素。试验方案的统计学部分需要统计人员来参与确定和完善。方案中必须要考虑的统计学要素见表6-1。

表6-1 生物等效性试验方案中应考虑的统计学要素

检查内容	是否出现在方案中
1. 试验的设计方法（平行、交叉、重复、适应性设计等）	
2. 评价指标的定义或计算方法	
3. 统计分析方法及等效判定标准	
4. 样本量估计及相应参数设置的依据和Ⅰ类错误水平、把握度设定	
5. 随机化分组方法	
6. 设盲水平及方法	
7. 数据集的定义	
8. 多重性校正方法（如果涉及）	
9. 期中分析方法及Ⅰ类错误的控制（如果涉及）	
10. 评价指标的假设检验方法	
11. 安全性分析方法	
12. 假设检验的水准和区间估计的可信度	

2. 拟定设计方法

交叉设计是生物等效性研究中应用最多、最广的方法,在交叉试验中,受试者在不同的周期接受不同的治疗,由于是在同一受试者内比较,控制了个体的差异,因此,交叉设计比平行组设计更有效,估计精度更高。一般采用两制剂、两周期、两序列交叉设计,如果需要准确估计某一制剂的个体内变异,可采用重复交叉设计。重复交叉设计包括部分重复（如两制剂、三周期、三序列）或者完全重复（如两制剂、四周期、两序列）,在某些特定情况下（例如半衰期较长的药物）,也可以使用平行组设计,详见第二章第二节。充分理解每个生物等效性研究的特点,为试验推荐最合适的设计方法,是统计人员的职责所在。

3. 估算样本量

（1）影响样本量估计的基本因素:从统计学意义上讲,样本量估计由以下基本因素决定:①检验水准 α,通常为双侧0.1（双单侧0.05）;②检验效能 $1-\beta$,通常至少为80%;③个体内变异系数（$CV_W\%$）,可基于文献报道或预试验结果进行估计;④几何均值比（geometric mean ratio,GMR）;⑤等效性界值。

（2）样本量计算方法

1）公式法:这里针对标准的 2×2 交叉试验设计,按照 α 水准计算达到 $1-\beta$ 把握度所需的样本量。

①当 $\theta=1$ 时:

$$n = 2\left[\frac{(t_{1-\alpha,n-2} + t_{1-\beta/2,n-2})\,CV}{\ln 1.25}\right]^2$$

②当 $1<\theta<1.25$ 时：

$$n=2\left[\frac{(t_{1-\alpha,n-2}+t_{1-\beta,n-2})\,\mathrm{CV}}{\ln1.25-\ln\theta}\right]^2$$

③ $0.8<\theta<1$ 时：

$$n=2\left[\frac{(t_{1-\alpha,n-2}+t_{1-\beta,n-2})\,\mathrm{CV}}{\ln\theta-\ln0.8}\right]^2$$

式中 θ 为两制剂预估的几何均数的比值，CV 为个体内变异系数，变异系数和标准差之间存在如下的互换关系式：$\mathrm{CV}=\sqrt{\exp(S^2)-1}$，$S=\sqrt{\ln(\mathrm{CV}^2+1)}$，$t_{1-\alpha,n-2}$、$t_{1-\beta/2,n-2}$、$t_{1-\beta,n-2}$ 为 t 分布的单侧界值。

2）查表法：表 6-2 给出了等效范围取 80.00%～125.00%，$\theta=0.85～1.20$，CV=5.0%～30.0%，$\alpha=0.05$，把握度分别为 80% 和 90% 的确切样本量估计。考虑到保持交叉设计不同序列例数的平衡性，凡计算结果为奇数的均舍入为偶数。

表 6-2　样本量估计

把握度	CV/%	θ							
		0.85	0.90	0.95	1.00	1.05	1.10	1.15	1.20
80%	5.0	12	6	4	4	4	6	8	22
	7.5	22	8	6	6	6	8	12	44
	10.0	36	12	8	6	8	10	20	76
	12.5	54	16	10	8	10	14	30	118
	15.0	78	22	12	10	12	20	42	168
	17.5	104	30	16	14	16	26	56	226
	20.0	134	38	20	16	18	32	72	294
	22.5	168	46	24	20	24	40	90	368
	25.0	206	56	28	24	28	48	110	452
	27.5	248	68	34	28	34	58	132	544
	30.0	292	80	40	32	38	68	156	642
90%	5.0	14	6	4	4	4	6	8	28
	7.5	28	10	6	6	6	8	16	60
	10.0	48	14	8	8	8	14	26	104
	12.5	74	22	12	10	12	18	40	162
	15.0	106	30	16	12	16	26	58	232
	17.5	142	40	20	16	20	34	76	312
	20.0	186	50	26	20	24	44	100	406
	22.5	232	64	32	24	30	54	124	510
	25.0	284	78	38	28	36	66	152	626
	27.5	342	92	44	34	44	78	182	752
	30.0	404	108	52	40	52	92	214	888

3）软件法

①PASS 软件（全称为 power analysis and sample size）作为样本量计算工具，由 NCSS 公司 Jerry L. Hintze 博士及其团队开发，自 1981 年面世以来，已能应用于多数统计分析场景的样本量和统计效能计算，在临床试验设计上应用广泛。PASS 软件具有参数输入简便、多模

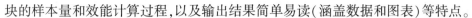

块的样本量和效能计算过程,以及输出结果简单易读(涵盖数据和图表)等特点。

②SAS 软件(全称为 statistical analysis system)是由美国北卡罗来纳州立大学 1966 年开发的统计分析软件。1976 年 SAS 软件研究所(SAS Institute Inc)成立,开始进行 SAS 系统的维护、开发、销售和培训工作。期间经历了许多版本,经过多年的完善和发展,SAS 系统在国际上已被誉为统计分析的标准软件,在各个领域得到广泛应用。SAS 主要采用系统内置的"Proc Power"过程进行样本量估算,可完成包括 t 检验、率的比较、相关分析、回归分析、方差分析、生存分析等的样本量估算。

③nQueryAdvisor+nTerim 软件,该软件目前被国际上公认为样本量估计的权威软件之一,由爱尔兰 Statistical Solutions 公司开发。得到 FDA、EMA 等官方认可,内容几乎涵盖样本量计算的所有方面。

在生物等效性研究中更换对象可能会使统计模型复杂化,已分配随机号的受试者不应该被取代,在进行样本量估计时,除了统计学因素外,还要考虑到受试者脱落的可能,适当增加样本量。

4. 制订统计分析计划

统计分析计划由统计人员起草,并与主要研究者商定,旨在全面而详细地陈述临床试验数据的分析方法和表达方式,以及预期的统计分析结果的解释。生物等效性研究统计分析计划书上应列出统计分析集的选择、主要评价指标、统计分析方法、生物等效性等效标准等,按预期的统计分析结果列出统计分析表备用。

统计分析计划书应形成于试验方案和病例报告表确定之后。在临床试验进行过程中,可以修改、补充和完善。但需注明修改内容及修改依据,并保留各历史版本,但是在数据审核决议前必须以文件形式予以确认,此后不能再作变动。统计分析计划书相关内容详见本章第六节。

(二) 实施阶段

1. 随机化与盲法设计

生物等效性试验的随机化表格及说明文件,应由统计人员制作并在试验正式开展前交接给临床研究单位,随机化表格及说明文件需详细说明受试者随机号的分配原则、分组的具体涵义、退出受试者的处理等。双交叉试验的随机化,主要是针对受试者的给药序列进行随机分配,常用的随机化方法包括完全随机化、区组随机化等。随机化可采用计算机程序所产生的伪随机数进行,如利用 SAS 软件中的 Proc Plan、Uniform 等过程函数实现。应在受试者入组工作完成前做好随机化遮蔽工作,以保证随机化的客观性。对于平行设计的生物等效性试验,随机化的实施与遮蔽尤其重要,这不单关系到组间的均衡性,也可以减少长周期试验中脱落受试者对试验结果的影响。在具体试验开展中,也可采用电子化随机系统进行受试者随机化分组及遮蔽,但需要对系统的可靠性进行全面验证。

通常在双交叉设计的生物等效性研究中,仅针对生物样本分析单位进行设盲。但在特殊设计的生物等效性研究中,如以临床疗效为评价指标的生物等效性研究,应尽量采用双盲设计,以保证试验结果客观可靠。

2. 期中分析

通常在固定样本量的生物等效性研究中,一般无须进行期中分析(interm analysis)。但在某些适应性设计的生物等效性研究中(如两阶段设计生物等效性研究,two-stage design bioequivalence),需要进行期中分析。

两阶段设计是将生物等效性研究分成两个阶段,当第一阶段试验完成后进行期中分析,计算第一阶段数据的受试制剂与参比制剂的几何均值比、个体内变异和把握度,并根据方案预先设定的校正检验水准和决策树进行分析,如拒绝零假设则可提前得出有效结论结束试验,否则根据期中分析的结果对样本含量进行再评价,在最终分析中合并两组数据进行统计分析。期中分析的日程、安排、所采用的 α 消耗函数等应当事先制订计划并在试验方案中阐明。

(三) 分析阶段

统计分析人员在分析阶段主要需要完成以下工作:

1. 数据库审核、数据集的确定及数据库锁定

数据管理人员在锁定数据库前,需邀请统计人员、申办方、研究单位等多方代表参与最后的数据库审核会议。在生物等效性研究中,药动学数据只能因非统计学的原因被排除出 BES,并且应事先在方案中说明。在数据审核会议上对缺失值、离群值的处理、脱落受试者的处理等问题进行讨论,确定最终的数据集归属情况,形成数据审核决议并锁定数据库,锁定后的数据库将用作下一步的统计分析,事后离群值的排除将不被认可。若试验涉及盲法还需要对研究过程中的盲态保持情况进行审核。

统计人员需全程参与数据审核会议,针对数据问题与各部门进行细致沟通,根据方案与统计分析计划,对数据问题提出科学合理的解决方案,以保证统计结果客观可靠。数据审核结论应有书面记录,形成审核决议。

2. 数据传输

应有专门的数据传输 SOP 保证数据的正确传输,通常可以采用数据传输协议的形式进行数据传输,传输的数据格式应符合方案规定的要求,传输的数据包括安全性数据、血药浓度检测数据等,数据传输过程需要留有电子/书面记录。统计人员在接收到数据管理方传输的数据后,应注意对数据格式、受试者编号、药物浓度及时间单位等信息进行复核再进行下一步统计分析工作,以避免因数据格式、单位等信息不统一导致结果错误。

3. 按计划进行统计分析

药动学数据通常采用以下步骤进行分析:

(1)检测浓度数据列表:将最终锁定的样品浓度数据按制剂、受试者编号和采样时间点顺序进行归纳总结,汇总每个时间点浓度值的例数、均数、标准差、变异系数、最大值、最小值等。

(2)药动学参数计算:一般采用非房室模型(NCA)法进行药动学参数的计算:其中,峰值浓度(C_{max})、达峰时间(T_{max})取实测值,消除相半衰期($t_{1/2}$)、血药浓度时间曲线下面积($AUC_{0 \sim t}$,$AUC_{0 \sim \infty}$)分别用下列各式计算:

$$t_{1/2} = 0.693/\lambda_z$$

$$AUG_{0-n} = \sum \frac{t_{i+1} - t_i}{2}(C_{i+1} + C_i)$$

$$AUG_{0-\infty} = \sum \frac{t_{i+1} - t_i}{2}(C_{i+1} + C_i) = \frac{C_n}{\lambda}$$

式中 λ_z 为消除相斜率,用对数血药浓度-时间曲线末段直线部分斜率求得,取线性最好的消

除相点来进行末端斜率的拟合。计算式中 C_n 为最后取样点浓度。

按制剂汇总分析药动学参数集(PKPS)中每位受试者的药动学参数,统计其例数、均数、标准差、变异系数、最大值、最小值、几何均数、四分位数等。

(3)对数转换:生物利用度数据更接近对数正态分布,经对数变换可校正其对称性,因此,目前我国及国际上颁布的指导原则或指南均要求对 AUC、C_{max} 数据进行对数转换。选择的对数转换方式应在试验过程中保持一致,且需在方案中指明。

(4)方差分析:将最终纳入生物等效性集(BES)的受试者受试制剂和参比制剂的关键药动学参数 $AUC_{0\sim t}$、$AUC_{0\sim\infty}$、C_{max} 对数转换后,采用多因素方差分析(ANOVA),交叉设计的统计分析方法一般使用的是考虑序列(i)内嵌套受试者(k)、序列(i)、周期(j)和制剂(t)因素的混合效应模型。若存在其他还需考虑的因素,也应包含在模型中。

$$Y_{ijtk}=\mu+\gamma_i+S_{k(i)}+\pi_j+\sigma_t+e_{ijtk}$$

其中 Y_{ijtk} 为第 k 个受试者、第 i 种序列、在第 j 个周期、第 t 种制剂所观测的效应;μ 为总的平均效应,γ_i 为顺序 i 的固定效应,$S_{k(i)}$ 为第 k 个受试者在第 i 个序列中的随机效应;π_j 为第 j 个周期的固定效应;σ_t 为第 t 种制剂的固定效应。e_{ijtk} 为 Y_{ijtk} 的残差,为随机误差。

(5)双单侧 t 检验:用于对数变换数据的双单侧检验法的检验假设为:

$$原假设 H_0:\ \mu_T-\mu_R\leqslant\theta_1\ 或\ \mu_T-\mu_R\geqslant\theta_2$$
$$备择假设 H_1:\ \theta_1<\mu_T-\mu_R<\theta_2$$

其中 μ_T 和 μ_R 分别是试验制剂和参比制剂经对数变换后的数据参数均值。$\theta_1=\ln(0.8)$,$\theta_2=\ln(1.25)$。

$$检验统计量为:t_1=\frac{(\overline{Y}_T-\overline{Y}_R)-\ln\theta_1}{\hat{\sigma}_W\sqrt{0.5\left(\frac{1}{n_{TR}}+\frac{1}{n_{RT}}\right)}}\ 和\ t_2=\frac{\ln\theta_2-(\overline{Y}_T-\overline{Y}_R)}{\hat{\sigma}_W\sqrt{0.5\left(\frac{1}{n_{TR}}+\frac{1}{n_{RT}}\right)}}$$

其中 $\overline{Y}_T$ 和 $\overline{Y}_R$ 为受试制剂和参比制剂的最小二乘均数;$\hat{\sigma}_W$ 为方差分析中的 MSe 的平方根,n_{TR}、n_{RT} 分别为两个序列的样本量。若 $t_1\geqslant t_{1-\alpha,n_{TR}+n_{RT}-2}$,$t_2\geqslant-t_{1-\alpha,n_{TR}+n_{RT}-2}$ 同时成立,则拒绝 H_0,接受生物等效性的假设 H_1。

(6)置信区间:计算 C_{max}、$AUC_{0\sim t}$、$AUC_{0\sim\infty}$ 几何均数比的90%置信区间,根据对数转换后的方差分析结果,在 $100(1-2\alpha)$% 置信度下计算出两个限值,计算公式如下:

$$90\%CI=\exp\left(\overline{Y}_T-\overline{Y}_R\ \pm t_{1-\alpha,n_{TR}+n_{RT}-2}\times\hat{\sigma}_W\times\sqrt{0.5\left(\frac{1}{n_{TR}}+\frac{1}{n_{RT}}\right)}\right)$$

若 C_{max}、$AUC_{0\sim t}$、$AUC_{0\sim\infty}$ 几何均数比的90%置信区间落在 $80.00\%\sim125.00\%$ 内,可认为两制剂生物等效。

(7)非参数检验:当 T_{max} 与药物的临床疗效密切相关时,通常采用配对非参数方法对 T_{max} 进行差异性检验。

(8)图表(药时曲线图):以时间为横坐标,C_{max}、$AUC_{0\sim t}$、$AUC_{0\sim\infty}$ 为纵坐标,分别作出每个受试者给药后的药时曲线,并作出不同药物制剂的平均药时曲线。

(9)敏感性分析(按需):对于缺失值和离群值的处理,必要时需做敏感性分析。

通常不建议剔除离群值。必要时需要针对离群值进行敏感性分析,即评价剔除和不剔除离群值对生物等效性结果的影响。如果结论不一致,需解释说明并分析原因。

(10)撰写统计分析报告:详见本章第六节。

二、质量保证

（一）统计质控

在进行生物等效性研究统计分析相关工作前，需建立可靠的 SOP 以及质控体系，保证统计分析工作的质量。

通常生物等效性统计分析相关的 SOP 应涵盖：随机化的制定与实施、设盲与盲法、统计分析计划的制订、统计分析报告的撰写、质量控制要点、计算机编程操作、文档管理等内容。

统计分析相关工作的质控，应由专门人员进行定期开展，通常质控工作应至少针对以下内容进行：随机化的设计与实施、统计分析计划撰写与修订、数据审核与传输、主要药动学参数运算结果、统计分析报告等。质控相关工作的开展需要留有质控记录，及时记录质控的过程、结果、意见以及反馈。

（二）文档及数据的管理

统计分析相关文档包括：随机化方案、统计分析计划、数据传输协议、统计分析报告、各项交接记录及质控记录等。各项文档应及时归档，需要签署的文档应即时签署，所有文档需妥善保存备查。统计分析相关数据文件及统计分析使用的计算机程序需妥善保存并及时备份，以免丢失，需要随项目提交至国家药品监督管理局药品审评中心的数据需按照其要求的数据格式进行转换后提交，转换数据格式需注意是否存在变量的拆分/截断，并在数据转换相关说明中具体说明各变量拆分/截断等情况。需要特别注意的是，在数据转换操作过程中可能会因为变量格式、长度等原因引起部分数据丢失，应对数据转换后的全部数据进行验证核对，确保转换数据与原数据一致无误。

三、案例分析

以下将以生物等效性试验的两个案例来具体介绍生物等效性试验的统计分析过程（仅以 C_{max} 数据为例）。

（一）2×2 交叉设计生物等效性试验案例

二甲双胍属双胍类口服降糖药，可降低 2 型糖尿病患者空腹及餐后高血糖，HbAlc 亦可下降 1%~2%，在多数国家和国际组织制定的糖尿病诊断指南中推荐二甲双胍作为 2 型糖尿病患者控制高血糖的一线用药和药物联合中的基本用药。现有国内某药厂仿制的二甲双胍片，为评估其与国外上市并已进口的二甲双胍片的生物等效性，用 2 周期 2 交叉（2×2 交叉）、单剂量给药试验对健康受试者分别测定服用受试制剂和参比制剂二甲双胍片的 C_{max} 和 AUC 情况，评价两药物间 C_{max} 和 AUC 是否具有平均生物等效性，进而评价两药物是否具有平均生物等效性，受试制剂为国内仿制的二甲双胍片，参比制剂为国外上市并已进口的二甲双胍片（表 6-3）。

临床试验设计之初须对样本量进行估算，以满足统计学要求，查阅文献得知二甲双胍片的个体内变异度为 15%，设定 I 类检验水准 α 为 0.05，检验效能为 0.9，生物等效性要求的上、下限界值分别为 0.80 和 1.25，假定受试制剂和参比制剂真实比值不超过 5%，利用 PASS 软件计算的样本量最大为 15 例，为使组间均衡因此选择样本量最少应为 16 例。

本示例共对 24 例受试者进行给药后评估，以测定的 C_{max} 为例，示例讲述生物等效性评价统计分析过程，本分析使用的软件是 WinNonlin 8.1。

表 6-3　参比制剂和受试制剂二甲双胍的 C_{max} 测定值

序列	受试者编号	参比制剂(R)	受试制剂(T)
1(RT)	S001	1 450.6	1 477.4
	S002	1 511.1	1 420.8
	S003	1 744.6	1 450.1
	S004	2 186.8	1 766.9
	S005	1 107.1	1 334.4
	S006	1 538.6	1 435.9
	S007	1 463.1	1 510.4
	S008	1 210.7	1 008.8
	S009	1 484.4	1 230.6
	S010	1 431.4	1 109.2
	S011	963.6	805.0
	S012	1 409.4	1 233.5
2(TR)	S013	764.6	907.6
	S014	1 466.2	1 621.2
	S015	1 369.9	1 290.6
	S016	1 267.3	1 302.9
	S017	1 797.3	1 704.8
	S018	1 192.5	1 313.9
	S019	2 063.1	2 391.5
	S020	1 454.0	1 167.4
	S021	1 852.3	1 731.9
	S022	1 124.1	1 281.3
	S023	1 446.6	1 196.2
	S024	1 148.5	1 193.0

1. 多因素方差分析

本示例的对 C_{max} 进行对数转换后得到的 $\ln(C_{max})$ 后进行方差分析,方差分解的因素有序列(sequence)、周期(period)、制剂(treatment)和嵌套在序列中的受试者[subject(sequence)],方差分析具体结果如表 6-4 所示:

表 6-4　二甲双胍参比制剂和受试制剂 2×2 交叉设计的 C_{max} 方差分析表

变异来源	SS	df	MS	F	P
序列	0.002 050	1	0.002 050	0.02	0.888 7
周期	0.038 196	1	0.038 196	4.59	0.043 4
制剂	0.025 483	1	0.025 483	3.06	0.093 9
受试者(序列)	2.249 062	22	0.102 230	12.29	<.000 1
残差	0.182 936	22	0.008 315	.	

从上表的方差分析结果可见周期因素 $F = 4.59$，$P = 0.043\ 4$，制剂因素的 $F = 3.06$，$P = 0.093\ 9$，制剂间的差异无统计学意义，周期间的差异有统计学意义；由于受试者是根据序列进行随机分组的，因此受试者嵌套在序列里面，所以序列的检验应以受试者（序列）为误差项进行，序列因素的 $F = 0.002\ 05/0.102\ 23 = 0.02$，$P = 0.888\ 7$。从期望均方即可得出各项因素检验的误差项。

2. 双单侧检验评价生物等效性

从 WinNonlin 8.1 软件输出结果可得：受试制剂 C_{max} 的对数均值 $\mu_T = 7.197\ 3$，参比制剂 C_{max} 的对数均值 $\mu_R = 7.243\ 4$。

由方差分析 $SE = \sqrt{MS(误差)} \times \sqrt{0.5\left(\dfrac{1}{n_{TR}} + \dfrac{1}{n_{RT}}\right)} = 0.026\ 32$，检验统计量 $t_1 = \dfrac{\mu_T - \mu_R - \ln(0.80)}{SE} = 6.73$，$t_2 = \dfrac{\ln(1.25) - (\mu_T - \mu_R)}{SE} = 10.23$；$t_1 > t_{0.95,22}$ 和 $t_2 > t_{0.95,22}$ 同时成立，均满足 $P < 0.05$，可推断以 C_{max} 为评价指标，两制剂具有生物等效性。

3. 90% 置信区间

在 90% 置信度下计算出两个限值：

$\exp(\mu_T - \mu_R - SE \times t_{0.95,n_T+n_R-2}) \sim \exp(\mu_T - \mu_R + SE \times t_{0.95,n_T+n_R-2})$ 为 91.28% ~ 99.91%，在 80.00% ~ 125.00% 之间，结果表明以 C_{max} 为评价指标，受试制剂与参比制剂具有生物等效性。

（二）完全重复交叉设计生物等效性试验案例

氯吡格雷是一种血小板聚集抑制剂，氯吡格雷具有疗效强、费用低、副作用小等优点，主要用于治疗动脉粥样硬化疾病、急性冠脉综合征、预防冠脉内支架植入术后支架内再狭窄和血栓性并发症，既往 BE 研究显示空腹服用氯吡格雷个体内变异系数均超过 30%，为高变异药物。为评估国内某药厂仿制的氯吡格雷（受试制剂）与原研氯吡格雷（参比制剂）的生物等效性，研究采用 2 序列 4 周期全重复交叉设计（序列为 TRTR 和 RTRT），测定健康受试者单次给药后的 C_{max} 和 AUC 值，评价两药物间 C_{max} 和 AUC 是否具有平均生物等效性，进而评价两药物是否具有生物等效性。

临床试验设计之初须对样本量进行估算，以满足统计学要求，查阅文献得知氯吡格雷片的 C_{max} 个体内变异度为 50%，个体内标准差的 $S_{WR} = \sqrt{\ln(CV^2+1)} = 0.472\ 4$，以此调整上限界值 $= \exp\left[\ln(1.25) \times \dfrac{S_{WR}}{\sigma_{W0}}\right] = 0.656\ 0$，下限界值 $= \exp\left[\ln(0.80) \times \dfrac{S_{WR}}{\sigma_{W0}}\right] = 1.524\ 5$，$\sigma_{w0}$ 一般取 0.25；分别为设定 I 类检验水准 α 为 0.05，检验效能为 0.9，假定受试制剂和参比制剂真实比值不超过 5%，利用 PASS 软件 2×2 交叉设计模块计算的样本量最大为 32 例，全重复交叉设计的样本量 $= 32/2 = 16$ 例，因此选择样本量最少应为 16 例，考虑受试者脱落等因素，可适当增加样本量。

本示例共对 24 例受试者进行给药后评估，以测定的 C_{max} 为例，讲述高变异药物生物等效性评价的统计分析过程（表 6-5）。

1. 参比制剂个体内变异度

根据公式或统计软件计算参比制剂的 C_{max} 的个体内标准差，通过计算的个体内标准差是否高于 0.294，决定采用 RSABE 还是 ABE 的统计分析结果进行生物等效性评价，以下将展示以公式计算个体内标准差的过程：

表 6-5 参比制剂和受试制剂氯吡格雷的 C_{max} 测定值

序列	受试者编号	周期			
		1	2	3	4
1(TRTR)	001	10.231	10.252	7.039	7.268
	002	5.306	5.744	0.713	7.967
	003	9.317	6.108	4.436	11.100
	004	24.306	24.681	36.574	9.559
	005	10.258	1.765	5.396	3.908
	006	2.011	1.349	0.839	1.976
	007	4.886	10.288	4.342	1.703
	008	1.788	1.104	2.751	8.225
	009	3.817	5.274	2.815	5.313
	010	5.144	2.303	13.247	1.552
	011	1.444	5.597	5.571	5.186
	012	23.037	5.839	7.771	4.653
2(RTRT)	013	9.144	5.114	5.272	4.344
	014	0.642	1.012	0.860	0.827
	015	3.176	3.995	3.345	10.806
	016	2.821	3.719	3.823	3.576
	017	0.692	1.332	0.492	0.748
	018	1.779	2.130	2.329	2.829
	019	1.178	2.055	2.062	1.117
	020	10.790	3.778	8.344	4.538
	021	1.269	2.127	1.060	2.719
	022	4.397	1.477	2.981	4.715
	023	3.896	5.957	5.392	4.157
	024	2.233	5.468	2.937	2.224

S_{WR} 的计算如下所示：

$$S_{WR}^2 = \frac{\sum_{i=1}^{m} \sum_{j=1}^{n_i} (D_{ij} - \overline{D}_i)^2}{2(n-m)}$$

式中，i 为研究中的序列编号 [m 在部分重复（TRR、RTR 和 RRT）和完全重复（TRTR 和 RTRT）交叉设计中分别为 3 和 2，n_i 为第 i 个序列中受试者人数]；j 为序列内受试者编号；$D_{ij} = (R_{ij1} - R_{ij2})$ 代表参比制剂两次给药后自然对数转化后药动学参数的差值；$\overline{D}_i = \dfrac{\sum_{j=1}^{n_i} D_{ij}}{n_i}$；$n$ 为研究中受试者总人数。

① TRTR 序列 $i=1$，D_{ij} 均值：

$$\overline{D}_1 = \frac{\sum_{j=1}^{n_1} D_{1j}}{n_1} \left\{ D_{1j} = \ln\left[C_{\max}(R_{1j1}) \right] - \ln\left[C_{\max}(R_{1j2}) \right], n_1 \text{ 为 TRTR 人数} = 12 \right\} = 0.027\ 3$$

② RTRT 序列 $i=2$，D_{ij} 均值

$$\overline{D}_2 = \frac{\sum_{j=1}^{n_2} D_{2j}}{n_2} \left\{ D_{2j} = \ln\left[C_{\max}(R_{2j1}) \right] - \ln\left[C_{\max}(R_{2j2}) \right], n_2 \text{ 为 RTRT 人数} = 12 \right\} = 0.029\ 9$$

$$③\ S_{WR} = \sqrt{\frac{\sum_{i=1}^{m} \sum_{j=1}^{n_i} (D_{ij} - \overline{D}_i)^2}{2(n-m)}} = 0.503\ 1$$

④ $CV = \sqrt{\exp(S^2) - 1} \times \% = 53.67\%$

本例的个体内标准差高于 0.294，或者说个体内变异度>30%，对本例当中氯吡格雷生物等效性的判定根据 RSABE 统计分析结果进行。

2. RSABE 和 ABE 结果

为方便说明，下面将同时展示利用 WinNonlin 软件的 FDA RSABE Project template 计算的 ABE 和 RSABE 的统计分析结果（表 6-6）。

表 6-6　氯吡格雷的 RSABE 和 ABE 统计分析结果

方法	S_{WR}	CV	GMR	90%CI	$(\overline{Y}_T - \overline{Y}_R)^2 - \theta S_{WR}^2$ 95%CI 上限
RSABE	0.503 1	53.67%	110.28	/	−0.076 0
ABE	0.497 4	52.98%	110.28	87.90~138.34	/

对于变异度高于 30% 的情况，参见表中 RSABE 的统计结果，表 6-5 的 RSABE 方法计算的 $(\overline{Y}_T - \overline{Y}_R)^2 - \theta S_{WR}^2$ 95% 置信区间上限为 −0.076 0，低于 0，且受试制剂和参比制剂的最小二乘几何均值为 110.28，介于 80.00%~125.00% 区间内，可以推断氯吡格雷的受试制剂和参比制剂的 $C_{\max}$ 具有平均生物等效性。上表的 ABE 方法计算结果显示 90% 置信区间为 87.90%~138.34%，上限不在 80.00%~125.00% 区间。值得注意的是 RSABE 方法和 ABE 方法计算出的个体内变异度会存在少许出入，所以实际选择时以 RSABE 计算的个体内标准差为参照依据。

第五节　临床数据管理系统

临床试验数据质量是评价临床试验结果的基础。为了确保临床试验结果的准确可靠、科学可信，西方发达国家率先出台了相关法规和指导原则，用以规范临床试验数据管理的整个过程。随着计算机、互联网技术的发展，数据管理新的新模式也应运而生。

我国临床试验数据管理起步较晚，但发展较快。自 2015 年起，我国药品监督管理部门

基于国际经验和国内现状,相继完善或发布了《临床试验数据管理技术指南》《临床试验的电子数据采集技术指导原则》和《药物临床试验数据管理与统计分析的计划和报告指导原则》,极大地推动了我国临床试验数据管理工作与国际的接轨。目前,国内临床试验已经基本实现了电子化数据采集和管理(EDC)。EDC技术还延伸到电子化的临床试验管理、中央随机、试验药物供应管理,甚至已涉及电子医疗影像数据存取、电子病历数据实时抓取、电子日记卡数据等。可以预期,电子化临床试验系统即将到来。

随着中国加入ICH,在新药上市注册申请时,国家药品监督管理部门建议采用CDISC(clinical data interchange standards consortium)标准递交原始数据库和分析数据库,逐步实现临床试验数据标准化,以便于数据的交流与汇总分析,缩短研究时间和审批周期,提高临床试验数据质量以及统计分析的效率。

数据采集的电子化和智能化、数据审核的远程化、数据的标准和透明化以及数据分析手段的可视化是临床数据管理的长期发展趋势。

数据管理的目标是获得高质量的真实数据,临床试验数据质量是评价临床试验结果的基础。为了确保临床试验结果的准确可靠、科学可信,国际社会和世界各国都纷纷出台了一系列的法规、规定和指导原则,用以规范临床试验数据管理的整个流程。因此,临床试验数据管理的各个阶段需要在一个完整、可靠的临床试验数据管理系统下运行,临床试验项目团队必须按照管理学的原理建立起一个体系,即数据管理系统,对可能影响数据质量结果的各种因素和环节进行全面控制和管理,使这些因素都处于受控状态,使临床研究数据始终保持在可控和可靠的水平。

一、系统的基本要求

临床数据采集/管理系统应具备稽查轨迹、安全管理、权限控制及数据备份的功能,并通过完整的系统验证。

(一) 系统可靠性和系统验证

系统可靠性是指系统在规定条件下、规定时间内,实现规定功能的能力。临床试验数据管理系统必须经过基于风险的考虑,以保证数据完整、安全和可信,并减少因系统或过程的问题而产生错误的可能性。

计算机化的数据管理系统必须进行严谨的设计和验证,并形成验证总结报告以备监管机构的核查需要,从而证明管理系统的可靠性。

系统验证(system validation):是指建立计算机化系统生命周期管理的文档化证据,以确保计算机化系统的开发、实施、操作以及维护等环节自始至终都能够高度满足其预设的各种系统技术标准、使用目的和质量属性,和处于监控的质量管理规程,并能在其投入应用直至退役过程中都能高度再现和维护系统的标准和功能,使其符合监管要求。

(二) 临床试验数据的可溯源性和稽查轨迹

临床试验数据管理系统必须具备可以为临床试验数据提供可溯源性(traceability)的性能。CRF中数据应当与源文件一致,如有不一致应做出解释。对CRF中数据进行的任何更改或更正都应该注明日期、签署姓名并解释原因(如需要),并应使原来的记录依然可见。

临床试验数据的稽查轨迹(audit trail):是数据管理系统的基本功能。是指系统采用安全的和计算机产生的带有时间烙印的电子记录,以便能够独立追溯系统用户输入、修改或删除每一条电子数据记录的时间,以及修改原因,以便日后数据的重现。任何记录的改变都不会使过去的记录被掩盖或消失。只要受试者的电子记录保存不变,这类稽查轨迹文档记录就应当始终保留,并可供监管视察或稽查员审阅和复制。

(三) 数据管理系统的权限管理

临床试验数据管理系统必须有完善的系统权限管理。

对数据管理系统中不同人员或角色授予不同的权限,只有经过授权的人员才允许操作(记录、修改等),并应采取适当的方法来监控和防止未获得授权的人员进行操作。

权限控制(access control):是指按照临床试验电子系统的用户身份及其归属的某项定义组的身份来允许、限制或禁止其对系统的登录或使用,或对系统中某项信息资源项的访问、输入、修改、浏览能力的技术控制。

二、系统的用户功能

1. eCRF 构建

应具有生成符合临床试验方案的电子临床病例报告表(eCRF)的功能。

2. 数据保存和稽查轨迹

一旦保存输入的数据后,系统应对所有数据的删改保留稽查轨迹,稽查轨迹不允许从系统中被删除或修改。稽查轨迹包括:①数据的初始值、产生时间及操作者,②对数据的任何修改、日期和时间、修改原因、操作者。

3. 逻辑核查

最大的优势是在数据进入系统时,能够对数据进行实时自动逻辑核查,比如数据值的范围、逻辑关系等。自动核查的条目根据不同临床试验的具体情况在数据核查计划中制定。EDC 系统应具备构建逻辑核查功能模块。

4. 数据质疑管理

应该配置临床试验数据质疑产生、发布、关闭的功能模块。数据管理员和/或临床监查员经授权后可以通过质疑管理模块将数据质疑发布给临床研究机构;临床研究机构对有质疑的数据进行确认、解释或更正;经授权的数据管理人员根据答复情况来决定是否关闭该数据质疑或将答复质疑不符合要求的数据再质疑。数据质疑记录痕迹应予以保存备查。

5. 源数据核查确认

源数据核查确认是确保临床数据真实完整性的必要措施之一。临床监查员负责对保存在 EDC 系统中的数据进行源数据核查。源数据的确认可借助系统的数据质疑功能完成。对源数据的核查工作,EDC 系统应具备标注的功能。

6. 电子签名

应具有电子签名功能,其适用于要求电子签名的所有电子记录,包括产生、修正、维护、存档、复原或传递的任何形式的电子表格。电子签名可采用登录密码和系统随机产生的授权码来实现。电子签名与手写签名的关联性和法律等效性应当在被授权用户实施电子签名前声明并确认,被授权的电子签名与其书面手写签名具有同等的法律效应。

7. 数据库的锁定

应该具备防止核查过或确认过的清洁数据被更改的锁定功能。临床数据清理工作完成后,EDC 系统应当具备数据库锁定的功能。

8. 数据存储和导出

应当能储存、导出或转换成符合临床试验稽查要求、药品审评要求的数据格式。

三、系统用户培训

1. 系统培训

EDC 系统在投入临床试验项目运行之前,申办者或其委托的第三方应及时组织实施对所有 EDC 系统使用人员的培训。适时、充分的培训是正确操作 EDC 系统的关键。系统使用人员培训合格后才能获得相应的使用权限。培训记录必须存档备查。

2. 技术支持

申办者或其委托的第三方应提供全天候的系统技术支持,以确保临床试验的顺利进行。

第六节　数据管理计划和报告的撰写

规范的数据管理计划有助于获得真实、准确、完整和可靠的高质量数据;为保证临床试验数据的质量和科学评价药物的有效性与安全性,必须事先对数据管理工作制订详细的计划书。在试验完成时,对试验中的数据管理工作进行全面完整的总结至关重要,通过数据管理报告真实反映临床试验过程中的数据质量。因此,在药物上市注册时,监管部门将数据管理计划和报告视为评价临床试验结果的重要文件和依据。

一、数据管理计划和报告的一般考虑

数据管理计划(data management plan,DMP)是由数据管理人员依据临床试验方案书写的一份动态文件,它详细、全面地规定并记录某一特定临床试验的数据管理任务,包括人员角色、工作内容、操作规范和数据管理工作使用的系统和工具等。数据管理计划应在试验方案确定之后、第一位受试者筛选之前定稿,经批准后方可执行。通常数据管理计划需要根据实际操作及时更新与修订。

数据管理工作涉及多个单位或业务部门,包括数据管理、临床研究者、统计分析、医学事务、临床监查、临床稽查等单位或部门。数据管理的职责可分为负责、参与、审核、批准、告知等,各单位/部门在数据管理各步骤的职责不尽相同。数据管理计划需明确参与数据管理的相关组织及人员职责。数据管理各步骤需建立并遵循相应的标准操作规程(standard operation procedure,SOP),数据管理计划应列出项目所遵循的 SOP 清单。

数据管理报告是在临床研究结束后,数据管理人员撰写的研究项目数据管理全过程的工作总结,是数据管理执行过程、操作规范及管理质量的重要呈现手段。通常以定性和定量的参数来表达,如通常以定性和定量的参数来表达,如数据管理主要活动的时间节点、质疑管理指标,数据质量的评价及相对于数据管理计划的偏离情况,并与数据管理计划一起作为药物注册上市的申请材料提交给监管部门用于对临床试验结果的评价。

二、数据管理计划的基本内容

数据管理计划应全面且详细地描述数据管理流程、数据采集与管理所使用的系统、数据

管理各步骤及任务,以及数据管理的质量保障措施。

(一) 试验概述

简要描述试验方案中与数据管理相关的内容,一般包括研究目的和总体设计,如随机化方法及其实施、盲法及设盲措施、受试者数量、评估指标、试验的关键时间节点、重要的数据分析安排及对应的数据要求等。

(二) 数据管理流程及数据流程

列出数据管理的工作流程以及试验数据的流程,便于明确各环节的管理,可采用图示方式。

数据管理的工作流程应包含数据采集/管理系统描述、病例报告表(case report form, CRF)及数据库的架构以及简单阐述数据采集及录入、数据核查与质疑、医学编码、外部数据管理、盲态数据管理、数据库锁定、解锁及再锁定、数据导出及传输、数据及数据管理文档的归档等数据管理过程。

数据流程应包含临床试验中所有类型数据的生成、采集、传输、导入、导出、存档等的位置、负责单位/人、期限等。详细列出每一种类型的试验数据流程,便于明确各种类型和介质的数据的管理,如 CRF 数据、中心实验室检测数据、药动学检测数据、电子的患者报告结果(electronic patient reported outcome, ePRO)数据、影像学数据等。

(三) 采集/管理系统

列出采集试验数据的方法,如纸质或电子的 CRF、采用的数据采集/管理系统的名称及版本。描述系统用户的权限控制计划,或者以附件形式提供相应信息,包含权限定义、分配、监控及防止未经授权操作的措施或方法、权限撤销等。

数据采集/管理系统应通过完整的系统验证,必须具备稽查轨迹、安全管理、权限控制及数据备份的功能。

(四) 数据管理步骤与任务

1. CRF 及数据库的设计

CRF 的设计必须保证收集试验方案的规定并满足统计分析需求的数据。

数据库的设计通常按照临床试验方案规定的支持统计分析所需数据执行。注释 CRF 和数据库设计说明书呈现了数据库结构、形态和数据标准,经用户接受测试(user acceptance testing, UAT)合格后方可上线使用。

2. 数据的接收与录入

数据管理计划应明确阐述数据采集、接收和录入的方式和过程。

3. 数据核查与质疑

在进行数据核查之前,应制订详细的数据核查计划(data validation plan, DVP),明确数据核查内容、方式与核查要求。

4. 医学编码

数据管理计划需详细描述编码流程、编码工具、编码字典及版本,以及执行编码的相关标准文件。

5. 外部数据管理

临床试验外部数据包括中心实验室数据,专业实验室生成的影像学数据,生物标记物数据等。针对外部数据的管理,数据管理计划中应列出数据传输协议,包括数据类别、数据提供者、数据格式、传输方式、传输频率等,以及对外部数据进行质控的措施。

6. 盲态审核或统计分析人群划分数据审核

列出数据盲态审核的要求,并在计划中描述盲态审核操作的具体流程。数据盲态审核时应对所有数据质疑,脱落和方案偏离的病例、合并用药和不良事件的发生情况以及分析数据集的划分进行最终确认。

7. 数据库锁定、解锁及再锁定

数据管理计划应详细说明数据库锁定的流程、负责人及执行的 SOP 文件。

数据库锁定后的解锁和再锁定,应事先规定并详细说明其条件和流程。

8. 数据导出及传输

描述数据的导出和传输的文件格式、导出内容(数据库、变量名及变量值编码)、提交程序及传输介质,传输介质应符合国家法规和监管部门要求。

9. 数据及数据管理文档的归档要求

试验数据及录入/导入数据库的时间、录入者、数据稽查轨迹及数据管理过程形成的文档都需要完整保存。数据管理过程形成的数据通常包括但不限于:临床试验数据、外部数据、数据库元数据信息、实验室检测参考值范围、逻辑检验及衍生数据变更控制列表、数据质疑表和程序代码等。数据管理过程形成的文件通常包括但不限于:数据管理计划、空白CRF、CRF 填写指南、完成 CRF 的 PDF 格式文件、注释 CRF、数据库设计说明、数据录入说明、数据核查计划、数据质控报告等。

数据管理计划中应明确需要存档的试验数据、管理文件、介质、归档方式及时限。

(六) 质量控制

数据管理计划需确定数据及数据管理操作过程的质控项目、质控方式(如质控频率、样本选取方式及样本量等)、质量要求及达标标准、对未达到预期质量标准的预防措施等。

三、数据管理报告的基本内容

数据管理报告应全面且详细陈述与数据管理执行过程、操作规范及管理质量相关的内容,包括参与单位/部门及职责、数据管理的主要时间节点、CRF 及数据库设计、数据核查和清理、盲态数据管理、医学编码、外部数据管理、数据管理的质量评估、重要节点时的数据传输记录、关键文件的版本变更记录,并描述与数据管理计划的偏离。

1. 参与单位/部门及职责

数据管理报告应列出数据管理涉及的所有单位/部门及其在数据管理各步骤的职责。

2. 数据管理的主要时间节点

数据管理各步骤的时间节点可体现数据管理工作的时效性及数据质量,数据录入与数据清理不及时可能有损数据质量。

3. CRF 及数据库设计

描述 CRF 及数据库设计各主要步骤的执行情况及具体工作内容/方法。

4. 数据核查和清理

数据管理报告应描述数据质疑的总体情况,并按照疑问类型进行归类汇总。为体现质疑的及时性,数据管理报告应描述质疑生成到答疑的时长(中位数,最小值和最大值)及严重不良事件数据核查情况。

5. 盲态数据管理

描述盲态数据管理及统计分析人群划分数据审核的执行情况。

6. 医学编码

对所采用的医学编码,数据管理报告应描述各项内容编码采用的字典名称及其版本号,并列出各项内容的编码数量。

7. 外部数据管理

描述外部数据的种类,并描述各类外部数据的来源单位、数据传输协议、数据传输起止日期、传输频率及方式,以及执行外部数据的一致性核查单位。

8. 数据管理的质量评估

在数据库锁定前进行数据质量评估,评估并报告的内容应包含评价目标、范围、采用的方法、主要误差数、误差率、计划与实际发生的临床数据录入天数(针对纸质 CRF)、质控过程发现并纠正的问题的数量等。

9. 重要节点时的数据传输记录

试验数据管理过程中可能需要多次数据传输,数据管理报告应描述重要节点的传输记录,包括期中分析的数据传输、数据锁定后向统计分析单位或申办者的传输以及向药品监督管理部门的提交等。

10. 关键文件的版本变更记录

数据管理报告应详细列出与数据管理相关的重要文档的版本变更记录,描述各版本执行日期、修正内容及修正原因等。

11. 报告附件

以下报告附件作为关键性文件,应视为数据管理报告不可缺少的内容。

(1)空白 CRF。

(2)注释 CRF(可提交电子版)。

(3)数据库锁定清单及批准文件。

(4)数据核查计划 DVP(可提交电子版)。

第七节　数据管理的若干重要环节

临床试验依据研究方案的规定,前文已描述了数据管理计划和总结报告的重点内容,本节对其中的一些重要环节进一步说明。

一、数据采集

(一) 电子方式采集

电子数据采集通过 eCRF 实现,eCRF 的录入界面应结构清晰,表述明确,可以保证研究者方便、快捷、准确地填写。设计采集表格应在方案接近定稿时开始,在方案定稿后定稿 CRF。设计时需要考虑如下因素:①必须遵循临床研究方案;②内容排列符合研究流程图要求;③易于理解,易于填写;④利于监查员(CRA)进行原始资料核对;⑤利于数据管理员(DM)清理数据;⑥利于数据转换为符合 SDTM(study data tabulation model)标准的数据集;⑦利于统计分析。

（二）纸质方式采集

纸质数据采集的基本原则同电子病历数据采集,相对而言,采用纸质数据采集,更应侧重于形式设计的合理性,所有数据点的收集尽可能做到可计算机化:①所有问题尽可能使用选项形式;②使用标准化的格式和问题;③事先规定好数据编码的标准,如 1 男 2 女;④数值型数据要规定填写的位数和要求的单位;⑤尽可能避免衍生变量,例如通过知情同意书签署日期和出生日期,就可以衍生计算出年龄,年龄就是衍生变量,无须再次采集;⑦最大限度减少自由文本的录入;⑧最大限度减少或避免使用图像性数据,图像性数据所表达的意义应采用量化形式记录在 CRF 中。

CRF 的排版应全面考虑以下内容:①按照试验流程图对 CRF 结构进行整体布局,访视周期和检查的内容的排列顺序应按方案的相关规定和实际操作的顺序进行设置;②合适的字体字号、行距、页边距;③每一页都必须统一标注,包括研究中心代码、受试者编号、研究代码、研究周期、页码,并且确保页码的唯一性等内容;④数据采集形式合理明确,包括数据的类型、位置和大小、数字的位数、适当的解释说明等,并留下足够的修正空间;⑤良好的 CRF 排版应保证页面美观、流程清晰、填写方便、快捷和准确。

（三）数据采集的流程

临床研究者必须根据原始资料信息准确、及时、完整、规范地填写 CRF。CRF 数据的修改必须遵照 SOP,保留修改痕迹。CRA 在研究基地对源数据进行核查,以确保临床研究数据在源头上的准确性。为了帮助研究者真实、规范、完整和准确地将研究数据填入 CRF 或 eCRF,数据管理员必须准备数据填写的指导性文件:CRF 填写指南。CRF 填写指南要针对每个数据项(特别是重要的数据项)的收集要求和注意事项作明确的规定。

（四）人员培训

在正式录入受试者数据之前,数据录入人员必须接受相关培训,对每个人员的培训应记录并存档;培训内容包括但不限于:①数据录入相关 SOP 的培训;②熟悉 CRF 结构和内容;③数据库录入的操作:如创建受试者、一般数据录入操作、特定数据的录入形式、数据修改及疑问的回复等;④填写说明或录入指南等;⑤数据录入质量的控制及标准,保证数据录入质量在可接受的范围内。

（六）纸质双份录入与比对

数据录入流程因研究项目要求不同而有所区别,数据录入应满足其在设计、执行等方面的质量要求,常用的录入流程包括:双人双份录入、单人单次录入和采用 EDC 系统由研究者直接录入。双人双份录入为两人独立录入相同的数据,分别存储在数据库中,双份录入产生的差异需要经过验证。验证的方法有第三方验证、盲态验证和交互式验证;前两种验证方法,录入双方无法看到对方录入的数据,第三方验证即由第三方独立解决两次录入之间的差异,盲态验证就是第二次录入者针对发生的差异,核对 CRF 表后再加以存储。交互式验证的录入双方可以看到对方录入的数据,第二次录入者发现差异时核对 CRF,将正确数据录入数据库后保存。

单人单次录入后应进行审核,第二人应对照 CRF 检查录入的数据,多见于文本型数据的处理。

采用 EDC 系统录入前应在模拟环境中预先进行录入练习,熟悉 EDC 系统操作方法,掌握 eCRF 填写要点后再进行正式版录入,这样可以大大减少录入错误的发生,提高录入效率。

EDC 系统为实时数据管理,当研究者录入的数据不符合逻辑核查设置时,系统可自动发出质疑,研究者应及时查看系统质疑,如为录入错误应及时纠正。

完成比对后需要进行录入质控,对于 CRF 中关键指标核查,将对数据库进行 100% 的复查。对于非关键指标的核查,如果总病例数大于 100,将随机抽取 10% 的病例进行复查;如果小于 100 例,则抽取例数为总病例数的平方根进行复查。可接受的错误率为:数值变量不超过 0.2%,文本变量不超过 0.5%。如错误率超过此标准,将进行 100% 核对。

(六)电子填写的现场核对

采用 EDC 系统的临床试验,监查员需要对数据库中的数据与原始资料进行核对(source data validataion,SDV),对于某些数据量大的试验,不需要对所有数据进行 SDV。SDV 的范围、方式、频率、时间应有文档明确说明。不一致的内容应该直接在 EDC 系统上提出数据疑问,提醒研究者进行修正,以确保所有数据记录的完整性和准确性。

二、数据传输

为了确保便捷地进行数据传输,需要建立数据传输协议,明确传输的文件格式、传输内容(变量名及变量值编码)、传输方式和频率,文件命名规范。

供应商和申办者之间传输的任何数据必须包含足够的信息,以确保相应数据能链接到唯一的数据源,与相应的项目和试验方案一致。需要遵循数据的来源、创建日期、发送日期、记录的数量,以及版本控制文件的命名规范。

当通过互联网传输信息时,建议使用公开的加密技术,例如 PGP® (Pretty Good Privacy®),以便确保数据传输过程的真实性和保密性,并且符合法规要求,或者考虑使用带有密码保护的文档,例如 ZIP 压缩文档或拨号式 FTP 传输。这些方法均可以验证传输数据的完整性,并能够在收到损坏的数据时给予反馈。

三、数据安全与保密

保证数据的安全性主要是防止数据可能受到的物理破坏或毁损。在进行临床试验的过程中,把所有收集到的原始数据(如 CRF 和电子数据)存储在安全的地方,诸如受控的房间,保证相应的温度、湿度,具有完善的消防措施,防火带锁文档柜。这些原始文档是追踪到原始数据的审核路径的一部分,应如同电子审核路径对数据库的任何修改或备份所做记录一样,严格进行保护。数据保存期限应按照法规的特定要求执行。

数据保密是药物研发过程中必须遵守的基本原则,参与药物研发的机构应建立适当的程序保证数据库的保密性,包括建立及签署保密协议以规范相应人员的行为,以及建立保密系统以防止数据库的泄密。

所有参加临床试验的受试者信息必须在伦理和法律基础上受到保护。临床数据管理专业人员必须熟悉其研究所涉及地区的保密法规,并确保采取所有合理合适的预防措施。

四、数据溯源

监管机构或申办方(例如临床监查员)应对原始数据进行核查。可供查阅的源数据应具有完整的记录,包括原始数据及其修改历史。应清晰记录从源数据到最后的分析数据集整个流程。每个源数据的产生者、产生日期和时间、源数据及其归属者(如受试者)的关系、源数据修改时的原因及其相关证据等,均应清楚地体现在源数据的质量监管链中。

第八节　总结报告的撰写

生物等效性总结报告一般在临床试验完成之后开始撰写,主要参考国家食品药品监督管理总局2016年第80号通告《化学药品新注册分类申报资料要求(试行)》附件5"制剂临床试验申报资料"下"生物等效性试验报告"的内容撰写。

空腹和餐后生物等效性试验部分,应分别提交,共用内容集中填写于首个试验项目中,其余项目的相同内容可以参见首个试验报告的相应位置,但需注明引用的报告编号和标题号。

报告内容主要包括标题页、摘要、目录、缩略语对照表、伦理审批与知情同意、背景介绍、研究目的、临床试验过程、受试者情况、药动学研究数据及统计分析、安全性评价、讨论及结论、图表、备案情况列表和相关附件。

一、标题页

标题页以表格的形式列出,包括但不限于以下内容:
(1)试验的基本信息。
(2)试验周期的重要时间点。
(3)方法学验证和样品检测的日期。
(4)主要研究者和申请人的联系方式。

二、伦理审批与知情同意

伦理审批与知情同意包含伦理委员会、伦理审批过程和受试者知情同意。
(1)伦理委员会:描写伦理委员会名称,说明递交伦理委员会讨论审批的文件名称、版本号、版本日期、批准时间(例如方案、知情同意书样本等),注明伦理委员会批件及组成成员文件的标题编号。
(2)伦理审批过程:声明本研究的伦理审批过程是否符合GCP、赫尔辛基宣言及国内相关法律法规的要求。
(3)受试者知情同意:声明试验开始前,研究者是否进行了受试者教育,所有受试者是否了解了试验过程和风险,并签署了知情同意书。

三、研究相关人员及单位

提交方案设计、研究协调、稽查、临床监查、样品分析、药动学数据计算和统计分析、报告撰写、质量保证等各项职责负责人的信息。

四、背景介绍

简要描述该项生物等效性试验的背景、研究概况以及与其他相关研究的相互关系。须按时间顺序提交所进行的历次生物等效性试验的简要描述。

五、研究目的

简述本项生物等效性试验的研究目的

六、临床试验过程

临床试验过程包含研究概况、试验设计依据、受试者选择、试验过程、药动学参数和安全性评价指标、质量保证、统计方法及样本量确定和试验过程中的异常情况。

(1)研究概况:概括描述试验目的、试验设计、随机方法、随机表、受试者入选条件、筛查指标、受试者试验前教育内容与要求、试验过程、清洗期、试验后安全性评价指标及结果。

(2)试验设计依据:概括说明各项指标的设计依据。

(3)受试者选择:详细描述受试者入选情况,受试者排除情况和受试者退出情况。

(4)试验过程:试验过程概述,描述受试者自入住试验中心至完成临床采样过程,记录方案执行情况,包括受试者退出试验的情况,试验制剂信息,试验制剂接收、发放和保管,受试者给药方法,研究给药剂量,每位受试者给药时间,设盲,试验前和试验过程中的其他治疗药物和服药依从性。

(5)药动学参数和安全性评价指标:主要描述用于评价的药动学参数和安全性评价指标、样品采集与储存、主要药动学参数、药物浓度检测。

(6)质量保证:说明如何进行试验过程及试验后的质量保证工作,说明临床试验过程的质量保证工作的时间、内容和结果总结,说明样品检测过程的质量保证工作的时间、内容和结果总结,说明数据转移、计算和报告过程的质量保证工作的时间、内容和结果总结。

(7)统计方法及样本量确定:简要说明采用的药动学参数计算软件及版本、药动学参数及计算方法,说明统计分析软件及版本、参与统计分析的参数及统计方法、生物等效性计算过程及判断标准,说明试验的样本量及相应的试验把握度,说明最终入选的受试者数量和性别、年龄、体重指数等指标,说明试验过程中是否出现计划外的异常情况。

(8)试验过程中的异常情况:说明试验过程中是否出现计划外的异常情况。

七、受试者

说明入选的受试者人口学特征,说明受试者是否在试验前即了解试验过程和风险,以及知情同意书签署情况,说明与计划采样时间出现偏差的情况及原因,以及是否纳入数据统计分析,简要说明其他不符合方案的情况,

八、药动学研究数据及统计分析

说明完成各阶段试验及样品检测的受试者/样品数量,简要说明入选的受试者人口学特征,简述受试者入组前筛查项目和结果,简述受试者入组前滥用药物筛查项目和结果,简述核查受试者用药依从性的方法和结果,列出受试者个体药动学研究数据和表格,简述入组情况和样品采集情况,简述受试者脱落情况,简述受试者个体血药浓度用于药动学参数计算的情况。列出药动学参数、药动学参数的统计分析、统计分析异常情况、是否使用协变量、缺失值及处理方法、中期分析及数据监查、多中心研究的相关情

况、受试者个体浓度数据等,并评价受试制剂与参比制剂相比,是否符合生物等效性评价标准。

九、安全性评价

对不良事件进行列表,简述安全性评价内容和结果分析。列出临床实验室检查异常值结果,简述实验室检测指标的评价过程和评价标准,说明与安全性评价相关的生命体征。说明受试者权益和安全保障措施及实施情况,简要总结安全性评价的结果。

十、讨论及结论

对试验过程和结果进行汇总分析,总结安全性和耐受性结果,总结 $C_{\max}$、$T_{\max}$、$AUC_{0\sim t}$ 和 $AUC_{0\sim\infty}$ 相关试验结果。

十一、图表

提供试验结果的汇总性图表。

十二、备案情况列表

依照时间顺序提交备案情况说明,阐明历次试验较前次的变更内容。

十三、附件

基本信息:生物等效性试验方案及其修订、知情同意书样稿、伦理委员会人员组成、到会签到表、批件、病例报告表(CRF)样表、受试制剂和参比制剂的质检报告、研究单位资质证明及研究人员信息列表、研究人员签名样式、质量保证工作记录(包括 CRO 监查记录、稽查/检查/以及内部质量保证记录汇总等)、实验室室间质评情况(包括临床实验室检查等)、基于该研究发表的文章。

受试者信息:受试者人口学信息列表(含筛选编号、入组编号、入组/出组时间等信息)、随机表、中途退出的受试者情况、未参与药动学数据分析的受试者情况说明。

安全性数据:严重不良事件(SAE)详情、不良事件列表、受试者实验室体检结果列表(包括试验前和试验结束后的体检情况)。

数据处理与统计分析:数据管理与统计分析计划、偏离方案的情况说明、数据管理与统计分析报告、预试验报告。

(郑青山　谢海棠　孙　华　徐毛迪　李相鸿　蒋　丹)

参 考 文 献

[1] 国家食品药品监督管理总局.关于开展药物临床试验数据自查核查工作的公告.(2015-07-22)[2020-06-15].http://www.nmpa.gov.cn/WS04/CL2138/299803.html

[2] 国家食品药品监督管理局药品审评中心.临床试验数据管理工作技术指南.(2012-05-24)[2020-06-15].http://www.cde.org.cn/news.do? method=largeInfo&id=312673.

[3] 国家食品药品监督管理局药品审评中心.规范药物临床试验数据管理工作的实施方案.(2013-07-09)[2020-06-15].http://www.cde.org.cn/news.do? method=largeInfo&id=313176.

[4] 国家食品药品监督管理总局.临床试验数据管理工作技术指南.(2016-07-27)[2020-06-15].http://www.

nmpa.gov.cn/WS04/CL2138/300192.html.

［5］国家食品药品监督管理总局.药物临床试验数据管理与统计分析的计划和报告指导原则（2016-07-27）［2020-06-15］.http://www.cfdi.org.cn/resource/news/8012.html.

［6］国家食品药品监督管理总局.药物临床试验的生物统计学指导原则.（2016-06-01）［2020-06-15］.http://www.nmpa.gov.cn/WS04/CL2138/300177.html.

［7］国家食品药品监督管理总局.药物临床试验的一般考虑指导原则.（2017-01-18）［2020-06-15］.http://www.nmpa.gov.cn/WS04/CL2138/300278.html.

［8］国家市场监督管理总局.药物临床试验质量管理规范（修订草案征求意见稿）.（2018-07-17）［2020-06-15］.http://www.nmpa.gov.cn/WS04/CL2101/329610.html.

［9］国家药品监督管理局药品审评中心.eCTD技术规范（征求意见稿）.（2019-03-01）［2020-06-15］.http://www.cde.org.cn/news.do? method=largeInfo&id=314816.

［10］国家药品监督管理局药品审评中心.eCTD验证标准（征求意见稿）.（2019-03-01）［2020-06-15］.http://www.cde.org.cn/news.do? method=largeInfo&id=314816.

［11］国家药典委员会.中华人民共和国药典:四部.2020年版.北京:中国医药科技出版社,2020.

［12］国家食品药品监督管理总局.以药动学参数为终点评价指标的化学药物仿制药人体生物等效性研究技术指导原则.（2016-03-18）［2020-06-15］.http://www.nmpa.gov.cn/WS04/CL2093/229256.html.

［13］国家药品监督管理局.生物等效性研究的统计学指导原则.（2018-10-17）［2020-06-15］.http://www.nmpa.gov.cn/WS04/CL2093/331454.html.

［14］Cingi C,Muluk N B.Quick guide to good clinical practice.New York:Springer International Publishing,2017.

［15］Yu L X,Li B V.FDA Bioequivalence standards.New York:Springer New York,2014.

［16］FDA.Guidance statistical approaches to establishing bioequivalence.（2001-01-31）［2020-06-01］.https://www.fda.gov/media/70958/download.

［17］EMA.Guideline on the investigation of bioequivalence.（2010-01-20）［2020-06-01］.https://www.ema.europa.eu/en/documents/scientific-guideline/guideline-investigation-bioequivalence-rev1_en.pdf.

［18］ICH.Guideline for good clinical practice E6（R2）.（2016-11-09）［2020-06-01］.https://database.ich.org/sites/default/files/E6_R2_Addendum.pdf.

［19］FDA.Code of federal regulations,title21 part 11:electronic records:electronic signatures-scope and application.（2003-09-22）［2020-06-01］.https://www.fda.gov/media/75414/download

［20］Societyfor Clinical Data Management（SCDM）:Good clinical data management practices（GCDMP）.（2005-10）［2020-06-01］.http://www.bvv.sld.cu/docs/libros/_a_119376865712.pdf.

［21］FDA.Draft guidance for industry on bioequivalence studies with pharmacokinetic endpoints for drugs submitted under an abbreviated new drug application（ANDA）.（2013-12-05）［2020-06-01］.https://www.federalregister.gov/documents/2013/12/05/2013-29081/draft-guidance-for-industry-on-bioequivalence-studies-with-pharmacokinetic-endpoints-for-drugs.

［22］Yu L X,Li B V.FDA Bioequivalence standards.New York:Springer New York,2014.

［23］陈峰,于浩,吕静静,等.生物等效性评价的统计分析方法.中国临床药理学与治疗学,2004,9（8）:949-953.

［24］韩伟,姜晶梅.生物等效性统计评价方法概述.中国卫生统计,2010,27（4）:441-445.

［25］Yu A,Shargel L.Applied biopharmaceutics & pharmacokinetics.7th edition.New York:McGraw-Hiu,2015.

［26］Sherwin C M T,Kiang T K L,Spigarelli M G,et al.Fundamentals of Population Pharmacokinetic Modelling［J］.Clinical Pharmacokinetics,2012,51（9）:573-590.

［27］谢海棠,黄晓晖,孙瑞元.国内外常用的药代动力学软件介绍.中国临床药理学与治疗学,2001,6（4）:289-292.

［28］陈志扬,谢海棠,孙瑞元,等.生物利用度和生物等效性分析软件简介（英文）.中国临床药理学与治疗

学,2007,12(4):448-454.

[29] 付淼.常用医学统计软件介绍.数理医药学杂志,2006,19(3):312-313.

[30] 陈峰,夏结来.临床试验统计学.北京:人民卫生出版社,2018.

[31] Yu L X,Li B V.FDA Bioequivalence Standards.New York:Springer New York,2014.

[32] FDA.Draft Guidance onProgesterone.(2011-02)[2020-06-01].https://www.accessdata.fda.gov/drugsatfda_docs/psg/Progesterone_caps_19781_RC02-11.pdf

第七章 生物不等效的原因及对策探讨

人体生物等效性试验(BE 试验)主要是用来评价仿制药物制剂质量的,只有同时满足与原研药的药学等效和生物等效,才能达到与原研药在临床使用上的相互替代(inter-changeable)。然而,仿制药 BE 试验的成功率并不高,以美国为例,其 BE 的成功率仅 48%左右。所以如何提高 BE 试验的成功率,成为仿制药研发亟待解决的关键技术难题。造成制剂生物不等效的主要原因是制剂问题,因此,把药物制剂做好、做精是 BE 试验成功的基础和关键,同时,BE 试验的科学设计和试验过程的规范实施也会影响 BE 试验的结果。本章将从药物制剂、试验设计和试验实施三个方面讨论生物不等效的原因,并探索针对性的对策。

第一节 原料药和制剂原因

仿制药是指具有与原研药相同的活性成分、剂型、规格、适应证、给药途径和用法用量的药品。因此,仿制药首先要求制剂处方中的 API 与原研药保持一致,此外原料药的晶型、粒径等,制剂的辅料种类、数量和质量,制剂工艺,制药设备等均可以导致仿制药物和原研药物体内吸收的差异,从而影响生物利用度,对于一些特殊制剂,如特殊注射制剂、吸入制剂等,还可通过影响药物分布而影响生物利用度。从而影响药物的质量和疗效。本节就原料药的晶型、粒径以及制剂辅料、制剂工艺等进行分析。

一、原料药的晶型

原料药的晶型和粒度是固体制剂产品的核心,处方中原料占比越大,对处方的影响可能越明显。有些药物的不同晶型在外观、溶解度、熔点、溶出度等方面可能存在差异,从而影响药物的稳定性、生物利用度及疗效,这种现象在口服固体制剂方面尤为明显。如:相同给药剂量下,阿司匹林Ⅱ型晶体的血药浓度超出Ⅰ型 70%。

从药物原料到制剂成品,需要经历多个工艺步骤,如片剂需要经过粉碎、制粒、干燥和压片等步骤,这些加工过程都可能使某些多晶型药物晶型发生改变。如粉碎过程可能使药物的晶型发生转变,长时间研磨可能会得到呈一定比例的混合物;药物在粉碎机械力作用下引起的颗粒温度升高也可能改变晶型。制粒与干燥过程的湿度、温度条件可能引起晶型的改变;制粒过程中常使用黏合剂为水或含醇水溶液,可使 API 转变为溶剂化物,干燥过程又可能使溶剂化物失去溶剂分子,二者的溶出速率和溶解度是可能有差异的。压片制剂工艺中,随着压力的增大、压片次数的增多,也可能导致晶型的转变。

因此,仿制药研究过程中,需要对仿制药和原研药进行晶型分析和鉴定,如采用 X 射线衍射法测定比较仿制药与原研药 API 的晶型;关注仿制药制剂过程中各种因素对晶型的影响,优选重结晶溶剂和方式、干燥和粉碎的时间和温度、黏合剂及生产环境的温湿度等工艺条件,最大限度地保证仿制药晶型与原研药的一致性,避免 BE 试验结果不等效的发生。

二、原料药的粒径

API 的粒径大小与溶解度直接相关,这是因为固体的溶解速率和其与溶出介质的接触表面积成正比。一般而言粒度越小,溶解速率越快。通过控制 API 粒径的大小,可在一定程度上控制制剂的释放,如:硝苯地平缓释片就是采用控制其 API 的粒径大小来达到缓释的效果。此外,药物的粒径、颗粒形状还会影响粉末的流动性、可压性,进而影响片重差异、含量均匀度、片剂强度等性质。了解药物粒子的粒径、形状和粒径分布是仿制药制剂研究中的一个重要环节。

口服固体制剂生产过程中几乎每一个工序均与粒度相关。例如,粉碎和研磨会减小粒度,制粒和包衣会增大粒度,过筛和筛分可以分离不同粒度的颗粒,混合和混匀则将不同组分的粒子混合,这些组分间的粒度差异对混合均匀性都有很大影响。因此,如果 API 的粒度受生产工艺(如:混合、制粒、整粒、总混、包衣等)影响较大,那么有必要进行粒度控制,以确保一致性。

空气喷射筛分仪、激光粒度分析仪等,可用于仿制药与原研药粒径的分析比较。需要注意的是,经过一定的制剂工艺后,API 的粒度性质可能会发生改变,不仅要充分研究原研药 API 的粒度性质,还需要研究制剂过程中 API 的粒度性质。从而全面确保仿制药与原研药制剂均匀度、溶出度的一致性,避免 BE 试验结果不等效的发生。

三、制剂辅料

制剂辅料系指制剂配方中除药物以外的其他成分。制剂辅料除了赋形、充当载体、提高稳定性外,还具有增溶、助溶、缓控释等重要功能,是可能会影响到药品的质量、安全性和有效性的重要成分。除此以外,有些制剂辅料可改变胃肠道渗透性,如:表面活性剂(十二烷硫酸钠、吐温系列等)、脂肪酸类、中链甘油脂、壳聚糖等,从而一定程度改变药物的吸收;有些制剂辅料可改变胃肠道迁移速度,从而影响药物在胃肠道内停留时间,如:山梨醇、甘露醇、木糖醇、PEG 系列等;有些制剂辅料可以对药物转运、代谢的酶活性产生影响,如:PEG、聚氧乙烯蓖麻油等对细胞色素 P450 酶的抑制作用,PEG 400 对有机阴离子转运蛋白系统的影响;还有些制剂辅料在一定条件下可以与 API 发生物理化学作用,如阿昔洛韦可以和枸橼酸形成的无定型复合物,其溶解速度明显快于无水阿昔洛韦;乳糖是固体制剂中常用的填充剂之一,也是一种还原性糖,处方中如有强氧化药物/辅料,则需要避免使用乳糖。

故制剂辅料的选择在仿制药研发中具有特殊意义,其组成、品规、用量、质量会直接影响制剂的质量、稳定性和生物利用度,从而影响药物的安全性和疗效。虽然通过查询可以获取原研药辅料的种类和比例,但这些辅料的生产厂家以及质量标准通常难以获得,有些辅料可能未在国内获批使用,从而可能对仿制药与原研药的生物等效性带来影响。如:高分子聚合物类药用辅料,不同规格的同一种辅料,平均分子量、分子量分布不同,会导致其物理性能、加工性能不同,即便是同一厂家同一规格的不同批次辅料,其分子量和分子量分布也可能不同,可能会造成物理性能和加工性能上的差异;还有些药用辅料是以其中某种主要化合物命名的混合物,这类辅料组成的改变会影响药物制剂的质量,如:油酸钠是液体制剂中常用的乳化剂,该辅料是由不同有机酸组成的混合物,《中国药典》(2020年版)对油酸钠其他脂肪酸的要求为:以峰面积归一化法计算,含癸酸不得过1.0%、月桂酸不得过5.0%、肉豆蔻酸不得过20.0%、棕榈酸不得过20.0%、棕榈油酸不得过0.5%、硬脂酸不得过20.0%、亚油酸不得过15.0%、亚麻酸不得过1.0%,因此即便符合药典规定,辅料中有机酸比例的不同也可能对最后辅料的功能性产生影响;药用辅料的粒度同样对其作用有影响。

因此,仿制药研发过程中,需要特别关注药用辅料的影响,尤其是仿制药制剂处方中辅料与原研药不一致时,需要研究制剂辅料对API溶解度、溶出、吸收、稳定性等方面的影响,制定辅料的质量标准,特别是辅料的规格和级别,避免因制剂辅料原因导致BE试验结果不等效。

四、制剂工艺

口服固体制剂给药后一般需经过体内的崩解、分散和溶出才能被机体吸收利用并发挥作用,即药物的体内溶出是其生物利用度决定性因素,制剂工艺会影响药物的溶出。因此,制剂工艺设计不当,也会影响产品质量,进而影响生物利用度,导致体内生物不等效。以片剂为例,片剂的制剂工艺主要分为粉末直接压片法和制粒压片法两种,制粒压片法又分为湿法制粒和干法制粒。制剂工艺对不同的品种溶出的影响是不同的。如阿司匹林片采用湿法制粒压片溶出优于粉末直接压片,这是因为湿法制粒过程可使难溶性药物颗粒表面产生亲水性,从而提高了溶出度;缬沙坦氨氯地平片经湿法制粒压片不崩解,而采用干法制粒压片,将缬沙坦预压大片再粉碎,可有效解决缬沙坦堆密度低、溶出差的问题;粉末直接压片得到的孟鲁司特钠口崩片在酸性介质中迅速崩解,但崩解出的颗粒黏附在一起导致了溶出度的降低,采用湿法制粒压片得到的制剂在酸性介质中没有明显的黏附现象从而得以快速溶出。此外,前文已描述,制剂工艺还可能对药物的晶形、粒度,辅料的性质、杂质,药物的稳定性等都有影响。

因此,制剂工艺的选择十分必要,其设计需要考虑制剂与生产两方面。制剂方面需要重点分析不同辅助材料的特点,以及这些辅助材料与制剂稳定性的影响等,以防止药物晶型在工艺过程中发生变化;生产方面需要充分考虑实际情况,制定制剂生产可行性标准,尽量选择与生产设备原理相一致的实验设备,再对制剂生产过程中的可行性标准进行相应制定并执行。通过原研药处方组成做出工艺选择的预判,再通过一些专利信息辅助推测原研药的实际制剂工艺,从而确保仿制药与原研药溶出行为和体内过程的一致性。

第二节 试验设计原因

生物等效性试验方案的设计需要考虑伦理性与科学性,方案设计内容包括试验目的、研究总体设计、受试人群、参比制剂选择、给药剂量、样本量大小、清洗期设置、受试者筛选标准及管理、药物服用及管理、样本的采集和预处理及管理、样本检测方法、生物等效标准及数据的管理与统计、安全性评价等。其中样本量大小、样本采集时间点设计、清洗期设计、等效性标准、统计分析等因素对生物等效性试验结果影响较大。试验方案设计不当,即使试验过程执行了严格的质量控制,也不能真实反映仿制药与原研药体内过程的一致性,从而导致BE试验结果可能不等效。下面将对临床试验方案设计可能导致的体内BE试验生物不等效的影响要素进行分析。

一、样本量大小

生物等效性试验中样本量大小的估算非常重要。如果纳入的受试者例数不足,可能无法得到有统计学把握的结论;如果纳入例数过多,不仅增加了试验的财力、人力、时间成本,还存在伦理学问题。因此,生物等效性试验中如何确定合适数量的受试者极为关键。影响样本量大小的因素包括:试验设计的类型(如交叉设计、平行设计等);生物等效的判定标准(即受试制剂与参比制剂的 $AUC_{0\sim t}$、$AUC_{0\sim\infty}$、C_{max} 的几何均数比值的 90% 置信区间接受标准,通常为 80.00%~125.00%,窄治疗窗药物、高变异药物的接受标准适当缩放);显著性水平及把握度[显著性水平即 α 值,通常取 0.05;把握度也称检验效能,一般不小于 80%($1-\beta$)];变异系数(通常为原研药 $AUC_{0\sim t}$、$AUC_{0\sim\infty}$、C_{max} 的个体内变异系数);受试制剂与参比制剂的差别(通常以 θ 表示,取值为 1)。上述参数中,个体内变异系数获取较为困难,通常可以通过查阅文献获得,也可以通过生物等效性预试验获取该值。受试者例数还需要考虑到试验实施中可能的退出、脱落、剔除情况,适当增加受试者例数,以确保用于统计分析的受试者例数具有足够的统计学效力。

此外,还应注意不同性别、不同年龄受试者样本量不同对 BE 结果的影响。如果试验药物表现出男女性别或不同年龄阶段显著的差异(尤其是个体内差异较大时),应该考虑不同群体受试者的比例,避免不同群体的不均衡性对 BE 结果的影响。

二、样本采集时间点设计

由于以药动学参数为终点的生物等效性试验主要是通过 $AUC_{0\sim t}$、$AUC_{0\sim\infty}$、C_{max} 三个参数来判断结果,因此准确获得 $AUC_{0\sim t}$、$AUC_{0\sim\infty}$、C_{max} 十分重要。而这三个参数计算是通过在不同的时间点采集血样,检测血样中相应药物的浓度来获取,因此采血时间点的正确设计对试验结果的可靠性及药动学参数的合理性,具有十分重要的意义。假如采血时间点设计不当,导致获得的参数 C_{max}、AUC 不能真实反映药物在体内的情况,就可能有 BE 试验结果不等效的风险。

《以药动学参数为终点评价指标的化学药物仿制药人体生物等效性研究技术指导原则》规定,一般建议每位受试者每个试验周期采集 12~18 个样品,其中包括给药前的样品;采样时间不短于 3 个末端消除半衰期;应根据药物和制剂特性确定样品采集的具体时间,能准确估计药物峰浓度(C_{max})和消除速率常数(λ_z)。通常应采集药物吸收相、平衡相(峰浓度)和消除相的血药浓度。一般在吸收相部取 2~3 个点,峰浓度附近至少需要 3 个点,采样持续时间应到受试样原型或其活性代谢物的 3~5 个半衰期,或至血药浓度为 C_{max} 的 1/20~1/10。由于不同的个体生理或病理状态不同,药物在体内的变化过程也可能不同,因此需要确保吸收相与峰浓度附近有足够的采血时间点分布,避免受试者服药后首个采血点即为 C_{max}。一旦出现首个样品为 C_{max},且未采集早期(给药后 5~15min)样品的受试者数据,一般不纳入整体数据分析。

采血时间点的设计可以参考原研药药动学参数;也可查阅文献,获得该品种原研药药动学研究或该品种仿制药生物等效性研究的采血时间点设计;也可通过预试验来验证其设计的合理性与可靠性。

开展生物等效性研究预试验的目的是:估算达峰浓度(C_{max})和药时曲线下面积(AUC)的个体内变异系数,根据试验偶然变异和制剂间差异,确定正式试验的受试者例数;验证生物样品检测分析方法的可行性;验证临床试验方案的可行性,包括采血时间点的设计和清洗期的设计;也可以根据预试验的结果指导优化处方工艺,以减少正式试验的风险。生物等效性预试验受试者的例数选择,对于非高变异药物样本量可以少一些,对于高变异药物可根据药物的 C_{max} 或 AUC 两个药动学参数的个体内变异度的大小,适当扩大受试者例数。预试验的数据不纳入最终统计分析。

三、清洗期设计

清洗期是指在生物等效性交叉设计试验中,在第一周期与第二周期给药中间不服用试验药物的时间。清洗期可使受试者在服用第二周期试验药物前排出机体第一周期服用试验药物的影响。清洗期时间过短,会造成下一周期给药前 0 时刻的血样还有上一周期药物的残留,影响第二周期的血样浓度从而影响生物等效性的结果;清洗期时间过长,增加了受试者依从试验方案的难度,也可能由于受试者脱落等原因造成样本量不足,从而使体内 BE 试验失败。

清洗期的设计与药物的半衰期有关,《以药动学参数为终点评价指标的化学药物仿制药人体生物等效性研究技术指导原则》要求,清洗期应足够长,一般为待测物 7 倍半衰期以上。如果给药前血药浓度小于 C_{max} 的 5%,则该受试者的数据可以不经校正而直接参与药动学参数计算和统计分析;如果给药前血药浓度大于 C_{max} 的 5%,则该受试者的数据不应纳入等效性评价。半衰期可以参考原研药药动学参数;也可查阅文献,获得该品种仿制药生物等效性研究的清洗期设计。需要注意的是,基因多态性代谢相关的药物,快代谢型与慢代谢型代谢差异较大时,需要根据慢代谢型受试者的半衰期数据来估算清洗期。可通过预试验来验证清洗期设计的合理性与可靠性。

四、生物等效标准及数据的管理与统计

一般情况下,生物等效的接受标准为 $AUC_{0\sim t}$、$AUC_{0\sim\infty}$、C_{max} 三个参数的几何均值比值的 90%置信区间,应不低于 80.00%,且不超过 125.00%。对于高变异药品 AUC 和/或 C_{max},可放宽判断标准。如要放宽标准,试验必须是重复设计,获得该试验人群的个体内变异并试验结果显示为高变异才能根据结果放宽标准,设计和标准应在试验方案中事先规定。如一个高变异药物采用双周期交叉设计不等效,改为重复设计后可放宽标准就有可能等效。

《生物等效性研究的统计学指导原则》规定生物等效性集(bioequivalence set,BES)通常包括至少一个周期且具有至少一个可评价药动学参数的统计分析集,是推断受试制剂和参比制剂是否生物等效的主要数据集,因此需要参照《以药动学参数为终点评价指标的化学药物仿制药人体生物等效性研究技术指导原则》并结合试验药物的特性,在生物等效性试验方案和/或统计分析计划中,事先规定试验中发生脱落、退出、合并其他药物或其他治疗者,给药前检测出血药浓度者,试验期间发生呕吐者,首个样品为 C_{max} 者,其他违反试验方案等情况是否纳入 BES 集,并在生物等效性统计分析中严格执行。不应基于统计分析结果,或者单纯的药动学理由剔除数据,不建议剔除离群值。必要时进行敏感性分析即评价剔除和不剔除数据对生物等效性结果的影响;如果结论不一致,需解释说明并分析原因。

此外,如果一个交叉设计是在两个及以上的中心进行,统计模型中应该考虑中心效应;所用模型应该能估计不同中心的效应,反映不同中心的实际情况,并说明来自不同中心的试验数据是否可以合并进行分析。如果存在多种受试制剂和/或多种参比制剂,通常会有多个

生物等效的假设检验。若多个假设检验需同时满足,则无须进行 I 类错误的调整;若不要求同时满足,则需对 I 类错误进行调整,调整的方法有 Bonferroni 法、Hochberg 法等。

第三节　试验实施质量原因

凡能影响药物体内过程及药动学参数结果的因素,都可能影响生物等效性试验的结果,生物等效性试验的实施过程如果没有规范严谨的质量控制,也可能增加生物不等效的风险,因此应根据试验项目制订内部质量控制计划,对试验的每个阶段和程序进行质量控制,确保试验过程符合试验方案和 SOP 的要求。申办者也应按监查计划定期对试验项目进行核查,保证数据完整、准确、真实、可靠;核查的频率和性质应根据试验的实际情况而定;如实记录核查过程中发现的问题,督促试验人员解决问题;对发现的问题提出改进措施,确保试验人员正确执行。以下主要从试验药物管理、受试者管理、血样的采集与管理、生物样本检测四个方面逐一分析。

一、试验药物管理

试验药物是生物等效性试验评价的对象,受试制剂与参比制剂的管理非常重要。如果由于试验药物生产、检验、运输、保存、使用不当,都可能影响生物等效性试验的结果。试验药物到达临床研究机构后,研究机构必须建立试验药物管理的流程,具备试验药物保存的设备设施,并确保试验药物在试验期间必须严格按照药品说明书或药检报告或试验方案中规定的温度、湿度或其他条件保存;当发生试验药物保存条件超出规定的条件,研究机构必须通知申办方,综合分析对试验药物质量的影响,评估对受试者安全性和生物等效性试验结果可能的影响,并报伦理委员会。试验药物使用应根据试验方案规定进行随机分装,并确保双人核对;试验药物使用时也应双人核对,核对标签信息至少包括:受试者编号、受试者姓名、试验周期、给药制剂、给药剂量、给药数量等信息,避免药物服用有误,直接影响生物等效性试验结果。

二、受试者管理

体内 BE 试验能否成功,受试者的规范管理同样至关重要。筛选期受试者管理包括受试者知情同意、身份识别、入排标准判断等;试验期间受试者管理包括受试者身份识别、服药依从性管理、饮食饮水日常活动管理、安全性管理、清洗期管理等。其中对生物等效性试验结果影响较大的因素有受试者身份识别、服药依从性管理、饮食饮水日常活动管理、清洗期管理等。

筛选期的受试者身份识别是为了确保受试者安全性,避免其相邻两次参加试验的周期过短(一般要求大于 3 个月),试验期间的受试者身份识别是为了确保实际参加者即为其本人,避免由于受试者因素对体内 BE 试验结果的影响。受试者身份识别可以通过身份证、腕带等方式区别。

应确保受试者按照试验方案的要求服用试验药物,包括使用途径、使用方法、使用剂量等。口服固体制剂服药时,要有专人督促检查,每次服药后研究者必须检查受试者的口腔及指缝,防止受试者藏药或吐药。

食物可能影响药物的生物利用度,一方面与食物同时服用可能会影响受试者胃排空速度,影响受试者胃肠道的 pH;食物也可能提高一些主动转运及有部位特异性转运药物的吸收率,增加一些难溶性药物的吸收量;有些食物、饮料可能会影响肝药酶的代谢。因此在生物等效性试验中,需要严格控制受试者的进食包括饮水,保证不同周期间标准餐的一致性,以确保生物等效性试验结果不受到食物、饮料的影响。此外,试验期间受试者的某些日常活动及行为习惯可能影响生物等效性试验结果。受试者应避免剧烈活动,保持良好的作息状态,应在规定的范围内活动,保证工作人员能及时处理紧急状况。受试者在试验期间避免吸烟、饮酒。

清洗期间受试者通常会离开临床研究中心,对于生物等效性试验,尤其是长半衰期药物,严格加强受试者在清洗期的管理,避免多个周期受试者生理、病理状态的不一致。包括受试者的饮食、日常生活、运动、合并用药等,都需要在受试者出院前充分告知,并根据试验方案的规定,在清洗期开展适当的随访。

受试者良好的依从性是生物等效性试验成功的关键因素之一,这要求保证受试者充分知情同意,如详尽地告知受试者本研究的目的、意义、可能的受益及风险、产生不良反应后的救治处理及相关补偿等。试验过程中严格控制受试者的饮食、活动环节等,确保受试者在多个给药周期内受到的饮食、活动影响一致,不会干扰生物等效性试验的结果。

三、血样的采集与管理

生物等效性试验通常通过比较同一受试者两个周期的药动学参数开展,一般需要采集受试者的血浆样本,获得完整的血药浓度-时间曲线来描述药物在体内的代谢特征。血样的采集、管理将直接影响生物等效性试验结果。

血样采集时应注意采血时间的准确性,尽可能在时间窗内完成样本采集;若因为采血不畅等原因,造成采血时间超出时间窗,应如实记录实际采血时间,并在药动学参数计算时按实际采血时间进行。血样采集及血样分离时应做到双人核对,血样采集需要核对的标签信息至少包括受试者编号、受试者姓名、试验周期、血样采集时间等,血样离心分离需要核对的标签信息至少包括受试者编号、试验周期、血样采集时间、备份情况等。

血样采集过程中溶血是影响样本质量的主要因素。溶血产生的原因主要有:留置针安置位置不准确;临床试验采血人员经验不足;相邻采血点间隔过长引起留置针阻塞;压脉带结扎时间过长;采血时过度挤压或采血后剧烈摇晃等。因此需要由临床经验丰富的护士进行留置针埋置;对护士进行多次的培训与实际操作考核;间隔过长的相邻采血时间点间需要进行封管;设置压脉带结扎时间适当;采血不畅时避免挤压,应通过调整采血姿势或者重新扎针采血,采样后要求轻柔混匀血样。

血样的保存决定着样本的质量与检测结果的准确性,影响生物等效性试验的结果。因此血样保存时要求:项目开展前做好样本入库计划表(包括计划入库时间、最长入库时间、入库人员安排);生物样本需在试验方案规定的温度条件下保存,若受场地限制需要暂存,则应在稳定性考察要求的时间内,及时转移到试验方案规定的温度条件保存。需预留足够的存储空间作为应急转运。血样存取时,应控制冰箱开门时间不宜过长;需加强冰箱的日常维护和应急管理,工作日要求查看温度采集数据及时发现意外情况;血样取放做好登记。

四、生物样本检测方法

生物等效性试验的结果,很大程度上依赖于可靠、准确、可重现的生物样本检测方法,因此建立高质量的生物分析方法尤为重要。对于检测方法有如下要求：检测结果准确、重现性好、灵敏度足够、抗干扰能力强、分析速度快。

生物样本检测实验室应建立质量管理运行体系。用于生物样本检测的方法需首先进行方法学验证，考察了样本检测方法的特异性、精密度、准确性、基质效应以及相关的稳定性数据后，方可开展生物样本检测工作。生物样本检测时，应确保所用方法与方法学验证一致，否则应进行必要的方法学部分验证。需严格按照试验方案、样本检测计划开展生物样本检测工作，确保同一受试者多个周期的血样在同一分析批检测，确保分析构成与接受标准符合相关指导原则；需事先制订生物样本复测计划，避免由于药动学原因进行复测。一些药物在体内会发生非代谢性结构之间的相互转化，如果不采用特殊稳定剂阻止其转化并在快速分离上严格控制条件，也会加大生物不等效的风险。

（向　瑾　余　勤）

参 考 文 献

［1］国家食品药品监督管理总局.以药动学参数为终点评价指标的化学药物仿制药人体生物等效性研究技术指导原则.(2016-03-18)［2020-06-14］.http://www.nmpa.gov.cn/WS04/CL2093/229256.html.

［2］国家药品监督管理局.高变异药物生物等效性研究技术指导原则.(2018-10-17)［2020-06-14］.http://www.nmpa.gov.cn/WS04/CL2093/331454.html.

［3］国家药品监督管理局.生物等效性研究的统计学指导原则.(2018-10-17)［2020-06-14］.http://www.nmpa.gov.cn/WS04/CL2093/331454.html.

［4］国家市场监督管理总局.药物临床试验质量管理规范(修订草案征求意见稿).(2018-07-17)［2020-06-14］.http://www.nmpa.gov.cn/WS04/CL2101/329610.html.

［5］国家食品药品监督管理局.药物Ⅰ期临床试验管理指导原则(试行).(2011-12-02)［2020-06-14］.http://www.nmpa.gov.cn/WS04/CL2196/323872.html.

［6］国家药典委员会.中华人民共和国药典.2020 年版.北京:中国医药科技出版社,2020.

第八章　临床试验核查

生物等效性试验作为评价仿制药上市前的最后关键一环,其试验质量的重要性不言而喻,而试验的质量则是由科学性和规范性两方面共同构成的。临床试验核查的目的就是通过对临床试验实施情况进行检查,以确认试验符合《药物临床试验质量管理规范》(GCP)、试验方案的要求,确保受试者的安全和权益。

2008年,国家食品药品监督管理局发布《药品注册现场核查管理规定》,开始对受理药品注册申请的临床试验情况进行实地核查。2015年7月,国家食品药品监督管理总局启动了药物临床试验数据核查,对申报生产或进口的待审药品注册申请开展药物临床试验数据核查。2017年,又启动了仿制药质量和疗效一致性评价临床试验数据核查。本章结合药物临床试验数据核查、仿制药质量和疗效一致性评价临床试验数据核查,对生物等效性试验的临床试验核查进行介绍。

第一节　法 规 依 据

目前对于生物等效性试验主要有管理规范和技术规范两大类的法规及指导原则,管理规范类法规对承担临床试验的各个单位提出了组织结构、人员管理、流程管理的框架性的要求,技术规范类法规则对试验的具体操作提供了指导,以下列举了部分与生物等效性试验开展相关的法规。

一、管理规范类

1.《药物临床试验质量管理规范》(NMPA、国家卫生健康委关于发布药物临床试验质量管理规范的公告2020年第57号,2020年4月23日)

2.《国家食品药品监督管理总局关于化学药生物等效性试验实行备案管理的公告》(2015年第257号,CFDA 2015年12月01日)

3.《人类遗传资源管理暂行办法》(国令第717号,国务院2019年06月10日)

4.《科技部办公厅关于优化人类遗传资源行政审批流程的通知》(国科办函社〔2017〕717号,科技部办公厅2017年10月26日)

5.《药物Ⅰ期临床试验管理指导原则(试行)》(国食药监注〔2011〕483号,SFDA 2011年12月2日)

6.《药物非临床研究质量管理规范》(国家食品药品监督管理总局令第34号,CFDA 2017年9月1日)

7.《药物临床试验机构管理规定(征求意见稿)》(CFDA 2017 年 10 月 26 日)

8.《药物临床试验生物样本分析实验室管理指南(试行)》(国食药监注〔2011〕482 号,SFDA 2011 年 12 月 02 日)

二、技术规范类

1.《药物制剂人体生物利用度和生物等效性试验指导原则》[《中国药典》(2020 年版)通则 9011]

2.《以药动学参数为终点评价指标的化学药物仿制药人体生物等效性研究技术指导原则》(CFDA 2016 年第 61 号通告)

3.《9012 生物样品定量分析方法验证指导原则》[《中国药典》(2020 年版)通则]

4.《临床试验数据管理工作技术指南》(2016 年第 112 号,CFDA 2016 年 07 月 29 日)

5.《药物临床试验数据管理与统计分析的计划和报告指导原则》(2016 年第 113 号,CFDA 2016 年 07 月 27 日)

6.《临床试验的电子数据采集技术指导原则》(2016 年第 114 号,CFDA 2016 年 07 月 29 日)

7.《药物临床试验的生物统计学指导原则》(2016 年第 93 号,CFDA 2016 年 06 月 03 日)

上述法规对生物等效性的开展提供了实施的方法,而研究单位在开展具体工作前,应在已有的法规基础上撰写更具有指导意义和操作参考价值的试验方案或计划书,同时结合研究单位已有的标准操作规程(SOP),为试验的实施提供规范操作的指南。法规、机构标准操作规程及具体项目的试验方案之间的关系见图 8-1,从执行效力方面考虑,已有的行业法规为进行试验的基础,机构的 SOP 为中坚,项目的试验方案为顶层建筑。正常情况下,机构的 SOP 基于行业法规的要求并在不违背法规的基础上,结合机构自身的情况对机构的各个方面进行规定。与此类似,项目的试验方案则是在不违背前两者的情况下,结合项目自身的特点,对项目中具体事宜进行更为翔实的描述。

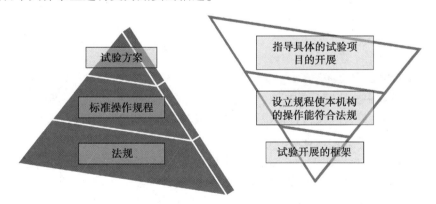

图 8-1 法规、标准操作规程及试验方案之间的关系

对于数据核查而言,工作重点之一即是在检查现场确认被检查单位在项目的具体实施过程中,对于法规依从的情况,同时审查所提交的数据是否真实可靠。为保证临床试验数据核查的有效性及标准的统一,国家药品监督管理部门发布了若干关于临床试验数据现场核查的指导原则,包括《药物临床试验数据现场核查要点》(CFDA 2015 年第 228 号)、《仿制药

质量和疗效一致性评价临床试验数据核查指导原则》(CFDA 2017 年第 77 号),以及《仿制药质量和疗效一致性评价有因检查指导原则》(CFDA 2017 年第 77 号)。

上述指导原则分别对临床试验数据核查的主体、核查流程、核查基本要求、核查要点以及核查结论的判定进行了规定,目前的现场检查工作的开展主要依据上述指导原则进行。

为始终保持临床试验数据核查工作科学高效,总局及审核查验中心根据最新的法律法规的要求,更新了数据核查的指导原则。在 2020 年 3 月 30 日国家市场监督管理总局公布《药品注册管理办法》后,为落实其中有关药品注册核查的规定,明确药品注册核查实施的原则、程序、时限和要求,国家药品监督管理局食品药品审核查验中心起草了《药品注册核查实施原则和程序管理规定(征求意见稿)》和《药品注册核查要点与判定原则(征求意见稿)》,并公开征求意见。待正式文件发布后,将作为今后现场核查工作的重要依据,指导具体工作的开展。

第二节　临床试验数据核查

一、数据核查承担主体

目前生物等效性试验主要应用在已有品种的仿制注册申请以及已上市品种的一致性评价中。相关的临床试验核查工作,主要由国家药品监督管理局食品药品审核查验中心(以下简称核查中心)承担。

国家药品监督管理局药品审评中心负责根据注册申请风险等级启动注册核查。

国家药品监督管理局食品药品审核查验中心组织全国核查资源实施注册核查,对注册核查情况进行审核,按照判定原则对核查结果进行判定,送交国家药品监督管理局药品审评中心;对于注册核查中发现的问题转送省级局,重大问题和风险报送国家局。

省级局负责对本行政区域内注册核查发现问题的整改情况进行监督落实,对涉嫌违法违规行为进行调查处置。

二、核查流程

1. 药品注册临床试验核查流程

国家药品审评中心启动现场核查,告知核查中心实施现场检查,并根据申报资料结合专业和品种特点、相关单位既往检查情况和合规历史有针对性地提出需要现场核查的机构和重点关注的内容,提供现场核查所需材料和相关信息。

核查中心接到核查告知后,制定核查方案,组织实施现场核查。核查组按照核查方案开展核查,并完成现场核查报告。核查中心对现场核查报告等资料进行审核,做出审核意见,并将现场核查相关材料移交药品审评中心。

2. 一致性评价临床试验核查流程

一致性评价办公室对一致性评价资料进行接收、受理和形式审查。一般在形式审查后 30 日内组织临床试验数据核查。

核查中心结合申请人提交的一致性评价申报资料、《仿制药质量和疗效一致性评价临床试验数据核查申报表》制订核查方案,选派核查组。核查组一般由 2 名以上具备药品检查员资格的人员组成,实行组长负责制。核查组按照核查方案开展核查,并完成现场核查报告。

核查中心对现场核查报告等资料进行审核,做出审核意见,并将现场核查相关材料移交一致性评价办公室。

3. 有因核查

国家药品监督管理部门可针对下列情形启动有因检查:

(1)评审过程中发现的问题。

(2)一致性评价及药品注册相关的举报问题。

(3)需进行核查的其他情形。

核查中心对有因检查任务进行风险研判,及时组织开展有因检查。检查组应有 2 名以上检查员组成,依据有因检查的任务配备足够的具有相关专业经验的检查员。

有因检查可采取事前通知或不告知的方式开展,也可参照飞行检查方式开展。

有因检查重点针对发起的原因开展检查,可以进行必要的延伸检查,可以不进行全面系统的检查。

三、核查基本要求及核查要点

通过核查确认已完成的试验保证了受试者的安全与权益,确保数据的真实性、可靠性和临床试验开展的合规性。根据上述原则开展核查,核查要点将在本章第三节展开叙述。

四、核查结论的判定

对临床研究过程中原始记录、数据进行现场核查,发现真实性问题或被检单位拒绝、不配合核查,导致无法继续进行现场核查,核查结论判定为"不通过"。

否则对于现场核查存在的问题,应结合该品种的具体审评情况,评判对有效性和安全性指标的影响。

第三节　核 查 要 点

生物等效性试验中,常常涉及临床试验机构、分析检测单位以及统计分析单位等,多方共同完成试验的不同阶段的不同内容。临床试验数据核查,需要关注各个研究者在试验的各个阶段的实施过程是否合规,是否有效的保证受试者的权益,试验所产生的数据是否真实可靠。当出现下列情况,被视为拒绝或逃避核查:

1. 拖延、限制、拒绝核查人员进入被核查场所或者区域的,或者限制核查时间的。

2. 无正当理由不提供或者规定时间内未提供与核查相关的文件、记录、票据、凭证、电子数据等材料的。

3. 以声称相关人员不在,故意停止经营等方式欺骗、误导、逃避核查的。

4. 拒绝或者限制拍摄、复印、抽样等取证工作的。

5. 其他不配合核查的情形。

生物等效性的开展过程如图 8-2 所示,可见整个试验可大致分为项目准备、项目实施和项目总结三个阶段。临床试验数据核查时,不仅需对项目运行的整个过程所产生的资料进行检查,同时会到开展试验的各个参与单位的现场进行检查,以确保试验开展的真实性,本节将对现场检查的要点进行简介。

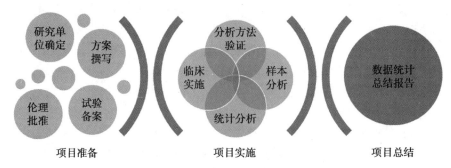

图 8-2 生物等效性试验开展流程

如第一节所述,目前现场核查以《药物临床试验数据现场核查要点》(CFDA 2015 年第228 号)和《药品注册核查要点与判定原则(生物等效性试验和药物 I 期临床试验)(征求意见稿)》(2020 年 5 月 22 日)为主要依据,对生物等效性试验的各个环节进行检查。根据生物等效性试验的特点,现场核查主要分为临床试验条件与合规性(含各方在临床试验项目中职责落实)、临床试验部分以及生物样本检测部分。指导原则中强调临床试验部分以研究数据的真实完整性为关注点,生物样本检测部分以检测数据的真实完整性及数据可靠性为终点。

一、临床部分

(一)临床试验条件与合规性

药物临床试验包括人体生物利用度试验及生物等效性试验,均应符合《药物临床试验质量管理规范》(GCP)的要求。而 GCP 的基本原则是保证药物临床试验过程规范,结果科学可靠,保护受试者的权益并保障其安全。在 2020 年的 GCP 中增设了许多与伦理审查以及与参与实验各方的职责的内容,可见 NMPA 对于临床试验质量的关注不局限于单个项目的科学规范,而是通过提高对于临床试验参与单位的研究水平,从而实现整个行业的质量升级。

具体到核查工作中,对于临床试验必要条件、合规性及参与各方的职责落实主要通过审核以下方面的内容来实现:

1. 临床试验应当在具备相应条件并按规定进行备案的药物临床试验机构进行。

2. 开展临床试验,应当获得药品监督管理部门许可,或按照要求完成备案。项目开始实施时间(首例受试者签署知情同意书)不早于试验许可或备案时间。

3. 开展临床试验,应当经伦理委员会审查同意。项目开始实施时间不早于伦理审查书面同意时间。

4. 临床试验机构应当具备与承担试验项目相适应的条件。

临床试验实际开展场地应当与申报资料中试验地址一致,应当有足够空间,且分区合理,各分区能够满足试验实施的需求。

具备临床试验所需设施设备,检定、校准和日常维护应当符合要求,医疗急救设施应当保证有效运转。

配备与所承担临床试验相适应的研究人员,研究人员应当具备与开展工作相适应的资质和能力,职责、分工、培训、授权清晰合理。

制定与工作相适应的管理文件,并遵照执行。文件应当符合法规及指导原则等的要求,能够覆盖临床试验的全过程。

5. 临床试验机构应当与申办者或合同研究组织(CRO)签署委托合同,明确试验各方的责任、权利和利益,以及各方应当避免的、可能的利益冲突。

6. 申办者、CRO 应当按照药物临床试验质量管理规范原则、方案及合同规定承担相应职责,并保存相应文件和记录。

(二)临床试验的实施

临床试验的实施需建立在受试者权益有保障、试验科学性充分的基础上,因此需通过伦理委员会的审核。现场核查在关注具体的临床试验实施过程前,应首先确认伦理审查是否真实且符合法规要求。

临床试验研究的主要执行依据为临床试验方案,对于临床试验部分的现场检查主要通过关注试验的过程记录及研究数据所反映的实际执行过程是否与研究方案一致。具体而言,主要从以下几个方面进行核查:

1. 伦理审查

伦理审查应当符合药物临床试验质量管理规范、指导原则及伦理委员会的标准操作规程等的要求。

有出席伦理审查会议的签到和委员讨论的原始记录。

委员投票记录及审查结论保存完整且与伦理审批件一致。

知情同意书、试验方案、招募方式及信息等试验相关文件应当经过伦理委员会审查批准,文件资料应当注明版本号及版本日期。

跟踪审查应当符合相关要求并保留记录。

2. 知情同意

研究者应当使用最新版的知情同意书。如有必要,临床试验过程中的受试者应当再次签署知情同意书。

知情同意过程应当记录完整,知情同意书应当内容完整、签署规范。

知情同意书应当由受试者本人或其法定代理人签署。

已签署的知情同意书数量与原始资料、申报资料中的筛选、入选的病例数相符。

3. 受试者的选择与退出

受试者筛选时间不早于其知情同意书签署时间。

受试者的筛选、入选、随机、设盲等应符合临床试验方案。

受试者鉴认代码表或筛选、体检等原始资料应当涵盖受试者身份鉴别的基本信息。

申报资料中受试者编号、给药周期、给药顺序、制剂种类等信息应当与原始资料一致。

申报资料中筛选、入选、脱落、退出和完成临床试验的例数应当与实际临床试验例数一致。

受试者的退出和剔除应当按照临床试验方案的要求执行,记录实际情况并保存原始记录,应当与申报资料一致。

4. 临床试验过程的执行与记录

原始记录文件(记录本、记录纸)应当受控管理。源数据的修改应当留痕,不能覆盖初始数据,记录修改理由,修改者签名并注明日期。

计算机化系统应当经过必要的系统验证;应当设置用户管理、角色管理和权限管理;应当具有稽查轨迹功能,能够显示修改数据与修改原因的记录;应当有必要的数据备份措施。

原始记录及病例报告表应当及时填写,内容应当准确、完整、清晰。

病历报告表中的数据应当与源文件一致。病例报告表中数据的修改,应当使初始记录清晰可辨,保留修改轨迹,必要时解释理由,修改者签名并注明日期。

给药、生物样品采集、实验室检查、生命体征检查、体格检查、心电图检查、饮食饮水等临床试验操作应按照临床试验方案、SOP 等要求执行,采取措施保证关键步骤实施的准确性,并保存相关记录。

申报资料中给药时间、生物样品采集时间与计划时间的偏差应当与原始资料一致。

申报资料中偏离或违背方案的相关情况与处理应当与原始资料一致。

数据库锁定、锁定后的解锁和再锁定应当事先规定并详细说明其条件和流程。核实数据库锁定后是否有修改及修改说明。

项目资料文件应当保存完整,并及时归档,档案由专人管理。对归档、查阅、借阅和归还等情况及时记录。

5. 安全性指标的处置、记录与报告

对受试者的相关医学判断和处理必须由本机构注册的具有执业资格的医护人员执行并记录。

研究医生应当对受试者的安全性指标按照临床试验方案、SOP 等要求及时做出合理判断和处置,并保存相关记录。

发生严重不良事件时,研究者应当按照相关要求及时报告。

申报资料中的合并用药记录、不良事件、严重不良事件记录应当与原始资料一致。

临床检查检验数据应当能够在信息系统中溯源。

不良事件与药物相关性的判定应当符合临床试验方案。

6. 受试者的管理

应建立受试者管理相关制度,采取必要措施保障受试者权益与安全。

试验开始前应当使受试者充分知情并签署知情同意书。

试验期间应当采取必要措施防止受试者携带、使用违禁品,提高受试者试验的依从性。

选择特殊人群进行研究的,应当采取相应保障措施。

受试者应获得合理的经济补偿,因参加试验而受到损害时申办者应承担相应的治疗费用和合理补偿。

7. 试验用药品的管理

试验用药品应当有来源证明、检验报告、药品说明书等证明文件。

申报资料中试验用药品批号、剂型、规格、有效期等信息应当与原始资料一致。

试验用药品的接收、贮存、分发、使用、回收、退还及未使用的处置等各环节的管理应当遵守相应的规定并保存记录。核实各环节时间、数量、操作人等信息的相符性,及与申报资料的一致性。

试验用药品运输和贮存的条件应当符合临床试验方案的要求。

研究者应当对生物等效性试验的临床试验用药品进行随机抽取留样,保存原始记录。

试验用药品管理各环节的异常情况应当及时评估处理、记录。

8. 生物样品的管理

生物样品采集、处理、贮存、转运等各环节的管理应当遵守相应的规定并保存记录。核实各环节时间、数量、操作人等信息的相符性，及与申报资料的一致性。

生物样品的采集、处理、贮存和转运的条件应当符合临床试验方案的要求。

样本容器的标识应当易于识别和具有唯一性，且不泄露受试者隐私及制剂种类。

生物样品管理各环节的异常情况应当及时评估处理、记录。

（三）委托研究

研究者和临床试验机构如果不能完成部分工作，需授权临床试验机构以外的单位承担试验相关的职责和功能，应当获得申办者同意。

其他单位进行研究、检测等工作时，应当有委托证明材料。委托证明材料反映的委托单位、时间、项目及方案等应当与申报资料记载一致。被委托机构出具的报告书或图谱应当为加盖其公章的原件。

二、生物样本分析部分

对于生物样本分析检测部分的检查，主要从仪器设备等硬件设施、重要物料（未知样品及对照品等）管理的可溯源性、过程记录的真实完整性、数据的可靠性等方面进行核查。由于最终用于产生结论的数据来源于分析实验室，故被检查实验室所产生的数据的可信度尤为重要。此外，数据的传输过程及统计过程直接关系到最终结论的判定，故其真实性同样需要重点关注。具体而言，主要从以下几个方面进行核查：

（一）生物样品分析条件与合规性

1. 分析检测单位具备承担生物样品分析项目的条件。

第一，具备与分析工作相适应的组织管理体系：

组织机构设置合理，具有组织机构图；实验室人员职责分工明确，具有所从事工作的资质和能力，接受过药物临床试验质量管理规范和其他专业培训；项目负责人具有相应的专业背景和经验。

制定与分析工作相适应的质量体系文件（如质量手册、标准操作规程等），并遵照执行；质量体系文件的内容应符合法律、法规和指导原则等的要求，能覆盖实验室管理及分析项目的主要流程。

质量保证部门能独立履行质量保证职责，配有与其开展工作相适应的人员；质量保证人员具备相应的专业背景和经验，对每个项目实施稽查，并保存完整的包括稽查内容、发现问题、采取措施、跟踪复查等的记录。

第二，具备与分析工作相适应的实验场地和设施设备：

实验室划分不同的功能区域，布局合理，防止交叉污染，具有场地分布图。

配有可满足分析检测要求的取样、称量、配制、检测及数据分析的仪器及软件；仪器量具的量程、精度、分辨率等应符合相应技术指标的要求；仪器的型号和编号记录在原始记录中，应与申报资料一致。

仪器设备应由专人管理，天平、冰箱、质谱仪、离心机、移液器等主要仪器应有完整的使用、校正、维护和维修等记录。用于检测的仪器应进行安装验证（IQ）、操作验证（OQ）和性能验证（PQ），并保存验证记录；对检测结果有直接影响的仪器设备应定期由有资质的单位进行检定、校准,并提供检定、校准证书。

配备环境温度和湿度监测设备,应保存温度和湿度记录;冰箱需配备温度监控和报警系统,并保存冰箱的温度记录和报警后的处理记录;配备完善的供电系统及断电后的应急预案。

配备相应的安全防护、应急和急救设施设备,应方便实验人员的使用。

具有处理化学试剂和生物废弃物的措施,并保存记录。

2. 分析检测单位应当与申办者或合同研究组织(CRO)签署委托合同,明确试验各方的责任、权利和利益,以及各方应当避免的、可能的利益冲突。

3. 申办者、CRO应当按照药物临床试验质量管理规范原则、方案及合同规定承担相应职责,并保存相应文件和记录。

(二) 生物样品分析实验的实施

1. 对照标准物质的管理

对照标准物质由专人管理,来源可靠且可追溯,在分析证书(COA)规定的条件下运输、保存和使用。核对运输、接收、储存、领取、称量、使用、归还、销毁等原始记录,信息记录应完整。对于不用于定量的对照标准物质,应提供能证明其适用性的文件。

存放对照标准物质的区域或设备(冰箱、冷藏室等)应受控管理,实际存放条件和位置应与原始记录一致。

对照标准物质的状态和原包装标签上的信息应与COA的规定一致。

2. 试验样品和空白基质的管理

试验样品和空白基质由专人管理。接收试验样品的房间具有足够的空间用于样品接收、清点和登记。核对运输、接收、清点、入库、储存、领取、使用、归还、销毁等原始记录,信息记录应完整,有明确的时间及操作人员签名。

试验样品应在方法学验证的条件下采集、运输和保存,在验证的稳定期内被检测。

存放试验样品和空白基质的区域或设备(冰箱、冷藏室等)应受控管理,实际存放位置与原始记录一致。

在规定期限内保存试验样品,试验样品标签上的信息完整且清晰可辨,应与临床试验方案的规定一致。核对试验样品的留存数量与接收数量、检测数量、试验样品转运数量的一致性。

3. 方法学验证的实施

方法学验证项目应按照验证计划书的规定进行完整和正确的考察,检测方法、试验过程和结果记录在原始记录中,应与申报资料一致。

有对照标准物质的称量原始记录;储备液和工作液、流动相、稀释液应有配制时间和配制过程的原始记录,应与申报资料一致。

校正标样和质控样品有配制、分装、储存、领用、使用、归还等原始记录;稳定性质控样品有配制时间、放置位置、储存条件和稳定时间等原始记录,应与申报资料一致。

生物样品预处理步骤和关键时间点应记录完整,应与申报资料一致。

所有在仪器中进样的样品均应记录在原始记录中,并对失败的方法学验证批次进行调查和分析,应与申报资料一致。

4. 试验样品分析测试的实施

试验样品分析应该按照分析计划执行,分析批中样品预处理的过程和检测方法应与方法学验证一致。

一个分析批中所有样品被处理和提取的顺序应与进样顺序一致,过程可溯源;一个分析批中所有样品应有唯一性编号,样品应按照顺序连续不间断进样,如中断,在原始记录中记录中断原因,应与申报资料一致。

所有在仪器中进样的样品均应记录在原始记录中,并对失败的试验样品批次进行调查和分析,应与申报资料一致。

试验样品分析过程中如有残留,对试验样品浓度的影响进行评估并采取具体措施,应与申报资料一致。

对于生物等效性试验,核实同一受试者的全部样品是否在同一分析批中检测。

试验样品重新分析的理由和报告值的选择应符合标准操作规则或分析计划的规定。试验样品的初始值、重分析的原因、重复次数、重分析的结果、最终接受的值以及接受的理由应记录,并与申报资料一致。

试验样品再分析(ISR)的样品选取应具有代表性,数量符合要求。如果 ISR 符合接受标准,但在多个样品的结果之间显示出较大或系统差异的情况(例如同一受试者的所有样品均失败、同一分析批的所有样品均失败),应该进行调查以明确原因。

5. 色谱积分

色谱使用自动积分,同一个分析批中采用相同的积分参数;如果色谱重积分和手动积分,记录修改理由并保留原始和重积分的图谱和数据,应与申报资料一致。

标准曲线和质控色谱如果进行了重积分,核实重积分是否影响该分析批的接受。

抽取工作站中的试验样品、随行标准曲线和 QC 样品以及方法学验证样品的部分电子图谱,应与申报资料一致。

(三) 记录的管理

1. 记录(纸质和电子)包括但不限于:样品接收和处理记录、样品制备和分析记录、原始图谱、偏差报告、调查报告、标准操作规程、审计追踪,以及与申办者或临床试验机构的通信等;记录的信息应真实、准确、完整和可追溯。

纸质记录(记录本、记录纸)应当受控管理,表格进行版本控制。记录更改应保持原有信息清晰可辨,注明修改人姓名、修改时间和理由。

采用电子记录的计算机化系统应经过系统验证,并保存验证记录。计算机化系统应设置用户管理、角色管理和权限管理,不同人员或角色具有唯一登录权限。

2. 开启并保存计算机化系统的稽查轨迹和仪器日志,实验室应对保存期限进行规定。

3. 记录的保存和备份的物理环境应进行温度和湿度监控,配备防震、防火、防水、防热、防潮、防破坏、防盗窃等设备。对记录保存和备份载体接触的人员应限制、记录和监控。

4. 项目结束后记录应及时归档,档案由专人管理。对归档、查阅、借阅和归还等情况及时记录;档案室应配备防盗、防火、防水、防虫害、防磁等必要设施设备,并进行定期维护检查。

以上核查重点主要为针对项目的核查,但分析机构的质量体系建设对于整个实验室项目质量有着至关重要的保障作用。因此在对经受核查较少的机构进行检查时,除被查的项目的数据外,还应关注机构的质量体系是否完善、项目运行与质量体系是否吻合。通过检查机构的组织机构和人员框架、授权人员的职责落实、标准操作规程的完善程度、培训的落实、

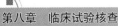

文件受控管理流程的合理性、生物样本在实验室内流转流程的合理性、数据内部审核流程的合理性以及试验过程与内部要求的匹配性进行衡量。

三、核查结果判定原则

1. 申报资料与原始资料一致,核查未发现真实性问题、发现的问题对受试者的权益与安全、数据的质量和可靠性基本无影响的,核查认定为"通过"。

2. 核查未发现真实性问题,但发现的问题对受试者的权益与安全、数据的质量和可靠性可能有较大影响的,核查认定为"需审评重点关注"。

3. 核查发现以下情形之一的,核查认定为"不通过":

(1)发现真实性问题或申报资料真实性存疑,申请人和被核查单位不能证明其真实性的。

(2)发现的问题对数据的质量和可靠性有严重影响的。

(3)发现的问题,严重危害受试者权益与安全的。

(4)拒绝、不配合核查,导致无法继续进行现场核查的。

由于数据核查为事后核查,故只能通过对试验过程中所产生的数据、记录对实施的具体过程进行重构和重现。当然事后核查只能是片面的,但确是目前相对行之有效的手段,或许随着试验记录无纸化以及信息技术及大数据处理技术的发展,今后的临床试验过程记录可以实时汇总上传便于监管单位进行监控和管理。

第四节　被检查机构的检查前准备和提交说明

一、被检查机构的检查前准备

检查组的工作任务重、人手有限,在规定的时间内要全面完成一个项目的核查,需要被检查单位做好各方面的配合工作。

(一)提供必要的工作条件

检查组需要在宽敞、安静的环境中开展工作,被检查机构提前准备一个单独的房间供检查期间使用。同时,还需要准备必要的办公设备,如电脑、打印机、复印机、投影仪、笔、纸等。检查期间,所有的检查资料均放在该房间内,没有检查组的认可,不可擅自移动或挪走检查资料。

(二)配合进行现场访谈

主要的研究团队成员,包括主要研究者(PI)、协助研究者(Sub-I)、研究医生、研究护士、质量保证人员(QA)、质量控制人员(QC)、药物管理人员、生物样本管理人员,以及机构管理人员和伦理委员会工作人员。这些人员必须在检查期间配合检查,如实解答检查组的各种提问,并做好配合工作,以确保检查工作有序且有效率地完成。

(三)及时、准确提供检查组所调阅的资料和数据

被检查单位必须准备好临床研究相关的原始记录/数据,包括原始病历、CRF/eCRF、检查检验单、血样采集记录表、生命体征记录表、试验用药物接收、发放、领用、使用、回收、销毁管理表单、生物样本采集、处理、管理、运送记录表单等。并且,药物临床试验机构要提前与医院相关部门做好沟通,在检查期间配合检查组通过医院 HIS、LIS 和 PACS 系统,进行门诊/

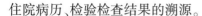

住院病历、检验检查结果的溯源。

（四）制度和 SOP

检查期间对于试验过程中涉及的相关制度和 SOP,例如病房管理制度、不良事件(AE)判定和处理 SOP、试验药物管理制度和 SOP、生物样本管理制度和 SOP、质量管理制度和 SOP 等,被检查单位需要事先备好试验开展时的版本,以解释和介绍试验开展期间具体的实施过程是否符合当时的制度和 SOP。

（五）实验室设施设备

试验期间使用的仪器设备,包括血压计、心电监护仪、体温计、离心机、冰箱等设备购买、维护、校准记录,离心机和冰箱还需要有设备使用台账。

二、被检查机构检查后提交说明

检查组完成现场检查后,会针对检查中发现的问题,出具"不合格项"或"发现问题项",被检查机构对于现场能够解释的问题与检查组进行深入沟通和交流,现场检查组不能接受的问题和被检查机构现场不能提供相关材料予以澄清的问题,被检查机构在检查组完成检查后向核查中心提出书面的问题说明,以供该项目在会审时提供给专家讨论评定问题的性质和程度。被检查单位提供问题的说明要及时,一般要求在检查结束一周内完成。提交的材料一定要真实、完整、简洁。说明要切中要点,不对问题以外的内容进行赘述,说明的内容一定要翔实,同时,对于检查组现场没有看到或者有误解的内容,需要提出证据以证明说明内容的真实性。所有的说明和证据材料需要主要研究者签字、被检查机构盖章和申办方的签字盖章才能提交给核查中心。

第五节　常见问题解析

一、临床常见问题解析

药物临床试验数据现场核查中发现的临床常见问题可以归结为两大类,真实性问题和规范性问题。试验中对受试者、试验用药品、关键试验过程、记录进行虚构、篡改,判为真实性问题;一旦发现真实性问题该品种不予批准。试验实施过程中有违反 GCP 原则、指导原则,违反试验方案的问题,相关环节的试验数据不完整,造成临床试验结果不可靠,且无合理解释的,判为规范性问题。

结合《药物临床试验数据现场核查要点》《仿制药质量和疗效一致性评价临床试验数据核查指导原则》以及实际核查中发现的情况,将临床部分常见问题归纳如下:

（一）临床方面的问题

1. 药物临床试验合规性方面的问题

(1)未取得相关资质或手续,例如承担 BE 试验的临床试验机构未通过药物临床试验机构资格认定或备案;BE 试验开展前未取得"药物临床试验批件"或进行 BE 试验备案;研究人员不具有与其职责相应的资质;研究医生和研究护士执业地点不在开展 BE 研究的机构。

(2)设施设备不完善,例如无 BE 病房或 BE 病房及活动区为非独立封闭式的,不能保证受试者受控;抢救设备配备不到位;缺少生物样本处理、储存设备。

(3)研究人员未经过 GCP 和试验方案培训,未获得主要研究者授权。

（4）试验用物品的管理不规范，试验相关物资接收时间晚于试验开始时间；用于受试者筛选的试剂盒未见来源证明，属于进口产品的，未见进口凭证。

（5）伦理委员会记录保存不完善，无出席伦理审查会议的签到表、会议记录；伦理委员会委员表决票未保存或保存不完整，或原始表决审查结论与伦理审批件不一致；伦理委员会接受中心伦理审查结果，但无伦理备案相关记录。

（6）伦理委员会审查内容不完整，受试者招募材料未经伦理委员会批准；伦理委员会审查的方案和知情同意书等无版本信息或与实际使用版本不一致；伦理委员会审查的方案无主要研究者签名；伦理委员会未对SAE进行审查。

（7）伦理委员会审查结果不规范，例如伦理审批结论为"修改后同意"，但未能提供修改后的批准文件或记录，相应的版本号也未改变。

（8）申办者/合同研究组织（CRO）未承担项目质量管理责任，且无监查、稽查相关记录；申办方利益冲突人员担任临床研究协调员（CRC）工作；CRO和临床试验现场管理组织（SMO）为同一公司或关联公司。

2. 知情同意书设计及过程管理等方面的问题

（1）知情同意书内容不完整，例如知情同意书中未对参加研究的风险、受试者获益和补偿等明确规定；知情同意书中无研究者和伦理委员会等联系方式；关于试验过程的描述，如采血时间点、采血量、访视时间等与方案不一致。

（2）知情同意书签署不规范，例如筛选失败的受试者未保留完整知情同意书；受试者本人未签署知情同意书，由其家属代签，未见授权书；知情同意书签署时间早于伦理批准时间或者晚于筛选时间；知情同意过程未记录；使用的知情同意书版本错误；在研受试者未及时签署更新后的知情同意书；未将知情同意书的副本交给受试者保存。

3. 试验实施方面的问题

（1）受试者身份信息不完整，例如受试者身份鉴别信息（如姓名、住院号/门诊就诊号、身份证号、联系地址和联系方式等）记录不完整，受试者身份信息无法溯源。

（2）受试者入选不符合方案要求，例如女性受试者未记录避孕，且未进行血/尿妊娠检测；未见相关SOP或临床试验方案规定筛选时异常值复查的依据；受试者在三个月内或方案规定的时间内重复参加试验。

（3）筛选/入选相关记录不规范，例如筛选表无记录人员签名；受试者鉴认代码表无记录人员签名；受试者入组时间早于研究者筛选入选表签字时间。

（4）方案偏离未在总结报告中体现，例如不符合入组条件但仍然入组；未按试验方案使用试验用药品，如给药剂量、给药时间、给药方法等原始采血记录中的取血量与试验方案不一致；未按试验方案进行检查和随访；未按方案规定实施随机、盲法。

4. 临床试验过程记录及临床检查、化验等数据溯源方面的问题

（1）临床试验资料保存不完整，例如未保存原始病历；未见标准膳食食谱记录；生命体征记录表、血样处理与转运记录表、受试者日记卡等缺失；未保存随机化方案；无随机信封的交接和回收记录；热敏纸打印的记录未及时复印，导致保存的记录字迹辨识不清。存档资料与申报资料不一致，例如机构存档的试验方案、总结报告与申报资料不一致；机构存档的总结报告无研究者签名及研究单位印章，未见申办方印章及研究编号、方案版本号、版本日期。

（2）临床试验记录不规范，例如受试者病史、用药史、生命体征等记录不完整；受试者检查、随访或电话随访记录缺失；住院病历体温记录与体温单和生命体征记录表中的记录不一

致;给药记录单上未明确给药剂量、药物编号;给药记录、采血记录、生命体征检查记录等缺少操作人签名和操作时间记录;与疗效、安全性相关的重要记录反复修改且未注明修改原因;合并用药使用起止时间、药物名称、用药方法、剂量、频率等未记录或记录不完整。

(3)临床检查、化验方面,某些需要特殊条件下实施的项目(如避光、冰浴)未记录相关试验过程措施;血生化检查样本溶血,结果不准确,未重新抽血;检验检查单在医院 LIS、PACS 等信息系统无法溯源;检验检查单的采集时间、报告时间、审核时间有逻辑问题;全血/血清标本超过稳定期进行测定;部分检验检查项目未见国家卫生健康委或相关实验室室间质评证书。

(4)不良事件的处理不规范,例如原始记录无 AE 严重程度及药物相关性判断的记录;实验室检查单上的异常值未判断有无临床意义,或判断标准不一致;出组体检异常有临床意义,未随访至正常或未随访,且未做任何无法随访的记录。

5. 试验用药品的管理过程与记录方面的问题

(1)试验用药品接收时信息不全,例如无试验用药品(包括受试制剂和参比制剂)的来源证明和合法的药检报告;接收的试验药物批号、规格等与伦理审核时不一致,且未备案;申办方提供的试验用药物均为原包装拆封后的独立铝箔袋分装,无批号信息,试验方案中也未记录试验用药物批号信息,无法溯源原始药物批号。

(2)试验用药品管理记录不完善,例如试验用药品的运输、接收、保存、发放、使用、留样和回收原始记录缺失或记录不全或数量与实际不一致;试验用药品缺少运输或者储存的温湿度记录,或温湿度超过方案规定;药品库存单未记录药物的有效期和批号。

6. 临床试验的生物样本采集、保存、运送与交接记录方面的问题

(1)生物样本处理过程中,生物样本处理记录中离心时间与离心机使用记录中离心机使用登记时间不一致;离心机使用记录缺失;生物样本预处理过程与方案不一致或者未记录,如离心转速、离心时间、特殊条件(避光/冰浴);原始记录中未体现生物样本分装的份数。

(2)生物样本管理过程中,生物样本保存、转运过程中有超温或者记录缺失;无生物样本存储冰箱温度记录;无血样储存冰箱的出入库记录。

7. 数据管理和统计方面的问题

数据管理不规范,例如未制订数据管理计划和统计分析计划;数据管理人员分工授权不清;未按照数据管理计划实施;数据库锁定后解锁修改部分内容无原因说明。原始记录、CRF 和数据库、总结报告中的数据不一致,包括筛选、入组、完成病例数、方案偏离记录、AE/SAE 情况、合并用药结果与原始记录不一致。

(二)临床部分常见问题的应对措施

针对前述临床部分常见问题,可以从以下几个方面进行建设,避免相应问题的发生:

1. 加强 I 期试验研究室质量管理体系的建设,设立质量控制和质量保证人员,确保试验过程符合试验方案和 SOP 的要求。

2. 加强对受试者的管理,保持与受试者良好沟通,以提高受试者的依从性。

3. 完善试验用药品的管理制度和 SOP,规范试验用药品的接收、保存、发放、使用、回收和留样。

4. 完善临床试验生物样本的管理制度和 SOP,规范生物样本的采集、处理、保存和转运。

二、分析检测常见问题解析

生物样本分析检测结果是生物等效性结果判定的重要依据,因此生物等效性试验中,生物样本分析检测的准确性、可靠性、可重复性至关重要。生物样本分析检测既是临床试验核查的重点关注对象,同时也是临床试验发现问题的常见来源。

分析检测问题按严重程度可分为两类,一类是涉及数据造假等真实性问题,如:隐瞒试验数据,无合理解释地弃用试验数据,以其他方式违反试验方案选择性使用试验数据;编造主要试验过程记录、研究数据、检测数据等,影响药品安全性、有效性评价结果的行为或问题;另一类是规范性问题,即除真实性问题外,其他可能对分析检测结果的准确性、可靠性、可重复性产生影响的行为或问题。

按问题产生原因可分为两大类,一类是实验室体系管理方面的问题,例如未对检测人员进行培训,或分析检测的仪器设备没有相关使用、维护、维修记录,可能因为实验室质量管理体系运行、管理等原因,对分析检测结果的准确性、可靠性、可重复性造成影响;另一类是分析检测技术方面的问题,例如积分参数设置不合理导致积分不当等。

按问题产生方式可分为三类,一类是分析检测过程任何偏离相关法律法规、指导原则、分析检测实验室的管理制度、标准操作规程(SOP)或分析检测计划的行为或问题,包括操作方法和步骤、对结果的判断接受标准等过程的偏离;第二类是记录方面的问题,例如记录信息不完整、无法通过记录反映检测过程的关键过程或未保留相应的原始记录;第三类是电子数据管理问题,例如软件登录密码公用、无权限设置、无审计追踪等。

结合《药物临床试验数据现场核查要点》和《仿制药质量和疗效一致性评价临床试验数据核查指导原则》,以及实际核查中发现的情况,分析检测常见问题归纳如下:

(一)分析检测方面的问题

1. 生物样本的管理方面的问题

生物样本是分析检测的对象,在生物等效性试验中生物样本将经过采集、处理、保存、运输、使用多个环节,任何一个环节生物样本质量受到影响,都将直接影响检测结果的准确性和可靠性。因此,生物样本的管理和质量是分析检测现场核查的重点对象之一。与生物样本相关的问题主要有:

(1)生物样本运输环节,例如未记录生物样本运输过程温度,或温度记录不完整,不能获知生物样本运输过程中的温度情况,因此无法确认运输环节生物样本的质量。

(2)生物样本交接环节,例如交接记录信息不完整,未记录交接日期、样本数量、交接时样本状态等关键信息。

(3)生物样本保存环节,例如生物样本保存冰箱位置记录不完整,冰箱温度记录不完整,保存温度与试验方案规定不一致且未进行相应温度的稳定性考察,保存过程中发生冰箱超温、冰箱停电或损坏时处理过程记录不完整等,因此无法判断生物样本保存过程中的质量。

(4)生物样本使用环节,例如生物样本出入库时间记录信息不完整,生物样本反复冻融的次数、室温累积放置时间等超过稳定性考察数据,可能对分析测试结果产生影响。若生物样本用做试验方案规定、《人类遗传资源采集、收集、买卖、出口、出境审批行政许可服务指南》以外的用途,属于违反《人类遗传资源管理暂行办法》规定行为。

(5)其他问题,例如由非授权人员处理使用了生物样本;生物样本标识不具有唯一性、标识不清晰或信息不完整、标识脱落。

　　除上述生物等效性试验生物样本管理过程常见问题外,分析测试过程中用于方法学验证、配制标准曲线和质控样本的空白生物样本,也是现场核查的关注点之一。空白生物样本常见问题包括:空白生物样本采集未经过伦理委员会审查,未对提供者进行知情同意过程,空白生物样本的抗凝剂或制备过程与生物等效性试验受试者样本不一致等。

　　2. 对照品及其他试剂耗材管理方面的问题

　　对照品是分析检测定量的物质基础,因此对照品的管理与使用会直接影响分析检测结果的准确性,可能造成系统误差。除此之外,分析检测过程中使用的其他试剂、耗材也可能对检测结果有一定的影响。常见问题有:

　　(1)对照品管理不规范,例如对照品运输过程未按照对照品说明书或检验报告(COA)规定的温度条件进行;分析测试实验室未按照说明书或 COA 规定的条件保存对照品;超出有效期后未重新标定,继续使用对照品。

　　(2)对照品使用不规范,例如需要避光的对照品使用时未避光;称量前需要干燥的对照品未在说明书或 COA 规定的条件下干燥;未打印并保留对照品称量时天平称量原始记录;计算储备液浓度时,未对纯度、含盐进行换算;未考察待测物质和内标储备液、工作液的有效期,或超出有效期后未重新考察继续使用。

　　(3)其他,例如未记录分析检测过程中所用试剂的配制记录,或相应试剂、耗材超出有效期后使用等。

　　3. 记录与数据溯源方面的问题

　　《药物临床试验质量管理规范》要求,记录应准确、完整、可读和及时,源数据应可溯源、清晰、同步记录、原始、准确和完整。《药物临床试验生物样本分析实验室管理指南(试行)》要求,应及时、规范地记录试验过程及数据,确保数据的真实、可靠及可溯源。记录是生物等效性试验的重要依据,对生物等效性试验分析检测同样适用,因此记录和数据是进行监查、稽查、核查的重要环节。记录与数据溯源方面的问题主要有:

　　(1)记录信息不完整,不能通过记录反映检测过程的关键过程,例如储备液配制记录缺少配制溶剂信息或未记录对照品称量用天平信息;又如需要避光操作的药物,相关记录不能反映是否在避光条件下操作。这类问题较为常见,产生主要原因是记录模板设计不完整,从而导致分析检测过程中记录的信息不完整,因此需要分析检测实验室的质量管理部门在制定记录表单模板时设计信息尽可能全面。

　　(2)记录信息不准确,与实际不一致。当有其他记录或材料可以支持佐证、且是偶发情况时,产生该类问题可能的原因,一是检测人员记录不仔细,二是质控人员或监查人员核对不仔细;若这类问题没有其他记录或材料可以解释或佐证时,则需要进一步调查分析该问题产生的原因和严重程度。

　　(3)原始数据与方法学报告、样本检测报告或总结报告中的数据不一致。当有其他数据、记录或材料可以支持佐证、且是偶发情况时,产生该类问题可能的原因是数据转移、粘贴过程中不仔细。若这类问题没有其他数据、记录或材料可以解释或佐证时,则需要进一步调查分析该问题产生的原因和严重程度。

　　(4)采用高效液相色谱法(HPLC)、或液质联用法(LC-MS/MS)采集图谱时,常见问题主要有:图谱信息不完整,例如样本名称、进样日期、进样时间、待测物保留时间、待测物峰面积、内标的保留时间和内标峰面积等信息不完整;或图谱上没有积分或修改积分标志;或图谱中生物样本的编号和方法学报告、样本检测报告或总结报告的编号不一致;或图谱进样/

采集时间与实验时间顺序不一致或时间不连续;或失败分析批数据在原始记录、方法学验证报告、样本检测报告、总结报告中无记载;或分析计算数据及结果在相应的软件上不可重现等。

(5)用于采集数据的计算机系统没有进行人员权限设置;或没有开启或部分开启数据审计跟踪系统,未能完整记录系统的使用和变更、用户名及登录信息、分析测试的日期/时间等。若发现计算机系统记录的审计追踪与实际不一致、或与其他记录不吻合、或系统时间被修改、或进样样本数量多于图谱数量、或不同分析批在同一计算机系统中运行时间重合,则需要进一步调查分析该问题产生的原因和严重程度;若电子数据存储介质损毁、电子数据被删除或遗失,且无合理解释,也需要进一步调查。

4. 方法学验证方面的问题

方法学验证是保证生物等效性试验分析测试结果准确性的前提和基础,因此方法学验证过程涉及的分析检测人员、仪器设备、试剂耗材、记录、数据、计算结果、图谱、审计追踪都是核查的重点。除上述可能的问题外,方法学验证方面还可能出现的问题主要有:

(1)方法学验证项目不完整,且无合理解释。例如未进行全血稳定性考察、溶血或脂血基质效应考察、稳定性考察项目不完整等,或部分方法学验证考察项目不符合《中国药典》(2020 年版)《9012 生物样品定量分析方法验证指导原则》的要求。

(2)方法学验证条件与生物等效性试验生物样本实际处置条件不一致,例如全血稳定性考察的离心温度、离心转速、离心时间与生物等效性试验受试者样本实际离心条件不完全一致;或方法学验证在避光条件下操作,而生物样本预处理过程中未避光等。因此无法通过方法学验证数据证实生物样本的稳定性,从而保证检测结果的准确性。

(3)样本检测所用的仪器、预处理方法及其他条件与方法学验证有变化时,未进行部分方法学验证;或使用多台分析测试仪器进行同一生物等效性试验样本检测时,未对多台仪器检测结果进行比对;因此无法判断方法的变动或不同的仪器对检测结果的准确性是否有影响。

(4)用于方法学验证,尤其是配制稳定性考察模拟样本时,溶剂的体积大于总体积的5%,因此无法判断溶剂、尤其是有机溶剂比例较高时,是否会对方法学考察结果造成影响,从而影响对所建立方法的评价。

5. 未知生物样本检测方面的问题

生物样本检测结果直接影响生物等效性试验考察结果,因此与方法学验证一样,生物样本检测过程涉及的分析检测人员、仪器设备、试剂耗材、记录、数据、计算结果、图谱、审计追踪都是核查的重点。除上述可能的问题外,生物样本检测方面还可能出现的问题主要有:

(1)分析批设置不合理。如质控样本未均匀分布在整个分析批中,或随行质控样本设置不符合《中国药典》(2020 年版)《9012 生物样品定量分析方法验证指导原则》的要求;或同一受试者两个周期样本未在同一分析批中检测;或同一分析批中样本数量过多,超过了方法学验证中分析批最大容量考察数量。

(2)手动积分不合理。对标准曲线样本、质控样本、受试者样本尤其是可能影响达峰浓度(C_{max})、药时曲线下面积(AUC)结果的受试者样本检测图谱进行手动积分,且未保存积分前后的色谱图、结果,对手动积分无合理解释;或手动积分基线明显不合理;分析检测实验室的 SOP 对手动积分无规定或规定不符合相关指导原则。

(3)复测不合理。对受试者样本尤其是对可能影响 C_{max}、AUC 结果的受试者样本进行复测,且未报告复测前后的结果、或复测原因及复测数据选择依据不充分、不符合《中国药典》(2020 年版)《9012 生物样品定量分析方法验证指导原则》的要求或分析检测实验室的 SOP 规定;未在样本检测报告、总结报告中报道复测结果;同一受试者样本多次复测时仅汇报其中一个或几个复测结果;分析检测实验室的 SOP 对生物样本复测无规定或规定不符合相关指导原则。

（二）分析检测部分常见问题的应对措施

针对前述分析检测过程常见问题,分析检测实验室可以从以下几个方面进行建设,避免相应问题的发生:

（1）严格遵守相应的法律法规与指导原则,包括《药物临床试验质量管理规范》、《药物临床试验生物样本分析实验室管理指南（试行）》、《中国药典》(2020 年版)《9012 生物样品定量分析方法验证指导原则》、《以药动学参数为终点评价指标的化学药物仿制药人体生物等效性研究技术指导原则》、《中国药典》(2020 年版)《9011 药物制剂人体生物利用度和生物等效性试验指导原则》等,并建立相应的质量管理体系,加强分析测试人员的培训,提升人员责任心,确保分析测试方法科学,检测过程规范,结果真实可靠。

（2）加强仪器、试剂、耗材的管理。与分析测试定量结果直接相关的设备,如高效液相色谱仪、液质联用仪、电子天平、计量器具（如移液枪、容量瓶等）等,以及用于生物样本保存的冰箱、温度计等,均应定期进行检定、校准并保存相应记录;保存仪器日常使用、维护、故障记录。保留对照品、试剂、耗材等的采购、接收、储存和分发、使用、配制记录,尤其是对照品的称量配制记录,标准工作液的稀释配制记录;包括空白生物样本的采集、使用、销毁管理。

（3）加强生物样本的管理,确保生物样本标识具有唯一性,数量、来源、转运方式和条件、样本状态、交接、存放等轨迹均可溯源,尤其注意冷链运输过程温度记录,以及复测样本的使用及留样情况。

（4）加强检测实验过程记录和数据管理。原始记录应包含操作者、日期时间、条件、过程及结果等完整信息,并如实及时记录;重要信息修改应说明详细原因;记录每个分析批仪器进样采集信息,包括失败分析批;设置适宜的自动积分参数,如有手动积分,尤其是可能影响 C_{max}、AUC 结果的手动积分,应保存积分前后的色谱图和结果,并说明手动积分的合适理由;复测生物样本应有复测数量、复测原因及采用数据的说明。用于数据采集的计算机系统应有权限设置,并开启系统自动生成的审计追踪功能,对数据的所有修改都自动保留更改痕迹。

（5）加强分析测试图谱的可溯源性管理。图谱包含信息应完整,图谱编号与生物样本编号一致或对应;纸质图谱与源计算机工作站电子图谱一致,且与方法学验证报告、样本检测报告、总结报告一致;失败分析批数据应在原始记录、方法学验证报告、样本检测报告及总结报告中记载;分析计算数据及结果在相应的软件上可重现。

（钱雪　王佳楠　张蓉　高荣　张正付　王凌　向瑾　刘健）

参考文献

[1] 国家食品药品监督管理总局.总局关于药物临床试验数据核查有关问题处理意见的公告.(2017-05-24)[2020-06-2].http://www.nmpa.gov.cn/WS04/CL2138/300346.html.

[2] 国家食品药品监督管理总局.药物临床试验数据核查情况.(2016-07-22)[2020-06-2].http://www.cfdi.org.cn/resource/news/7713.html.

［3］国家食品药品监督管理总局.药物临床试验数据工作阶段性报告.（2017-07-21）［2020-06-2］.https：//www.cfdi.org.cn/resource/news/9136.html.

［4］FDA.Compliance program 7348.811 bioresearch monitoring：clinical investigators .（2008-12-08）［2020-06-01］.https：//www.fda.gov/ICECI/EnforcementActions/BioresearchMonitoring/ucm133562.htm.

［5］PMDA.新医薬品 GCP 実地調査チェックリスト（医療機関用）.（2015-07-01）［2020-06-21］.https：//www.pmda.go.jp/review-services/inspections/gcp/0002.html.

［6］EMEA.INS-GCP-1 procedure for coordinating good-clinical-practice inspections requested by the CHMP.（2014-03-20）［2020-06-21］.http：//www.ema.europa.eu/docs/en_GB/document_library/Regulatory_ and_ procedural_guideline/2009/10/WC500004446.pdf.

［7］EMEA.Points to consider on GCP inspection findings and the benefit-risk balance points to consider.（2012-12-08）［2020-06-21］.http：//www.ema.europa.eu/docs/en_GB/document_library/Other/2013/01/WC500137945.pdf.

［8］Guidance for Organizations Performing in Vivo Bioequivalence Studies.WHO technical report series，No.996，2016，Annex 9.（2016）［2020-06-21］.http：//apps.who.int/medicinedocs/documents/s22406en/s22406en.pdf.